내 삶을 바꾸는 비타민 이야기

내 삶을 바꾸는 비타민 이야기

이원재 지음

자유아카데미

머리말

건강에 대한 첫 번째 책인 《내 삶을 바꾸는 설탕과 탄수화물 이야기》를 쓰면서 건강의 중요한 맥을 잡을 수 있었으며, 이 집필 작업을 통해 필자 자신도 책의 제목처럼 삶을 바꾸는 계기가 되었다. 첫 번째 책을 쓸 때 집중했던 것은 일반인들에게 잘못 알려진 설탕과 탄수화물에 관한 내용을 올바른 정보로 제공하는 것이었다. 인터넷 정보가 서로 상충되기도 하고 부정확하거나 한쪽으로 치우친 내용도 상당히 많았기 때문이다. 특히 상업적인 요인과 연결되어 있는 경우 무엇이 맞는 정보인지 혼동되어 여러 자료를 찾아가며 정리하였다. 책을 읽는 독자들에게 객관적이고 정확한 정보를 전달하기 위해 최선을 다했고, 특히 과학적인 정보를 전달하는 경우 더욱 주의를 기울였다. 놀라운 것은, 개인적으로 과거에 접했던 많은 것들(예를 들어 《음식 혁명(Food Revolution)》, 황성주의 생식제품, 시드르 꿀, 고로쇠 수액, 주스 착즙기 등)이 첫 번째 책을 쓰는 데 흥미로운 재료가 되었다는 점이다.

두 번째 책 《내 삶을 바꾸는 비타민 이야기》도 첫 번째 책과 마찬가지로 보물을 찾기 위해 새로운 미지의 세계를 탐험하는 마음으로 집필하였다. 개인적으로 겪은 비타민과 수면 문제 등 다양한 경험들이 이 책을 쓰는 소중한 재료가 되었다. 우리는 지금 정보의 홍수 시대에 살고 있다. 그래서 TMI (Too much information)라는 신조어가 나올 정도이다. 문제는 자기에게 맞는 정보를 찾기가 쉽지 않다는 것이다. 비타민에 대해서도 마찬가지이다. 20여 년 전 우연히 비타민 C에 관련된 책들을 몇 권 읽으면서 신선한 충격을 받았다. 이후 비타민 C가 현대인들에게 가장 쉽고 가장 저렴한 비용으로 건강을 챙길 수 있게 해주는 선물이라는 사실을 알게 되면서 자연스레 비타민 C 전도사가 되었다. 물론 이 책에서는 독자에게 정확한 정보를 전달하고자 주관적인 경험이나 내용보다 과학적 사실에 더 초점을 두었는데, 한 예로 비타민 C의 항암효과에 대한 상반된 두 가지 시각도 균형 있게 다루고자 노력하였다. 또한 필자의 과학적 호기심으로 탐색한 여러 비타민의 흥미로운 발견 과정과 관련된 인물들, 역사적 배경도 함께 소개하였다. 이는 과학사의 뒷이야기를 통해 역사적 교훈을 얻고자 하는 마음에서였다.

코로나19 팬데믹을 겪는 동안 주목받은 항바이러스 효능을 가진 비타민 C와 함께 면역기능을 가진 비타민 D에 대해서도 언급하였다. 특히 한국인의 미래 건강과 직결된 비타민 D의 내용도 충실히 다루었다. 이것 외에도 발모를 경험할 수도 있는 맥주효모와 비오틴, 마늘 이야기 등에 대해서도 주관적인 체험을 넘어 객관적인 차원으로 기술하고자 노력하였다. 나이가 들수록 삶의 질과 밀접하게 관련된 수면 문제도 부록에서 상세히 다루었다.

증상치료와 원인치료 그리고 현상과 본질에 대하여

필자는 30대 중반에 건강검진을 통해 지방간이 있다는 사실을 알게 되었으나 특별한 증상이 없었기에 그다지 신경 쓰지 않았다. 50대에 들어서는 경추신경이 눌리는 목디스크의 초기 증상을 경험했다. 통증을 줄이기 위해 침과 주사 등으로 증상치료를 받으면서 목디스크의 원인이 컴퓨터 앞에서의 잘못된 자세라는 사실을 알게 되었다. 그러면서 원인치료, 즉 원인이 되는 문제를 고치지 않으면 증상이 재발한다는 너무나 당연하면서도 아주 기본적인 건강원리를 실감하게 되었다. 질병을 회복하고 통증에서 벗어나기 위해서는 무엇이 원인인지 돌아보며 자신을 성찰하는 과정을 거쳐야 한다. 질병을 통해 눈에 보이게 된 문제는 빙산의 일각에 불과하기에, 보이지 않는 근본적인 본질까지 살피는 통찰력을 가져야만 했다.

사실 중년의 건강은 어릴 때부터의 식습관과 생활습관, 그리고 몸의 자세를 통해 수십 년 동안 끊임없이 자기 몸에 씨를 뿌린 결과임이 분명하다. 건강검진에서 발견된 지방간도 밤늦게까지 연구하고 집에 돌아와 먹는 야식의 결과라는 사실을 그제야 깨달았다. 또한 얼큰한 탕이나 국물을 좋아했던 자신의 식습관이 내 몸을 만들고 있다는 사실도 받아들이게 되었다.

'뿌린 대로 거둔다'는 인생의 법칙이 있음에도 불구하고 젊었을 때는 바쁘다는 이유로 건강관리를 소홀히 하다가 나이가 들어서는 무조건 건강하기를 바라는 마음이 있다. 물론 몰라서 그러는 경우도 많다. 필자도 책을 쓰기 전까지는 건강과 식습관의 관계를 막연히 여겼다. 알고 있다고는 하지만 서로 연결되지 않는 퍼즐 조각 정보처럼 해석되지 않기도 했다. 중요한 것은 단순한 머릿속의 지식이 아니다. 먼저 자신이 알고 있는 정보가 체계적으로 정리되어야 하고, 이를 자기 것으로 소화시켜야 비로소 진가를 발휘한다. 인간은 병에 걸리는 충격요법으로 자신에게 질병이 다가오기 전까지는 나쁜 습관이라는 사실을 알고 있으면서도 습관의 관성에서 빠져나오지 못하는 정말 연약한 존재이다.

'습관은 제2의 천성으로 제1의 천성을 파괴한다'고 하는데!

젊을 때는 건강한 식습관을 실생활에서 우선순위로 두지 못하는 경우가 많다. 한창때라 마음대로 먹고 싶고, 아직 젊고 건강하기에 신경 쓰지 않는 것이다. 그러나 나이가 들면 하나둘 질병의 증상이 나타나기에 더는 그럴 수 없다. 장년에 이르러 몸을 관리하려고 하면 그제야 건강관리가 생각만큼 쉽지 않다는 사실을 알게 된다. 왜냐하면 수십 년 동안 이미 자기 몸에 배어버린 생활습관, 특히 식습관 때문이다. 수십 년간 일상으로 다져진 후천적 식습관, 즉 매일 먹는 음식과 입맛에 자신도 모르게 길들어졌기에 하루아침에 고치기 어렵다. 결국 우리의 생활습관, 그중에서도 식습관이 우리의 건강과 삶을 지배하고 있는 것이다.

생텍쥐페리의 소설《어린 왕자》에 등장하는 사막여우 이야기처럼 '길들여진다'는 것은 정말 놀라운 일이다. 길들여진다는 것은 오랫동안 익숙해져 습관이 되었다는 뜻인데, 좋든 나쁘든 간에 습관이 결국 인생을 결정짓게 만든다. 프랑스 천재학자 파스칼은 "습관은 제2의 천성(天性)으로 제1의 천성을 파괴한다(Habit is a second nature that destroys the first)"라고 했는데, 정말 놀라운 이야기이다. 후천적 습관이 본래의 천성을 무찌르기에 깨뜨린다는 의미로 "파괴한다"는 표현을 사용했는데, 습관의 힘이 운명까지 바꾼다는 엄청난 내용이다. 처음에는 사람이 습관을 만들어 가지만, 나중에는 습관이 사람을 만든다는 것이다. 그렇기 때문에 이미 길들어진 습관을 가진 우리 자신을 때때로 객관적으로 바라보며 무엇이 문제인지를 생각하는 기회를 갖는 것이 반드시 필요하다. 건강과 관련하여 자신의 삶을 성찰하는 자세는 인생에서 매우 중요한 것 중 하나이다.

당신이 먹는 것이 바로 당신 그 자체이다

꼭꼭 씹어 먹기, 편식하지 않기 등 좋은 식습관은 우리를 건강하게 한다.

반대로 흡연이나 음주 등과 같은 생활습관을 비롯하여 달콤한 먹거리나 편리한 초가공 식품이나 정크푸드에 길들면 우리의 몸과 건강상태는 나빠진다. 지금도 우리의 몸은 우리가 먹는 음식에 의해 결정되고 있다. 19세기 프랑스 유명한 미식가 브리야 사바랭(Brillat-Savarin)은 "당신이 무엇을 먹는지 알려주면, 당신이 어떤 사람인지 알려주겠다"라며 "당신이 먹는 것이 바로 당신이다(You are what you eat)"라 지적한 바 있다. 이는 우리 모두가 곱씹어야 할 두려운 말이다. 이미 지나온 과거는 바꿀 수 없고, 지금부터가 중요하다. 그것이 우리 인생에 주어진 도전이다. 지금부터라도 좋은 식습관을 선택한다면, 미래에는 건강한 몸과 멋진 삶까지 기대할 수 있을 것이다.

앞으로 계속 노력해야겠지만, 건강과 관련한 책을 펴내며 건강이라는 산(山)을 좀 더 높은 위치에서 조망하게 되면서 지금까지의 삶의 여정을 돌아보며 산 아래를 바라보는 넓은 안목이 조금 더 생겼다고 감히 말할 수 있다. 무엇이든지 현상을 미시적으로만 바라보면 전체적인 관점을 놓치고 마는 것이 인간의 한계이다. 안과 전문가는 시력을 유지하기 위해 틈틈이 먼 곳을 바라봐야 한다고 말한다. 필자 역시 지금까지의 과정에서 깨달은 건강에 대한 넓은 시야와 놀라운 정보를 주위 사람들과 나누고 싶은 간절한 마음이 생겼으며, 이것이 이 책을 쓰는 열정과 동기가 되었다.

이 책은 비타민 이야기를 다룬 교양서적으로, 누구나 읽을 수 있도록 쉽게 쓰고자 했다. 하지만 일부 전문적인 내용이 수록되기도 했는데, 어렵게 느껴시는 부분은 건너뛰고 흥미로운 내용을 먼저 보기를 권한다. 이 책을 숙지하면 건강에 대한 통찰력을 얻는 것은 물론 젊음과 활력의 열매를 거둘 수 있으리라 확신한다.

이 책이 나오기까지 주위의 건강 전문가들과 교수님들 그리고 약대 팜클

레시아 동아리와 여러 지인의 도움을 받았다. 또한 기꺼이 추천글을 써주신 분들과 삽화 전문가 양윤정 선생님에게 감사의 마음을 전한다. 무엇보다도 늘 함께하면서 실제적인 건강에 대한 조언을 주는 아내와 멀리 있어도 마음은 항상 가까이 있는 가족들, 아람, 시온에게 한없는 고마움과 감사를 전한다. 특히 같이 있을 때 놀라운 영감을 주는 손자 요단이를 통해 인생의 많은 것들을 배울 수 있었다. 여기까지 오도록 도움을 준 모든 분에게 활력과 건강의 멋진 선물이 안겨지기를 간절히 소망한다.

빛고을 무등산 자락 연구실에서

2024년 10월 이원재 SDG

차례

2장 비타민 C와 건강

3장 비타민 D와 건강

<누군가에게 길들여진다는 것은
눈물을 흘릴 일이 생긴다는 것일지도 모른다>

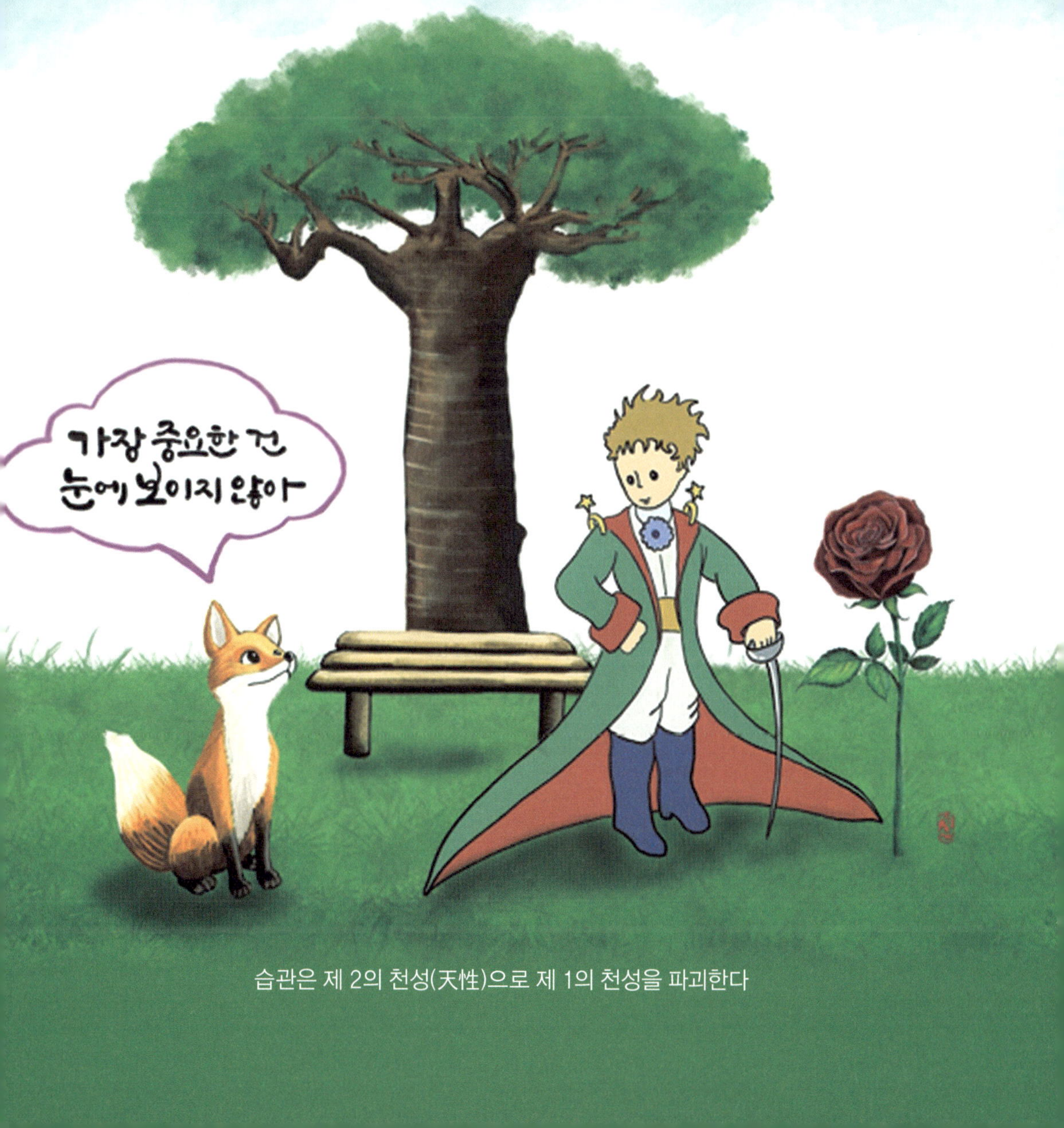

1

후천적인 것이 선천적인 것보다 훨씬 더 중요하다

질병은 몸의 질서가 깨진 상태이다. 우리 몸에 질병이 찾아오면 지금까지의 생활습관을 바꾸어야 잃었던 건강을 되찾을 수 있다. 후천적 습관, 그리고 생활습관과 관련된 중요한 이야기가 있다. 파스칼도 '습관은 제2의 천성(天性)으로 제1의 천성을 파괴한다'고 했다. 후천적인 습관이 선천적인 것보다 훨씬 더 중요하다는 뜻으로, 습관이 운명까지 바꿀 수 있다는 이야기이다. 후천적 학습이라는 반복된 과정을 통하여 뇌에 습관회로(habit circuits)가 형성되고, 이것이 행동패턴으로 자리 잡는다는 것은 과학적으로도 이미 규명이 되었다. 이 파스칼의 명언을 건강과 관련지어 보면 여기에 놀라운 비밀이 숨겨져 있음을 본다. 가족력이 작용하는 유전 질환인 경우, 선천적 요인 외에도 후천적인 영향도 크게 받는다(물론, 가족력 질병 중 유전이 아닌 오직 후천적 생활습관에 의한 것도 있다). 이때 가족력 질병 유전자가 실제 질병으로 발현되는 것은 후천적 환경에 좌우되어 유전까지 이어질 수 있다. 이런 후성유전학 분야는 최근 생명과학에서 주목받는 학문이다. 비록 질병

유전자를 가지고 있다 해도 질병이 생기는 유전자 스위치는 생활습관과 같은 외부 후천적 요인에 달려있어 일찍 발현될 수도 있고 늦게 발현될 수도 있다. 이는 과학적으로 놀라운 사실이고, 실제 삶에서도 매우 유의미한 내용이다. 후성유전학자들은 비유적으로 "총을 장전하는 것은 유전자이지만, 방아쇠를 당기는 것은 환경"이라고 말한다. 후천적 환경이 선천적 유전자의 발현을 조절할 수 있다는 말이다. 영양과 생활습관을 개선함으로써 대표적 후성유전 질환인 암, 그리고 당뇨, 치매, 심혈관 질병 등을 예방하고 치료할 수 있다. 국내 생식의 선구자이며 전문가인 황성주 박사도 저서 《생식이 유전자를 바꾼다》에서 이런 내용을 강조하고 있다. 최근 미국에서 불고 있는 생활습관의학(Lifestyle medicine) 열풍도 같은 맥락이다. 이것은 영양, 운동, 수면의 3가지 주요 영역과 스트레스, 사회적 활동, 중독까지 총 6가지 영역의 라이프스타일을 변화시켜 관련 질병을 치료하고 예방할 수 있다는 것을 핵심으로 하고 있다.

선천적 유전자보다 유전자가 발현되는 후천적 환경이 더 중요하다

이를 분명하게 보여주는 것은 유전적으로 동일한 일란성 쌍둥이 경우이다. 쌍둥이로 같은 유전자를 가지고 있더라도 영양과 사는 환경 등 후천적 관리에 따라 걸리는 질병은 물론 신체적인 모습 등 인생 전체가 완전히 달라지는 사례를 흔히 볼 수 있다. 아무리 명석한 IQ를 가지고 태어났다고 해도, 후천적으로 땀과 노력을 기울이지 않는다면 선천적인 천재적 두뇌가 빛을 발하지 못하는 것도 같은 맥락이다. 인생에서 선천적인 것은 개인의 의사와 관계없이 주어진다. 이것은 자기 책임도 아니고 자기 잘못도 아니다. 그렇기에, 원치 않지만 이미 선천적으로 주어진 것, 그래서 불가항력적인 것에 대해서는 절망하고 원망해도 아무 소용이 없다. 자기 의사와 관계없이 이미 자신에게 주어져 있는 것들은 지금 시점에서 어떻게 바꿀 수 없는 것들이기 때문이다. 그러면 이제 어떻게 해야 할까? 여기에 미국의 저명한 학자 라인홀드 니버(Reinhold Niebuhr)의 평온을 위한 기도문(The serenity prayer)을 소개하고자 한다. 전도양양한 젊은 청년들을 만나면 다음 세대의 주축이 될 것을 기대하는 마음으로 나누는 내용이다. 우리의 삶을 '변화시킬 수 없는 영역', '변화시킬 수 있는 영역', '제3의 미지영역'으로 구분할 수 있는데, 각 영역에서 평온과 용기와 지혜를 구하는 기도문이다. 이 기도문에 자기에게 주어진 인생에서 승리할 수 있는 혜안(慧眼)이 담겨 있음을 본다.

라인홀드 니버의 '평온을 위한 기도문(The serenity prayer)'

하나님, 제가 바꿀 수 없는 일에 대해서는 그대로 받아들일 수 있는 평온을 주시고,
바꿀 수 있는 일에 대해서는 변화시키는 용기를 주시며,
그리고 그 둘을 구분할 수 있는 지혜를 주옵소서!
God, grant me the serenity to accept the things I cannot change,
the courage to change the things I can,
and the wisdom to know the difference.

변화시킬 수 없는 영역	변화시킬 수 있는 영역	제3의 미지영역
유전적, 생물학적, 불가항력의 영역으로 수용해야 할 영역	노력해서 바꿀 수 있기에 도전해야 할 영역	아직 모르거나 알 수 없는 영역

첫 번째는 선천적인 영역처럼 이미 자기에게 주어진 가정이나 부모, 성별 등 유전적, 생물학적 영역이나 불가항력으로 주어져서 바꿀 수 없는 영역을 말한다. 이 변화시킬 수 없는 영역으로 비록 삶이 힘들어도 일단 현실을 수

용하는 것이 인생의 지혜이다. 역기능 가정 또는 혼탁한 시대에 태어났다고 할 때, 이미 태어난 자기 상황을 원망한다고 해서 그런 환경들이 바뀌지 않을 것이다. 이미 주어져 버린 것에 대해 불평하고 때로 낳은 부모를 원망하더라도, 상황은 바뀌지 않고 어떤 유익도 얻을 수 없다. 바꿀 수 없는 영역을 붙들고 부모 탓, 사회 탓, 조상 탓, 팔자 탓을 하면서 인생을 낭비하게 된다면 어리석은 삶을 살 가능성이 높다.

두 번째는 바꿀 수 있고 변화시킬 수 있는 영역이다. 불우한 가정의 흙수저 출신이라도, 태어나면서부터 가지는 선천적인 신체적 장애, 때로는 후천적으로 어쩔 수 없이 겪게 된 불행과 상처가 있을지라도, 이것들을 극복했던 사람들은 상당히 많다. 사생아로 태어나 어린 시절 폭행을 당하고, 14세 때 미혼모가 되었던 오프라 윈프리는 정말 불행한 과거를 가진 여성이었다. 자신에게 주어진 비참한 인생으로 가해자를 원망하며 삶을 포기할 수도 있었지만, 역경을 극복하는 인생을 살았기에 그녀는 지금도 세계에서 가장 영향력 있는 여성 중 하나로 알려져 있다. 시청각과 언어의 삼중장애 속에서도 5개의 언어를 구사하며 인권운동가 삶을 산 헬렌 켈러, '바다표범 손발증'의 선천성 기형으로 태어났지만 '사지가 없는 인생(Life without limbs)' NGO 대표로 일하며 4남매 자녀 아버지인 닉 부이치치, 만취한 음주 운전자가 낸 7중 추돌사고로 3도 중화상을 입어 40번 이상의 안면 대수술 과정을 이겨내면서 《지선아 사랑해》라는 책을 쓴 이지선 교수, 이런 분들의 삶을 보면 절로 존경스러운 마음이 든다. 지극히 불행한 상황이지만 불굴의 노력으로 자신의 역경을 극복함으로써 인생의 절망에 처한 자들을 소망으로 격려하는 분들이다.

첫 번째의 바꿀 수 없는 삶의 영역을 수용하면서, 황무지 같은 척박한 상황 속에서도 자기 삶을 긍정하고 이겨냄으로써 희망의 꽃을 피운 사람들이기에 찬사를 보내는 것이다. 헬렌 켈러, 닉 부이치치, 이지선 교수 모두 삶을 포기할 정도로 심각한 장애를 가졌으나 두 번째 영역에서 불굴의 의지로 인간승리의 삶을 이루었기에, 절망적 인생에서 좌절하는 사람들에게 삶의 희망과 도전을 주고 있다. 닉 부이치치가 '한계를 뛰어넘는 삶(Life without limits; 한국어판 《닉 부이치치의 허그》)' 책에서 말하는 인생 명언이 있다. 1) 절대 포기하지 마세요. 제가 할 수 있으면 여러분도 할 수 있습니다. 2) 누구나 실패합니다. 그러나 그때마다 배우는 것이 중요합니다. 그러면 누구나 다시 일어날 수 있습니다. 3) 스스로 한계를 정하지 말아요. 나는 팔다리가 없지만 날마다 새로운 것에 도전합니다. 4) 가지지 못한 것보다 자기가 가진 것에 집중하세요. 후천적인 것이 선천적인 것보다 정말 백 배나 중요하다. 땀과 노력의 사람이 게으른 천재보다 앞서는 것은 불멸의 진리이다. 불우한 상황일지라도 노력하면 변할 수 있는 것들이 분명히 있음에도 불구하고 불평이나 변명만 하면서 자기 상황을 개척하지 않는 자는, 아마 좋은 조건을 타고 났을지라도 자기 인생을 낭비할 가능성이 클 것이다. 그러므로 '어떤 조건으로 태어났는지'보다는 '어떻게 살아가는지'가 훨씬 더 중요하다.

마지막 세 번째 영역은, 변화시킬 수 없는 영역과 변화시킬 수 있는 영역을 구분하는 분별에 대한 것이다. 이 둘의 영역을 잘 구분하는 지혜도 정말 중요하다. 제3의 미지영역이기에 당장 구분되지 않기도 하고 사람마다 다르기에 동일한 기준을 적용하기 어려울 수도 있다. 시간을 헤아려가면서 결정해야 할 영역일 수도 있다. 두 개의 영역을 잘못 구분하면 숙명론자가 되거나 헛수고만 하는 삶을 살게 되고, 때로는 무책임한 삶, 그래서 어리석은 인생을 살 수도 있다. 바꿀 수 없는 영역과 바꿀 수 있는 영역을 구분하는 지혜는 한 번만이 아니고 여러 번 찾아낼 필요도 있다. 〈라인홀드 니버의 기도

문〉을 잘 적용하며 산다면 주어진 삶이 비록 척박할지라도 많은 부분에서 희망을 가지고 멋진 인생을 개척할 수 있을 것이다.

인생은 주어진 환경이 아닌 그것에 대한 자신의 반응에 달려있다

그렇기에 누구에게라도 나누고 싶은 이야기가 있다. 그것은 "인생은 능력이나 환경이 아니라 태도(attitude)에 달려 있다"는 것이다. 외견적으로 보면, 인생은 재능이나 능력에 달린 것처럼 보인다. 그러나 진짜는 '환경에 대한 마음가짐인 태도에 따라 인생이 달라진다'는 사실이다. 미국의 교육자 찰스 스윈돌(Charles R. Swindoll)은 "인생은 우리에게 일어나는 것 10%와 그것에 어떻게 우리가 반응하는가 90%이다(Life is 10% what happens to us and 90% how we respond to it)"라고 말한다. 외부 환경은 늘 상대적이고, 누구에게나 원치 않는 여건이 있게 마련이다. 누구나 환경에 많은 영향을 받을 수밖에 없지만 우리 인생을 결정하는 것은 환경 그 자체가 아니라 환경에 대처하고 극복하는 우리의 반응에 달려있다. 그렇기에 세상에 빛을 남긴 인물들은 자신의 척박한 삶과 시대의 역경 속에서 이를 극복하며 세상에 빛을 비추어 왔다. 영국 역사학자 아놀드 토인비(Arnold Toynbee)가 인류의 역사를 '도전과 응전(Challenge and response)'으로 해석하는 것도 같은 맥락의 이야기이다. 이것은 인류 문명사만이 아니라 개인 삶의 역사에서도 동일하게 적용된다.

"거친 파도가 유능한 선장을 만든다. 평온한 바다는 숙련된 선원을 만들 수 없다(A smooth sea never made a skilled sailor)"라는 격언도 마찬가지다. 인생에는 역풍도 있고 순풍도 있기 마련이다. 역풍이 없는 인생이 어디 있으랴? 멋진 삶은 역풍 없이 순풍만을 만난 자가 아니다. 유능한 선원은 험한 파도를 이용하기에 역풍을 어떻게 대처했느냐가 중요하다. 우리 모두 이를 극복함으로써 주위에 많은 감동을 주기를 바라는 마음이다. 아래에 일본을 대표하는 기업가인 마쓰시타 고노스케 회장 이야기를 실었다. 인생은 자기에게 주어진 환경이 아닌 그것에 대한 자신의 반응에 달려있다는 것을 그는 자신의 척박한 삶을 통해 보여주고 있다. 마쓰시타 회장의 자기 인생에 대했던 태도 속에서 우리도 인생 승리의 비법을 발견할 수 있으리라 본다.•

파나소닉 홀딩스 주식회사(과거 마쓰시타 전기산업회사)의 창업주이고 일본을 대표하는 기업가이자 경영의 신(神), '가전(家電) 왕국의 제왕'이라 불리는 마쓰시타 고노스케(松下幸之助) 회장의 이야기가 아래에 있다. 파나소닉은 1980년대 미국 GE와 함께 세계 최대 가전업체 중 하나로 명성을 떨쳤으며 지금은 여러 사업 분야가 있지만 아직도 일본 최대 가전업체로 손꼽히고 있다.

어느 날 한 직원이 90대 마쓰시타 회장님에게 물었다. "회장님은 어떻게 이처럼 큰 성공을 이루셨습니까?" 이 질문에 마쓰시타 회장은 이렇게 대답하였다. "나는 세 가지 하늘의 큰 은혜를 입고 태어났지. 그 세 가지 큰 은혜는 가난과 허약함, 못 배운 것이야" 그 이야기를 듣고 깜짝 놀란 직원이 말했다. "이 세상의 불행을 모두 가지고 태어나셨는데도 오히려 하늘의 은혜라고 하시니 이해할 수 없습니다." 그러자 회장은 이렇게 대답했다. "나는 가난 속에서 태어났기 때문에 부지런히 일하지 않고서는 잘 살 수 없다는 진리를 깨달았다네. 또 허약하게 태어난 덕분에 건강의 소중함도 일찍이 깨달아 몸을 아끼고 건강에 힘써 지금 90살이 넘었어도 30대의 건강으로 겨울철에도 냉수마찰을 한다네. 그리고 초등학교 4학년을 중퇴했기 때문에 항상 이 세상 모든 사람을 나의 스승으로 받들어 배우는 데 노력하여 많은 지식과 상식을 얻었다네. 이러한 불행한 환경이 나를 이만큼 성장시켜주기 위해 하늘이 준 시련이라 생각되어 항상 감사하고 있다네."

• 마쓰시타 고노스케: 일본이 낳은 경영의 신, 권혁기, 살림지식총서.

경영의 대가인 마쓰시타 회장은 자신에게 주어진 불행과 역경을 오히려 하늘이 준 은혜로 여기고, 열심히 자기를 훈련하고 땀 흘려 노력함으로 환경이 좋은 어떤 사람보다 값지고 훌륭한 성공을 거둘 수 있었음을 발견할 수 있다.

인간은 정보적 존재이다; 통합적이고 균형 잡힌 정보가 되어야

비타민 세계를 통해 젊음과 활력을 누리고자 함이 이 책의 목적이다. 이를 위해 정보가 중요하다. 단순한 사전적 지식이 아니라 균형 잡힌 통합적 정보여야 한다. 이를 위해서는 관점과 시야가 중요하다. 관점과 시야가 좁으면 치우쳐진 정보의 영향을 받기 때문이다. 인간은 정보적 존재이기 때문에 얼마나 통합적이고 균형 잡힌 관점의 정보를 가지고 있느냐에 따라, 그리고 이를 얼마나 자기 것으로 삼느냐에 따라 인생이 결정된다고 말할 수 있다. 사실 처음부터 완벽한 정보나 완벽한 균형을 가지고 있는 사람은 아무도 없다. 그러나 겸손히 배우고자 하는 마음의 자세를 가진다면, 그리고 땀을 흘리며 최선의 노력을 한다면, 놀라운 안목이 열리는 것을 경험할 수 있다. 이는 건강 영역에만 국한되지 않는다. 모든 삶의 영역에서도 동일한 원리가 작동된다. 그렇기에, 이 책을 읽는 독자들은 여기 비타민 세계에서 영감과 통찰력을 발견하기를 기대한다. 건강의 보물만이 아니라 삶의 지혜까지 보너스로 주어지리라 본다. 이 책에서 현대인이 가장 필요로 하고 가장 많이 접하는 비타민, 즉 비타민 B군, 비타민 C, 비타민 D를 다루고자 한다. 이 비타민 세계는 활력과 젊음을 주는 놀라운 세계이기에, 기본적으로 이것만 섭렵해도 삶의 질이 매우 높아지리라 확신한다. 이들 비타민 세계로 들어가는 독자 모두에게 넘치는 행운을 빈다!

2

건강에서 중요한 쉼의 원리

인생에서 중요한 두 개의 균형: 일과 쉼

우리 몸의 건강에서 중요한 쉼(안식)의 원리가 있다. 이는 신체적 또는 정신적인 건강만이 아니라 세상의 모든 일, 그리고 모든 자연 세계에도 적용되는 조화와 균형의 원리이다. 건강에 관한 책을 쓰는 과정에서 건강의 본질을 탐구하게 되면서 자연스럽게 인생의 쉼 또는 안식이라는 주제를 다루지 않을 수 없었다. 사실 이것은 건강과 관련되어 반드시 짚고 넘어가야 할 삶의 의미와 목적과도 연결되어 있다. 열심히 일해야 하는 것에 익숙한 현대인에게, 그리고 빨리빨리에 익숙한 한국인에게 쉼 또는 안식의 의미는 무엇일까? 일하다가 힘드니까 쉰다는지, 아니면 그냥 여유가 있으니 쉼(안식)을 가진다는 차원이 결코 아니다. 인생에서 일과 쉼, 다른 말로 노동과 안식 사이의 균형을 이루는 것은 절대적으로 중요하다.

1948년 제정된 세계보건기구 WHO 헌장에서 건강을 "단순히 질병이 없고 허약하지 않은 상태만이 아니라, 신체적(physical), 정신적(mental) 및 사회적(social)으로 완전한 상태(웰빙 well-being)"라고 정의하고 있다. 1998년에는 위 세 가지 요소에 영적(spritual) 건강까지 중요한 것으로 결의하였다(영적 건강이 WHO 헌장에 필수로 명시되어 있지는 않지만, 통합적 개념에서 종종 포함되기도 한다). WHO에서 인간의 건강 개념을 단지 신체적인 건강만이 아닌 정신적 건강, 사회적 건강 그리고 나아가서 영적 건강까지 언급하고 있다는 것은 인간의 전인적인 모든 영역에서 안녕해야(웰빙 well-being)

온전히 건강하다는 의미이다. 이런 네 가지 영역의 전인적인 건강(wholistic health)을 생각하면, 건강과 쉼은 더욱 뗄 수 없는 중요한 관계임을 알 수 있다.

쉼은 일반적으로 육체적인 쉼과 정신적인 쉼으로 구분하기도 한다. 이것을 종교적으로 잘 지켰던 사람들은 바로 유대인들이었다. 유대인들에게 있어서 안식일을 지키는 것은 하나님의 명령이었다. 십계명에 "안식일을 기억하여 거룩히 지키라"라고 명시되어 있기 때문이겠지만, 유대인들에게 신앙과 삶은 하나였기에 진정한 쉼을 위해 안식일을 철저히 지켜왔다. "유대인이 안식일을 지킨 것이 아니라, 안식일이 유대인을 지켰다"라는 말이 있을 정도로 유대민족의 정체성을 지켜주었던 것은 바로 안식일이다. 그렇기에 유대인들에게 안식일 계명은 그들의 삶의 중심이었고, 유대민족의 정신이었다. 지금도 그러하지만, 유대인들은 전통적인 신앙 속에서 안식일을 지키는 가운데 삶의 지혜를 발견하고 그 열매를 누리고 있다고 할 수 있다.

쉼과 관련된 유대인의 삶과 신앙에서 발견할 수 있는 것처럼, 현대인들도 전인적인 건강을 위해 반드시 일과 쉼의 균형을 지켜야 한다. 잘 쉬는 것은 정말 중요하다. 일에 대한 과욕으로 제대로 쉬지 못하면 병을 불러오는 경우가 많다. 쉼, 즉 안식의 원리를 지키지 못해 몸이 고장나는 것이다. 젊었을 때는 주로 열심히 일하는 법을 배우게 된다. 그러나 젊을 때부터 잘 쉬는 법과 그 의미를 배우는 것이 매우 중요하다. 필자도 〈젊을 때 열심히 일해야 한다〉는 것은 부지런히 배웠지만, 쉼의 중요성은 잘 배우지 못했다. 쉰다고 하면서도 사실 안절부절못하였다. '새벽부터 열심히 일해서 잘 살아보세'의 성장지상주의가 절대명제인 시대를 살았기에 그랬지만, 진정한 쉼의 본질도 그 방법도 제대로 배우지 못했다. 그렇다면, 풍요롭게 살게 된 지금은 과거와 달리 과연 쉼을 잘 배우고 있는지 궁금하다.

우리나라는 전 세계 어느 국가보다도 더 오래 일하는 나라이다. 또한 '세계 1위 수면부족 국가로 잠 못 이루는 대한민국'이라고 얘기한다. 외국 전문가도 "한국은 세계에서 가장 괄목한 발전을 이룬 나라이지만 행복하다고 말하는 사람은 별로 없는 이상한 나라"라고 말한다. 한국인의 삶은 전체적으로 피곤하다. 과거에 비해 엄청난 경제적 풍요 속에 살고 있음에도 한국인의 행복지수는 매우 낮다. 현재 우리 사회에 크게 작동하고 있는 시스템은 열심히 일해서 생존경쟁에서 이겨야 하는 것이 인생의 목표처럼 되어 있기 때문이다. 이는 어딘가에 문제가 있는 고장 난 시스템이다.

왜 인간이 땀 흘리고 수고하며 일하는가? 일 자체나 그 결과도 중요하지만, 진정한 안식에 대한 의미와 방향성을 잃어버리면 전체를 잃어버리는 것과 같다. 오선지에 음표만 있고 쉼표가 없는 음악을 상상할 수 있을까? 쉼표가 있어야만 음표가 살아나고 의미가 부여된다. 인생에서 빠른 것만이 능사가 아니다. 빨리 가야 할 때가 있지만, 느림의 미학(美學)이라는 말도 있듯이 때로 천천히 가는 것이 삶의 지혜이다.

조물주는 우리 인간으로 하여금 열심히 일하도록 명하셨지만, 동시에 궁극적으로 쉼을 가지도록 명령하셨다. 우리 몸이 제대로 쉬지 못하고 일만 한다면 질병을 통해 강제로 쉬게 된다. 인간의 몸은 신묘막측해서 자발적으로 쉬지 않으면 질병으로 인해 강제로 쉬도록 몸이 작동하게 된다. 삶에서 자기 몸에 대한 안식의 법을 어기면 그 대가로 병원에 입원하게 되는 '강제 안식'을 경험하게 되는 것이다. 더 심각하게 이 법을 깨뜨리면 '영원한 쉼'인 죽음에 이를 수도 있다. 이러한 안식법의 원리는 모든 인생에게, 그리고 자연세계에도 적용된다.

우리 인생을 엔진과 브레이크가 달린 차량을 운행하는 것으로 비유할 수 있다. 먼저 기동력이 좋은 자동차가 되려면 힘 있는 엔진이 필요하다. 하지만 엔진 성능이 좋을수록 이를 제어할 브레이크는 더욱 강력해야 한다. 엔진이 아무리 훌륭한 고성능일지라도 브레이크 성능이 신통치 않다면, 그 차는 언젠가 큰 문제를 일으키게 될 것이다. 우리 삶에도 동일한 원리가 적용된다. 성공하는 삶을 위해 탁월한 능력이 필요할 수도 있지만, 자기조절 능력과 균형의 지혜를 갖추지 않는다면 실패하는 인생이 될 것이다.

이런 측면에서 암이라는 질병을 생각해 본다. 정상세포와 달리, 암은 오직 자기 자신만을 위해 비정상적으로 자라는 조직이다. 주변의 모든 영양분을 흡수해 자기만 엄청나게 빨리 성장하는 것이 바로 암의 속성이다. 자기 성장만 하는 암 조직을 자동차에 비유한다면, 이는 브레이크 없이 파워 엔진으로 고속 질주하는 차량과 같다. 암세포는 주변 세포나 몸 전체 건강은 안중에도 없다. 주위의 모든 영양분을 빨아들여 오로지 자기 조직만 자라는 것이 암세포의 속성이다. 이렇게 이기적인 암세포는 결국 몸 전체를 망치

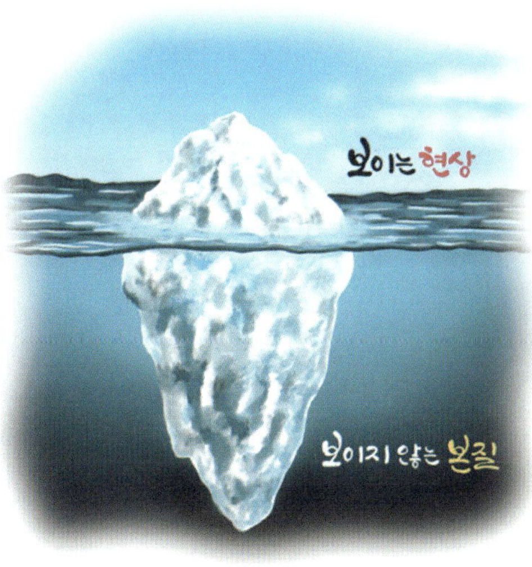

게 한다. 어떤 세포나 조직이 자기만 쑥쑥 잘 자란다고 해서 좋다고 말할 수 있을까? 자기만을 위한 이기적 성장이 아니라, 전체적인 몸에 유익이 되어야 건강하게 자라는 것이 될 것이다.

우리의 삶 또한 진정한 쉼이 있어야 행복해질 수 있다. 열심히 땀 흘려 일해서 무엇을 성취하는 것만이 아니라, 더 궁극적 의미가 있는 쉼과의 조화가 있어야만 멋진 삶이 된다. 음악에 음표와 쉼표가 있고, 자연에 낮과 밤이 있는 것처럼, 인생의 시간에도 노동과 함께 쉼이 있다. 이것들이 서로 조화롭게 존재할 때 삶도 건강하고, 모든 만물 세계도 건강해질 것이다. 균형과 조화가 건강한 삶에서 중요하듯이, 쉼과 함께 하는 건강의 원리가 진정한 자연의 순리이다.

1장

비타민 B군과 현대인의 활력

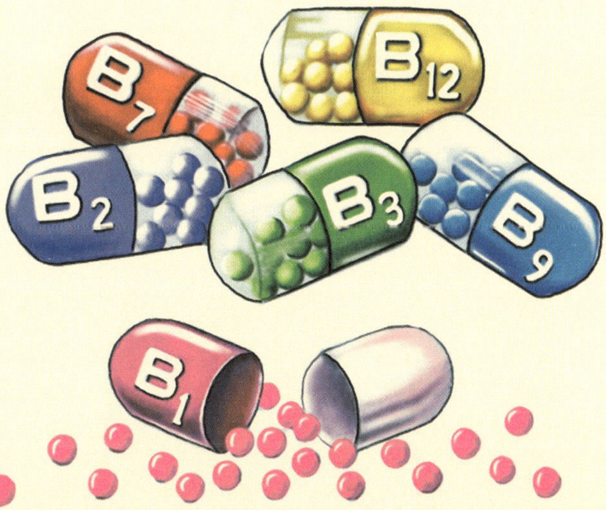

01

비타민은 필수 영양소 중 하나이다

생명체가 살아가는 데 필요로 하는 필수 영양소에는 2가지 종류가 있다. 첫째는 에너지 생성 영양소로 탄수화물(carbohydrate), 지질(lipid), 단백질(protein)이고, 둘째는 조절 영양소로 비타민(vitamin)과 무기질(mineral)이다. 이 2가지 종류의 영양소를 식품에서 얻을 수 있는데, 에너지 생성 영양소는 식품의 주요 구성성분이라 다량 함유되어 있지만, 조절 영양소인 비타민과 무기질은 식품에 소량 함유되어 있다.

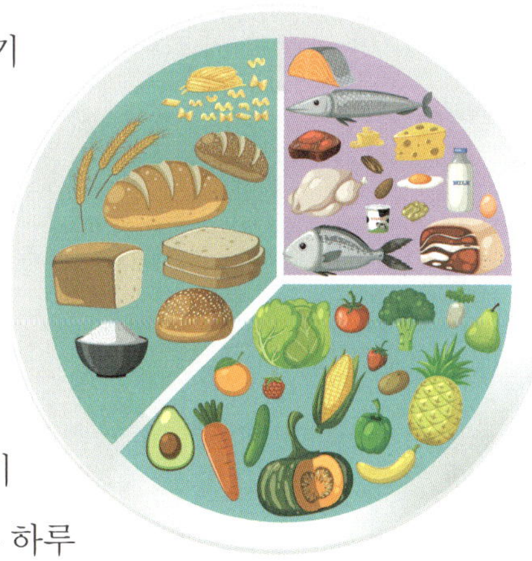

비타민은 탄수화물, 지질, 단백질과는 달리 에너지를 생성하지 못하지만, 체내 여러 대사기능을 조절한다. 기능적으로 비타민은 효소나 조효소의 구성성분이 되어 탄수화물, 지방, 단백질, 무기질의 대사에 관여한다. 비타민의 필요량은 하루

에 수 밀리그램(mg)이나 수 마이크로그램(μg)으로 매우 미량이다. 하지만 생체반응에서 효소의 기능에 매우 중요하기 때문에, 소량이라 할지라도 그 필요량이 공급되지 않으면 영양소의 대사가 제대로 이루어지지 못해 건강에 치명적일 수 있다. 한편, 비타민과 비슷한 조절 영양소로 무기질(mineral)이 있다. 비타민은 탄소를 포함하는 유기 화합물이지만 무기질은 칼슘, 인, 철, 나트륨 등과 같이 탄소가 없는 무기화합물로 둘 다 생체대사에 중요한 역할을 한다.

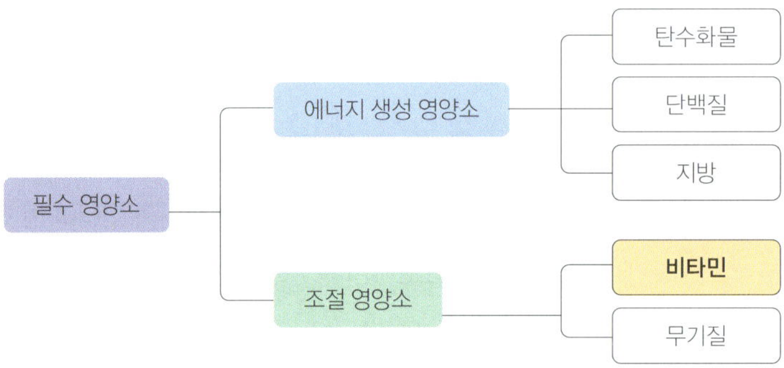

지금까지 여러 종류의 비타민들이 발견되었지만, 표에 나타낸 13개 비타민이 가장 중요하다. 이들 13개 비타민은 물에 대한 용해성에 따라 지용성과 수용성의 두 종류로 크게 나누어진다. 기름에 녹는 지용성 비타민은 비타민 A, D, E, K로 4개이다. 그리고 물에 녹는 수용성 비타민은 9개로, 여기에는 8개의 비타민 B군과 비타민 C가 있다. 여기에 비타민 종류의 결핍증과 함께 과잉증을 간략하게 정리하였다. 지용성 비타민에 비해, 수용성 비타민은 물에 녹는 성질을 가지고 있어 과량 복용하더라도 대체로 큰 문제는 없다(한 예로, 비타민 B3 니아신의 경우 매일 1 g 이상 과량 복용 시 홍조나 관절통

비타민 종류의 결핍증과 과잉증[●]

	비타민 종류(다른 이름)	결핍증	과잉증
지용성 비타민	비타민 A (레티놀/베타카로틴)	야맹증, 안구건조증	베타카로틴은 독성이 없는 편이나, 레티놀의 경우 급성독성 및 만성독성, 간 손상, 태아 기형 등을 유발할 수 있음
	비타민 D (칼시페롤)	구루병, 골연화증, 골다공증	고칼슘혈증, 체내 칼슘축적으로 심혈관질환 위험성
	비타민 E (토코페롤)	퇴행성 신경증, 용혈성 빈혈 등	고용량 복용 시 출혈 위험 등
	비타민 K(필로퀴논)	혈액응고 지연	거의 없으나 용혈성 빈혈, 황달
수용성 비타민	B1(티아민)	각기병, 피로, 식욕부진	–
	B2(리보플라빈)	구순구각염, 설염 등	–
	B3(니아신/니코틴산아미드)	펠라그라, 구순구각염, 설염 등	니코틴산 아미드는 부작용이 없으나, 니아신의 경우 홍조, 관절통증, 간독성 등을 유발할 수 있음
	B5(판토텐산)	피로, 근육약화 등	–
	B6(피리독신)	피부염, 구내염, 신경계 이상 등	말초신경 장애, 통증
	B7(비오틴)	피부염, 탈모 등	–
	B9(엽산)	거대 적아구성 빈혈, 태아 신경관 결손	비타민 B12 결핍여부를 알기 어려울 수 있음
	B12(코발라민)	악성빈혈, 치매	–
	C(아스코르브산)	괴혈병(잇몸 출혈, 상처회복 지연), 무기력, 피로	위장 장애, 신장결석 가능성

● 이 책의 비타민 B군에 나오는 〈21 비타민의 하루 권장섭취량, 최적섭취량, 상한섭취량〉 내용을 참고하길 바란다.

증, 간독성 등 부작용이 있을 수 있다[니아신의 상한 섭취량은 35 mg]). 이 책에서는 전체 비타민 가운데 활력이 필요한 현대인들에게 가장 중요하고 일상에서 많이 접하는 비타민을 다루고자 한다. 바로 비타민 B군, 비타민 C, 비타민 D이다. 이제 독자들을 기다리고 있는 비타민의 세계로 들어가 보자!

02

비타민과 호르몬의 차이

비타민은 미량으로 생체기능을 조절한다는 점에서 호르몬과 비슷하다. 체내 합성 여부에 따라 기본적으로 호르몬과 비타민이 서로 구분된다. 생체 내에서 합성되는 호르몬과 달리 비타민은 체내에서 합성되지 않아 외부로부터 섭취해야 하는 필수 영양소이다. 둘 다 필수영양소라 부족하면 질병에 걸리기에 의약품으로 사용될 수 있다. 본래 비타민은 체내에서 전혀 합성되지 않지만, 때로 합성되더라도 충분하지 못하다. 비타민 D의 경우, 외부 햇빛의 자외선(UV-B) 도움을 받아 체내에서 합성될 수 있다. 그러나 비타빈 C는 사람에게 있어서 몸 안에서 생성되는 물질이 아니기에 호르몬 범주에 속하지 않는다. 사람을 비롯한 영장류, 기니피그, 박쥐 등 일부 동물들은 비타민 C를 자체 생성할 수 없으므

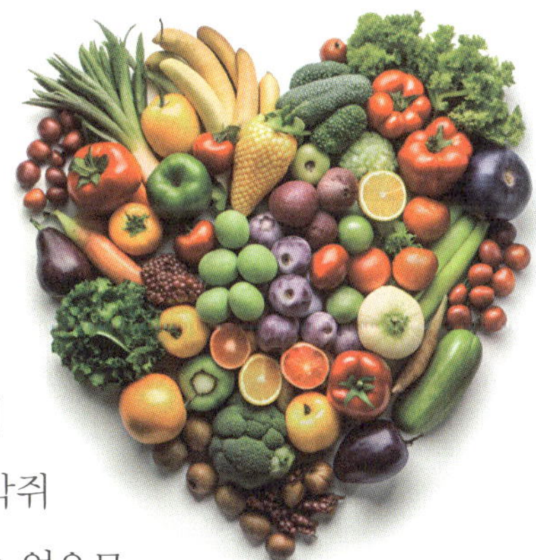

로 반드시 외부에서 공급받아야 한다. 하지만 대부분의 포유동물은 체내에서 비타민 C를 포도당으로부터 스스로 합성할 수 있으며, 이런 동물들에게 비타민 C는 호르몬으로 분류된다.

비타민 D는 스테로이드인 체내 콜레스테롤 전구체에서 유도된 화합물이다

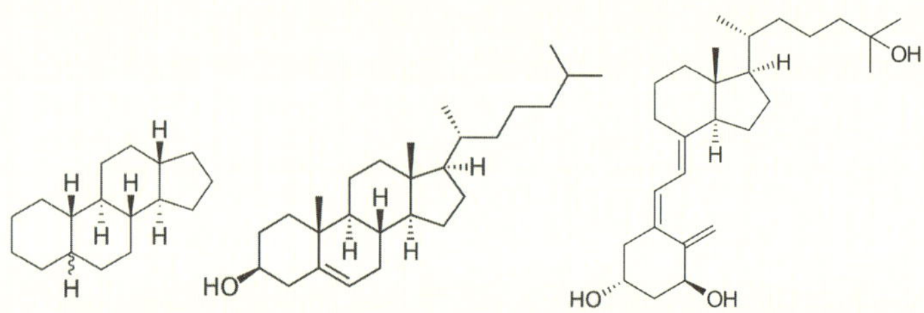

스테로이드의 기본구조는 4개 고리가 왼쪽의 화학구조와 같이 결합된 형태의 화합물이다. 고지혈증의 주범이 되는 콜레스테롤(가운데 화학구조), 부신피질 호르몬, 성 호르몬 등도 모두 왼쪽의 스테로이드 기본 화학구조를 가지고 있다. 코티졸, 에스트로겐 같은 스테로이드는 사람 체내에서 합성되기 때문에 호르몬이다. 반면에, 오른쪽 화학구조의 비타민 D는 스테로이드 구조가 깨진 화합물(secosteroid)이다. 비타민 D는 체내 콜레스테롤 전구체로부터 햇빛을 받아 합성되기에 호르몬처럼 보이기도 하지만 식품에도 존재하기에 사람이 음식으로 섭취하는 비타민이다.

스테로이드 호르몬은 자연이나 체내에서 발견되는 천연 스테로이드와 인공적으로 얻는 합성 스테로이드로 구분한다(의약품 목적으로 체내 천연 스테로이드 호르몬을 인공적으로 동일 또는 변경하여 합성한다). 천연 스테로이드는 동물성 스테로이드와 식물성 스테로이드로 다시 나눈다. 천연의 식물 스테로이드(plant steroid)를 피토스테로이드(phytosteroid)라고도 하는데, 전체 스테로이드의 50%를 차지한다. 한편, 항염증과 관절 통증에 탁월하여 많이 사용되는 스테로이드 의약품은 인공적으로 합성한 약물이지만, 이는 부신피질 호르몬인 당질 코르티코이드 종류로 본래 체내에서 분비되는 호르몬이다.

합성된 스테로이드 약물은 항염, 관절염, 피부질환 등에 '기적의 치료제'로 사용되었지만, 오남용 시 심각한 부작용을 가져온다. 그리고 식물성 스테로이드에서 콜레스테롤과 유사한 피토스테롤(phytosterol)은 식물성 기름을 주는 열매에 많이 함유되어 있고, 생리활성을 보이는 피토스테로이드는 도라지, 가지, 마 등에 들어있다. 특히 감초, 디기탈리스, 인삼 같은 생약 내에 글리시리진, 디곡신, 베타-시토스테롤, 스티그마스테롤, 사포닌 등의 피토스테로이드가 미량 존재한다.

한약재 안에 이 같은 피토스테로이드 구조의 성분들이 존재하기는 하지만, 식물성 스테로이드가 들어있는 한약을 복용한다고 해도 부신피질 호르몬제인 합성 스테로이드 약물 같은 생리 효과를 보이지는 않는다. 천연 스테로이드 성분 중 이러한 문제로 자주 거론되는 약재는 감초이다. 비록 감초 내 글리시리진은 식물성 스테로이드로 고용량 복용 시 부작용을 나타낼 수 있지만, 처방된 한약제제로는 천연 식물스테로이드의 양이 매우 적어 인체에 미미한 영향을 미친다. 결론적으로, 합법적으로 처방된 한약 자체에 문제가 되는 스테로이드 약물의 영향은 없다. 그렇기에 합성 스테로이드는 스포츠 도핑약물에서 대표적인 금지약물 종류 중 하나지만, 천연 스테로이드가 미량 들어있는 감초, 녹용은 도핑 금지약물에 속하지 않는다.

03

비타민 탄생의 역사적 배경

- 비타민 B1 (티아민)과 각기병 이야기 -

인류는 오래전부터 각기병(脚氣病), 펠라그라(pellagra), 괴혈병(壞血病; scurvy) 등의 질병에 시달려 왔다. 과학자들은 20세기에 들어서서야 간신히 이러한 질병의 원인이 체내 필수 영양소인 비타민 결핍이라는 것과 이 영양소들을 정상적으로 공급해 주면 해당 질병으로부터 회복된다는 사실을 알게 되었다. 영양과 질병에 대한 20세기 과학적인 연구 결과로, 각기병은 비타민 B1(티아민, thiamine)의 결핍증, 펠라그라는 비타민 B3(니아신, niacin)의 결핍증, 괴혈병은 비타민 C(아스코르브산, ascorbic acid)의 결핍증이라는 사실이 밝혀졌다.•

특히 각기병을 연구하는 과정에서 '필수적인 아민(amine)'을 뜻하는 비타

• 특히 괴혈병은 인류 역사에서 가장 오랜 기간인 수백 년 동안 수백만 명이 사망하며 인류를 괴롭혀 온 질병으로 비타민 C의 섭취 부족으로 일어난다. 비타민 C 영양소 결핍으로 콜라겐 형성이 부족하여 여러 신체결합 조직의 장애와 혈관 등의 손상을 가져오게 된다.

민(vitamin)이라는 용어를 1912년 폴란드 생화학자 카시미르 풍크(Casimir Funk)가 처음으로 사용하였다(처음에 카시미르 풍크가 분리한 물질이 각기병 치료를 위한 비타민 B1 티아민으로 알았지만, 실제는 비타민 B3 니아신이었음이 나중에 밝혀지게 된다). 사실 각기병과 비타민 B1 연구는 이보다 더 이른 19세기 말부터 일본의 다카키 가네히로, 네덜란드의 크리스티안 에이크만 등 여러 전문가들에 의해 처음 시작되었는데, 이런 일련의 과정을 통해 인류 건강에 필수적이고 중요한 비타민이라는 존재가 세상에 알려졌다.

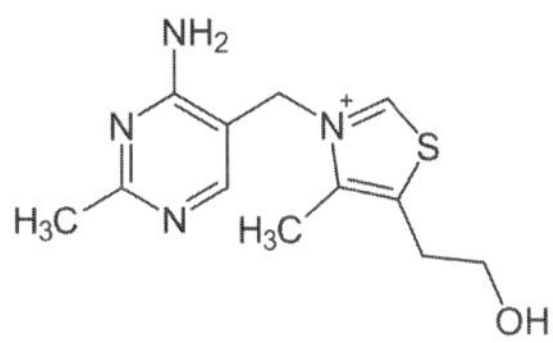

황(sulfur)을 포함하고 있는 비타민 B1 화합물의 구조

비타민 B1이 부족하면 각기병에 걸리는데, 대표적으로 다리를 사용하지 못하면서 심부전과 근무력증, 말초신경 장애로 사망까지 이르게 되는 병이다. 각기병(베리베리[Beriberi] 질병; 베리베리는 스리랑카 원주민 언어로 'I can not'이며, 너무 아파서 아무것도 할 수 없다는 뜻)은 밀을 주식으로 하는 서양에서는 발생하지 않았지만, 쌀을 주식으로 하는 동아시아 지역에서는 오래전부터 존재하였던 질병이다.** 그 당시 이 질병의 원인이 무엇인지 알 수 없었지만, 옛날부터 각기병의 증상은 고대 중국의 한의학 책이나 동의

** 각기병은 영어로 vitamin B1 (thiamine) deficiency (티아민 결핍증) 또는 Beriberi라고 부른다.

보감 등에 기록되어 있었다. 한의학에서 각기병은 각약(脚弱), 연각풍(軟脚風), 완풍(頑風)으로 불렸다. 다리의 기운(각기; 脚氣)에 병이 생겼다는 질병의 이름처럼, 그리고 다리가 약해진 각약(脚弱)이나 연각(軟脚)이라는 증상 명칭처럼, 각기병 환자는 다리가 붓고 힘이 약해지고 저리거나, 근육이 허약해져 걷기 어려워지며 심부전증으로 심장 기능이 떨어져 죽음에 이르게 된다.

19세기 들어 각기병 문제는 특히 쌀을 주식으로 하는 동아시아 지역에서 더욱더 심해졌는데, 근대에 들어와서 쌀을 도정(搗精)하는 기계가 발달했기 때문이다. 그전까지는 쌀의 배아(胚芽; 쌀눈)가 있는 현미를 먹었지만 기계로 쌀의 배아를 깎아 도정된 백미가 밥맛이 좋고 부드러워 이를 선호하게 되었다. 문제는 바로 이 쌀의 배아(쌀눈)에 각기병을 막을 정도로 비타민 B1이 풍부했다는 것이다. 배아를 깎아낸 백미를 즐기던 사람들은 B1이 부족해졌고 이에 따라 각기병의 발병률은 더욱 높아졌다. 현대에 이르러서는 비타민 B 강화식품이 많이 나오고 육류섭취도 늘어 각기병이 드문 병이 되었지만, 만성적인 알코올 중독자는 비타민 B1 부족으로 각기병만이 아니라 뇌손상을 입는 베르니케(Wernicke) 뇌병변 질환까지 걸릴 가능성이 높다.

비타민 B1은 현미처럼 도정되지 않은 통곡류만이 아니라 효모와 마늘, 녹두콩이나 렌틸콩 같은 콩류, 해바라기씨나 참깨씨 같은 씨앗류, 그리고 연어

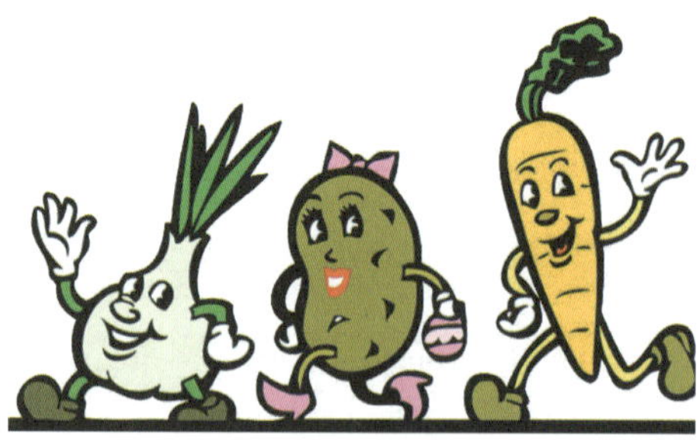

와 고등어 같은 생선에도 많이 들어 있다. 육류 중에는 돼지고기와 닭고기가 티아민이 풍부하다. 사람의 하루 티아민 최소 필요량은 1~2 mg이지만, 최적량으로 25 mg 이상 섭취하는 것이 좋다. 티아민은 열에 불안정하기에 너무 오래 끓이면 파괴된다. 수용성 비타민이라 몸에 거의 저장되지 않기에 매일 섭취해 주어야 한다.

04

근대 일본의 각기병 이야기와 세계역사를 바꾼 러일전쟁

- 비타민 B1인 티아민 그리고 카레라이스 때문에 조선의 운명이 바뀌다(?) -

19세기 메이지 유신 이후 징병제였던 일본 역시 각기병으로 골머리를 앓고 있었다. 당시 각기병은 장기간 항해하는 일본 해군에서 특히 심각한 문제

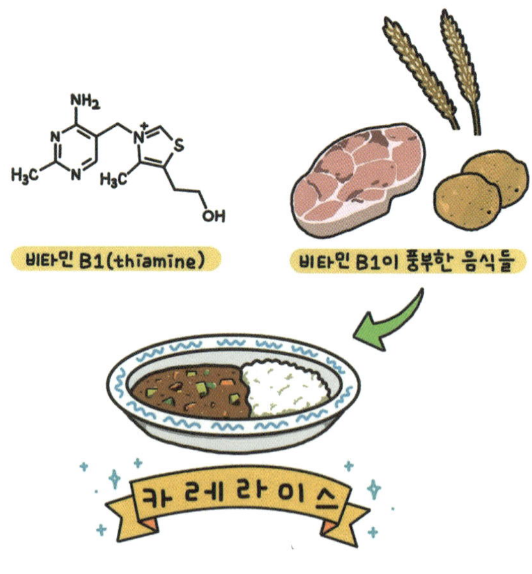

로 나타났는데, 영국 유학을 다녀온 해군 군의관이었던 다카키 가네히로(高木兼寬; Takaki Kanehiro)가 이 문제를 해결하기 위해 나섰다. 1883년 다카키 가네히로는 도정된 백미를 주식으로 한 선박 내 276명 선원에서 60%(169명)가 각기병에 걸렸고 전체 약 10%(25명)가 사망하게 된 반면, 도정하지 않은 쌀을 주식으로 한 선박에서는 그렇지 않다는 항해 보고서를 접하게 되었다. 그는 이 보고서 내용에 주목했고 새로운 식단을 통해 각기병을 치료해 보고자 시도하였다.

해결책을 찾고자 애쓰던 다카키 군의관은 일본 해군 병사의 각기병의 원인이 영양분 결핍 때문임을 확신했다. 그래서 식단을 보리밥으로 바꾸고, 육류를 포함한 서양 음식을 도입함으로써 각기병을 해결하고자 하였다. 그러나 대부분 시골 출신인 일본 해군들은 식감이 좋고 소화도 잘되는 비싼 쌀밥을 고대하여 입대했기에, 이러한 잡곡 식단에 반발하였다. 또한 일본은 천 년 이상 불교를 숭배했고, 국교인 불교에서 육식을 금했기 때문에 육류식단에 거부감을 가지는 병사들이 많았다(근대 메이지 유신 시대에 와서야 육식금지령이 폐지된다). 이러한 난관에서 다카키는 선진 영국 유학 시절에 접했던 닭고기와 소고기의 영국식 카레 스튜(stew)를 일본 음식으로 개량한 카레라이스를 선상 식단으로 개발하였다. 그는 카레라이스를 일본 상황에 맞게 현지화하여 티아민이 많은 보리밥 잡곡에 감자, 양파 등의 채소들을 사용하여 보급하였다. 이 새로운 카레라이스 식단을 사용하자마자, 놀랍게도 해군 병사의 각기병 발생률이 급감하였다.

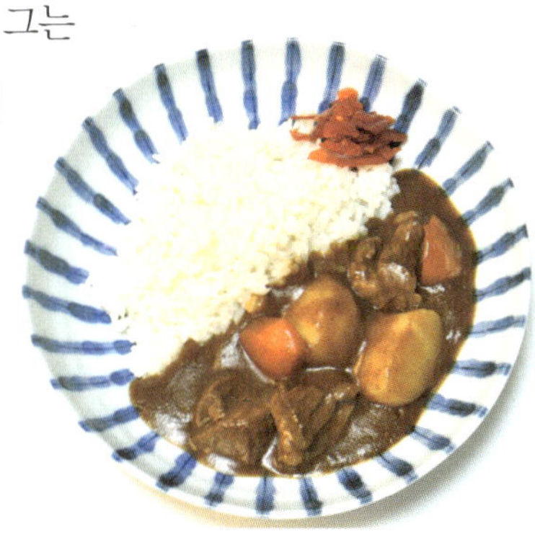

"시대가 영웅을 만든다"라는 말처럼, 해군에서 이러한 카레라이스 식단이 결정적인 빛을 보게 된 것은 그 후에 일어난 러일전쟁(1904~1905)이었다. 일본 해군이 220일 동안 29,000 km, 그러니까 지구를 반 바퀴 돌아온 러시아 군대의 자존심인 발틱 함대를 쓰시마 해전에서 완파함으로써 러일전쟁에서 승부의 분수령이 되게 하였다. 1904년부터 일어난 러일전쟁 당시 일본 육군의 각기병 환자가 20여만 명에 이르렀던 데 비해, 다카키의 개량식단을 받아들인 일본 해군에서는 100명에도 미치지 않는 쾌거를 거두었다. 러일전쟁에서 전체 일본군 사망자가 8만 명 이상이 발생하였는데 그중에서 각기병으로 27,000명이 죽은 것으로 되어있다. 이것도 대부분 육군에서 사망하였으니 당시 일본 내 각기병이 얼마나 심각한지 알 수 있는 대목이다. 같은 나라 군대에서 각기병에 대한 대처가 달라 사망자가 약 300배 정도 차이가 난 것이다. 이는 당시 일본 육군과 해군이 경쟁관계였을 뿐 아니라 서로 적대적이어서 이런 정보에 대한 교류도 꺼렸으며 받아들이려 하지도 않았기 때문이다. 해군은 비타민 B1이 풍부한 보리 잡곡과 야채류의 건강 식단으로 각기병 치료

• 러일전쟁 이후 다카키 남작을 근대 일본의 영웅으로 여기게 된 역사적 배경으로, 카레라이스는 일본의 전후 부흥기부터 일본의 대표적 국민 음식 중 하나로 손꼽는다. 카레라이스는 한국의 김치찌개, 된장찌개 정도로 일본에서 가장 대중적인 음식이다. 일본 학교급식에서 가장 좋아하는 메뉴는 카레(본래 커리[curry]인데, 일본식으로 카레라고 한다)이고, 카레의 날(1월 22일)이라는 기념일이 있을 정도이다. 카레라이스 원조가 영국이냐, 일본이냐는 논쟁이 있다. 본래 카레 음식의 원조는 당연히 인도이다. 인도식 카레는 빵이나 밥에도 비벼 먹고, 고기도 찍어 먹는 소스에 가깝다. 그런데 영국에서는 인도의 카레를 도입하여 고기와 야채를 넣은 카레 스튜(stew; 찌개 같은 국물 요리) 음식으로 발전하였다. 영국의 이런 카레 스튜(stew) 음식이 다카키 군의관을 통해 밥과 함께 먹는 덮밥식 개념의 카레라이스라는 일본 음식으로 현지화되었으며, 이것이 일제강점기에 한국으로 전파되었다.

에 획기적인 효과를 보았다. 이후 다카키는 각기병 치료에 기여한 공로로 일본 황실로부터 남작이라는 칭호를 받게 된다. 그는 일본 최초의 사립의과대학인 도쿄 지케이(Jikei) 의과대학 전신을 설립하였다. 다카키 군의관에 의해 잡곡과 육식 식단을 이용한 각기병 치료는 결과적인 측면만 보면 분명 대성공이었다. 하지만 각기병 치료를 위한 비타민 영양소의 역할을 정확히 알고 과학적으로 접근하여 각기병 문제를 해결했던 것은 아니었다.

당시 일본의 수도 에도(도쿄의 옛 이름)의 상류층에서 평민들이 먹을 수 없는 비싼 백미를 먹으면 다리가 붓고 힘이 없어지는 각기(脚氣)병에 걸리는 일이 많아 에도병이라 불렸다. 당시 상류층들은 현미보다 식감도 좋고 소화도 편하고 밥맛도 좋은 비싼 흰쌀밥을 삼시세끼 먹었기에, 에도병은 도쿄의 부유한 집안에서 걸리는 일종의 상류층 질병으로 인식되었다. 반면에 하층민들은 각기병에 걸린 사람이 거의 없었다. 매우 흥미로운 사실은, 당시 하층민의 주요 음식이었던 현미나 도정되지 않은 메밀국수를 먹으면 각기병에 걸리지도 않고 걸렸던 에도병도 치료된다는 전통적이고 경험적인 처방이 그 시대에도 이미 존재했다는 것이다. 그러나 그런 손쉬운 식단을 받아들이지 못해 당시 엄청나게 심각했던 각기병 치료의 해결책으로 삼지 못했다. 물론 각기병이란 질병의 원인이 무엇인지 정확히 모르는 것이 가장 큰 문제였다.

그러나 사회 내면을 깊이 들여다보면, 소위 하층민들이나 먹는 메밀국수를 상류층이 먹는 것 자체를 상당히 불경한 행위로 여기는 분위기가 오히려 가장 큰 문제였을 것이다. 물론 각기병이 생기는 원인에 대한 무지가 가장 근본적인 이유이었겠지만, 내면적으로는 기득권의 편견과 하층민에 대한 차별의식이 질병 해결을 가로막은 것이라 할 수 있다. 어느 시대나 마찬가지지만, 기득권의 상류층이 가지고 있는 불필요한 자존심이나 허세가 시대적 질병으로 심각했던 각기병을 치료하지 못하게 하는 가장 큰 걸림돌이 되었다고 말할 수 있다. 자기가 속해 있는 범주의 시각만 가장 옳다고 생각하면 고정관념으로 인해 자기도 모르게 생긴 편견과 오만에서 벗어날 수 없음을 보게 된다. 자기중심적으로 고착된 사고는 현실을 똑바로 직면하지 못하게 하고, 때로 오랫동안 눈을 멀게 만들어 버린다. 일본의 상류층 에도병이라 불린 각기병 상황을 지금의 관점으로 보면, 이 질병의 해결책을 거의 손에 가지고 있으면서도 해법을 제시하지 못했다고 할 수 있다.

사실 각기병은 쌀을 주식으로 하던 지역에서 근대역사에서 빈번히 나타나는 병이었다. 동아시아와 달리, 밀을 주식으로 먹으면서 육식 특히 돼지고기나 감자의 섭취가 상대적으로 많았던 서구는 각기병이 발병하는 경우가 드물었다. 앞에서도 언급하였듯이, 동아시아 내에서도 경험적으로 습득된 지식으로 흰쌀만 먹지 않고 현미나 메밀 등의 잡곡, 특히 도정되지 않은 통곡물을 먹으면 각기병이 낫는다는 민간 치료의 개념이 존재하였다. 도정되지 않은 곡물의 씨눈은 비타민 B1을 비롯한 각종 비타민과 영양소가 풍부하므로 이들을 섭취하는 것이 각기병에 특효였지만, 그런 것들이 과학적으로 정립되지 않은 채 묻혀 있었다. 무엇보다도, 늘 자신이 우월하고 항상 옳다고 생각하는 기득권층의 고착화된 '오만과 편견' 때문에 문제의 해답을 손에 쥐고 있으면서도 해결하지 못하는 어리석음을 범했다고 말할 수 있다.

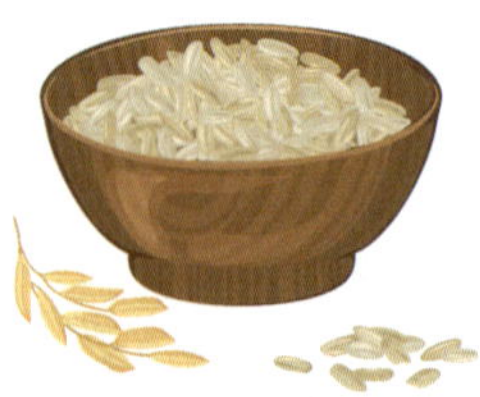

일본의 카레라이스 식단 때문에 조선의 운명이 바뀌었다고 한다면?

청일전쟁에 이어 한반도와 동아시아의 지배권이 걸린 러일전쟁은 예상과 다르게 일본이 승리하게 되었다. 러일전쟁이 끝난 두 달 후인 1905년 11월, 을사늑약으로 조선국권이 일본제국에 강탈되는 비극적인 사건이 발생했다. 한반도와 만주의 지배 야욕으로 치른 러일전쟁은 당시 세계패권을 위한 것이었다. 일본은 육군에서도 승리하였지만, 쓰시마 전투에서 러시아 발틱함대를 무찌른 일본 해군은 러일전쟁 승리의 결정적인 역할을 하였다. 반면에 러시아 제국은 러일전쟁의 패전으로 무능과 굴욕의 치욕을 당하면서 여러 혁명을 거쳐 붕괴되고, 결국 1917년 공산주의 국가 소련이 세계사에서 등장하게 된다. 제국주의 야망을 가지고 있던 일본이 러일전쟁에서 승리함으로써 세계사의 물줄기가 급변하게 되었다.

각기병 치료를 위해 다카키 군의관이 개발한 일본 해군의 카레라이스 선상 식단 덕분에(?) 각기병에서 벗어난 일본이 러일전쟁에서 승리하게 되었고, 그로 인해 세계역사가 바뀌면서 조선의 운명이 바뀌었다고 한다면 지나친 얘기라 할 수 있을까? 러일전쟁 승리에는 각기병을 극복한 일본 해군이 있고, 또 그 배후에는 카레라이스 식단이 큰 역할을 한 것이 분명하다. 만약 일본 해군 식단에 카레라이스가 없었다면 당시 세계 최강 해군인 러시아 발틱함대를 이길 수 없어 러일전쟁에서 패배했을 가능성이 크다(당시 어떤 전문가도 러일전쟁에서 일본이 승리하리라고는 예상하지 못했다). 일본 해군의 카레라이스가 조선의 역사, 그리고 지금 우리나라의 역사와 우리 삶까지 크게 영향을 미쳤다고 한다면 상당히 억지스럽게 보이지만 아주 근거가 없는 것도 아니다. 하여튼, 자신이 하고 있는 어떤 일이 다른 사람의 삶에 변화를 주거나 또는 역사의 흐름 속에서 민족의 운명 아니 세계사를 바뀌게 하는 나비 효과(butterfly effect)를 가져오는 계기가 될 수 있음을 본다. 그렇기에 현재 각자 주어진 삶을 두려운 마음과 함께 막중한 책임감으로 대해야 할 것을 생각해 본다.

전망대 해군 다카키와 육군 모리 군의관의 각기병과 관련된 역사 돌아보기

메이지 유신 시절, 에도 상류층에 찾아온 시대적 질병인 각기병 문제를 해결할 기회는 비록 지나갔지만, 또 한 번의 기회가 다가오고 있었다. 그런 기회를 잡은 사람은 다카키 군의관이다. 자신을 낮추고 주어진 일을 성실하게 하는 사람이 하늘의 기회를 잡는 것으로 보인다. 상황이 아무리 힘들어도 미래는 준비하는 자의 것임이 분명하다. 각기병과 관련된 과거 일본의 역사를 돌아보면서 교훈을 얻는 것은 매우 유익할 것이다.

해군에 속해 있었던 다카키 가네히로(高木兼寬; Takaki Kanehiro) 군의관과 육군 소속인 모리 린타로(森林太郎; Mori Rintarō) 과학자에 대한 이야기는 매우 흥미롭다. 모리 린타로는 일본 메이지 시대를 대표하는 엘리트 인물 가운데 하나로 알려져 있다(모리 오가이[森 鷗外; Mori Ōgai]라는 필명을 가진 그는 일본 근대문학의 대표적 작가이다). 1880년 당시 육군 군의부장이었던 모리 린타로는 독일에 유학을 다녀온 세균학 전공자였는데, 그는 각기병의 원인이 각기균이라는 세균이라고 굳게 믿고 있었다. 그러한 배경은 당시 독일 로베르트 코흐(Robert Koch) 박사가 콜레라균과 결핵균을 발견해 감염병의 원인이 미생물이라는 것을 밝혀낸 것이 과학계의 큰 이슈였고(코흐 박사는 세균학의 창시자이고 1905년 결핵균 발견 공로로 노벨상을 수상하였다), 선진학문을 접한 모리 린타로는 독일에서 만난 코흐 박사의 영향을 많이 받았기 때문이었다.

그렇기 때문에 육군소속이었던 모리 린타로는 육군 산하 각기병 연구위원장이었음에도 불구하고 카레라이스 같은 개량식단을 통해 각기병을 치료하는 해군 다카키 군의관의 영양요법을 받아들일 생각조차 하지 않았다. 오직 학문적 입장에서 세균만이 각기병의 원인일 것이라는 생각을 고집하였다. 질병의 원인을 세균에서 찾으려는 당시 선진학문의 영향 때문에 그렇기도 했지만, 서로를 신뢰하지 않는 육군-해군 내부의 극심한 대립 관계, 그리고 모리 린타로가 속했던 일본 동경제국대학 의대 기득권을 학문의 이름으로 지키려 한 것들이 더 큰 이유였을 것이다. 일본 최강의 육군이면서 동경의대 엘리트 출신인 모리 린타로 과학자와 그 주변 집단 사람들의 눈에는 해군과 다카키 군의관이 자기네보다 한참 수준이 낮은 2~3류 정도로 보였을 것이다. 그렇기에 각기병으로 수십 만 명 이상이 고통받고 러일전쟁의 수많은 희생자가 각기병과 직접 연관되어 있음에도 불구하고, 각기병이 세균에 의한 질병일 것이라는 자기 학문이론을 맹신하면서 바로 가까이에 있는 다카키 군의관이 개발한 식단과 영양요법을 수십 년 동안이나 거부하였다.

각기병과 관련된 역사를 돌아보면서 얻는 교훈은 다음과 같다. 일본 근대 역사에서 시대적 질병이라 할 수 있는 각기병 때문에 수많은 사람들이 고통받는 어려운 시기가 있었다. 그런데 이 질병의 원인을 독일 유학파인 모리 육군 군의관은 세균이라는 가설을 세워 문제를 해결하고자 하였고, 영국 유학파인 다카키 해군 군의관은 영양공급으로 접근해 실증적으로 문제를 해결하고자 하였다! 둘 다 자기 학문의 전문성을 바탕으로 각기병 질병을 해결하고자 노력하였음이 분명하다.

그러나 모리 군의관은 자신이 속한 최강 육군과 동경의대의 기득권과 자존심, 그리고 소위 전문성이라는 이름하에 자기영역을 지나치게 고집함으로써 문제를 해결하지 못하고, 그로 인해 수많은 사람들이 희생되었다. 실제로, 당시 최상급 엘리트이면서 다방면의 훌륭한 재주를 가졌던 모리 군의관은 비타민의 존재가 밝혀진 후에도 죽을 때까지 '각기병은 세균으로 인한 감염병'일 것이라는 가설을 토대로 자신이 가졌던 생각과 학문적 오류를 고집하며 철회하지 않았다. 여러 객관적 사실들이 분명히 나타났음에도 불구하고 한 엘리트 리더의 우월의식과 고집이 오랫동안 각기병 해법을 육군 내에서 받아들이지 못

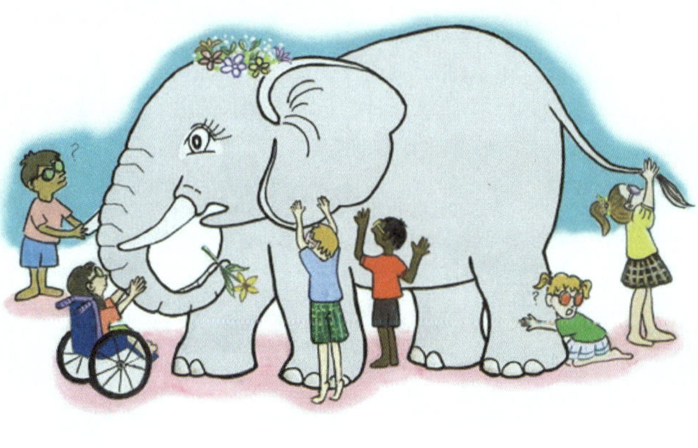

진짜 코끼리는 무엇일까?

하게 막은 것이다. 결국 그가 죽고 난 이후에야 각기병 예방을 위한 육군식단이 혼식으로 바뀌게 된다.

일본 메이지 시대의 대표적 엘리트인 '모리 린타로' 군의관 이야기가 지금 시대 우리 모두에게 시사해주는 바는 매우 크다. 어느 시대, 어느 사회든지 이런 비슷한 리더의 모습들이 반복해서 나타나는 것을 볼 수 있다. 당시 시대적 질병인 각기병을 해결해야 할 위치에 있었던 리더이면서 전문가였던 두 인물 그리고 그들이 속해있던 두 집단의 모습을 통해, 현재 우리가 처해있는 시대 속에서 우리의 문제를 다시 한번 조명해보며 새로운 교훈을 얻기를 기대한다!

05

각기병과 비타민 B1 그리고 노벨상 이야기

일본 다카키 군의관이 각기병을 위한 식단연구를 한 지 10여 년 뒤, 1897년 동인도제도에 있던 네덜란드 의사 크리스티안 에이크만(Christiaan Eijkman)은 동일한 각기병 질병에 대해 과학적인 접근을 시도하였다. 정백미를 먹

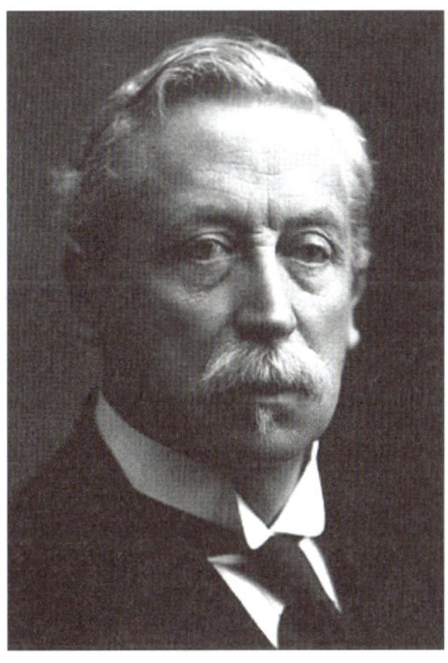

비타민 B1 연구로 노벨상을 수상한 네덜란드 의사 크리스티안 에이크만

인 닭은 각기병에 쉽게 걸리지만 도정하지 않은 쌀을 함께 먹인 닭은 각기병이 치료되는 현상에 주목한 것이다. 이 발견을 토대로 쌀에 있는 비타민 성분과 각기병 사이의 상관관계로 후속연구를 이어간 에이크만은 1929년 노벨 생리의학상을 수상하였다(비타민 연구에서 처음으로 노벨상을 받은 사람은 1928년 비타민 D 연구를 한 독일 아돌프 오토 라인홀트 빈다우스[Adolf Otto Reinhold Windaus] 교수이다).

이와 별개로 일본 과학자 우메타로 스즈키(Umetaro Suzuki) 교수도 비타민 초기 연구에 이바지하였다. 1910년 스즈키 교수는 쌀눈과 쌀겨의 추출물 분리연구에서 조류 신경염인 각기병을 예방하는 화합물로 처음 분리한 활성 분획을 aberic acid라 명하고 특허를 출원하였다.[•] aberic acid(a + beri–beri + ic + acid)는 각기병(Beri–beri 병)을 고치는 화합물이라는 의미로 명명하였는데, 이것이 나중에 비타민 B1인 티아민(thiamine)이라는 물질로 밝혀졌다. 스즈키 교수는 각기병 예방과 치료를 위한 aberic acid 물질의 발견과 그 연구 결과를 1911년 일본 학술논문지에 일본어로 발표하였다. 그러나 이를 독일어로 번역하는 과정에서 오류를 범하는 바람에 논문에는 새롭게 발견된 물질로 기술되지 않았다. 그래서 스즈키 교수는 각기병과 관련된 비타민 B1 영양소를 최초로 발견했음에도 불구하고 1929년 크리스타인 에이크만이 노벨상을 받을 때 그 영예를 함께 누릴 수 없었다. 도쿄대 농학부 출신인 데다

• 스즈키 교수가 각기병 예방과 치료를 위해 쌀눈과 쌀겨에서 처음 분리한 aberic acid 화합물은, 이후에 연구에 사용한 벼의 학명인 '오리자 사티바(Oryza sativa)'을 따라 오리자닌(oryzanin)으로 변경하였고 이를 의약품으로 판매하였다. 이 물질이 산(acid)이 아님이 나중에 밝혀지게 되면서, 처음 이름이었던 aberic acid에서 오리자닌(oryzanin)으로 변경된 것이다.

의사도 아니어서 학계 내에 보이지 않는 편견이 작용했다는 이야기도 있지만, 가장 결정적인 이유는 번역 오류로 국제적인 인정을 받지 못했기 때문이다. 이 때문에 일본 최초의 노벨상 수상을 실패한 것에 일본 과학자들은 매우 안타깝게 여겼다(일본 최초의 노벨상은 그 후로 20년이 지난 1949년 노벨 물리학상인 유카와 히데키 교수이다[아시아에서는 1913년 인도의 노벨 문학상 수상자 타고르와 1930년 노벨 물리학상 수상자 라만에 이은 3번째 노벨상 수상자이다]).

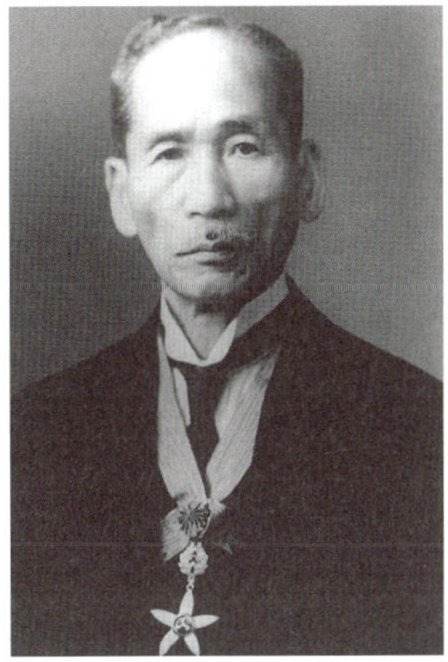

우메타로 스즈키 교수

비타민이라는 용어의 탄생

현미를 섭취하면 조류 각기병을 치료·예방할 수 있다는 크리스티안 에이크만 논문을 접한 폴란드 생화학자 카시미르 풍크(Casimir Funk)는 1912년 현미의 미강(米糠; 속겨)에서 각기병을 치료하는(anti-beri-beri factor) 항종양 물질을 분리하였다고 보고하였다. 그는 염기성 성질을 보이는 이 물질을 'vitamine'이라고 명명하여 비타민이라는 이름을 세상에 알렸다. 그는 이 물질을 생명에 꼭 필요한 필수 아민(amine), 즉 vital(생명의, 필수적인)+amine(아민)=vital amine 또는 vitamine이라고 부르면서 영양과 질병에 대한 비타민 가설을 세웠고 비타민의 아버지가 되었다. 그러나 이후 모든 비타민이 화학적으로 염기성인 아민은 아니라는 사실이 알려지면서 이 단어에서 알파벳 마지막 e를 뺀 비타민(vitamin)이라는 용어를 사용하게 되었다(비타민 A, C, D, E, K는 아민 화합물이 아니다). 그런데 앞에서 스즈키 교수가 분리한 aberic acid 물질은 비타민 B1 티아민이었지만, 카시미르 풍크가 분리한 활성 물질은 비타민 B10이 아닌 비타민 B3인 니아신이었음이 나중에 밝혀지게 되었다. 카시미르 풍크는 비타민 B를 포함해 질병을 치료하는 여러 비타민에 관련된 선구적 연구를 계속 수행하였다. 앞에서 스즈키 교수에 의해 발견되어 각기병을 예방·치료하는 수용성 비타민 B1으로 알려진 오리자닌(oryzanin)은 황이 포함된 물질이기에 나중에 티아민(thiamine: 황이 함유된[thio]+vitamin이라는 의미)으로 다시 명명되었다.

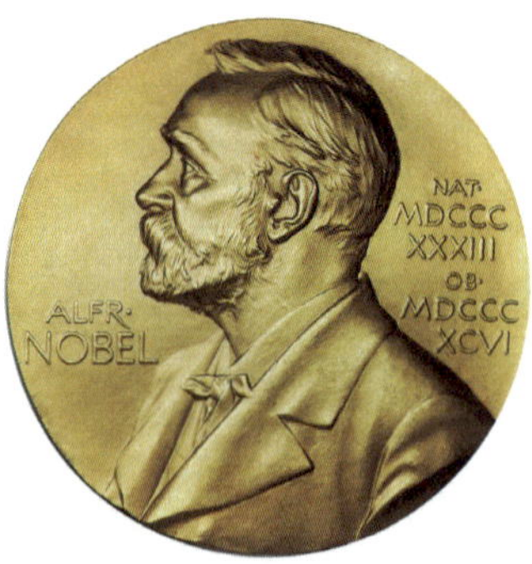

06

우리나라 현대 역사와 비타민 B1

광복 이후, 맥주효모를 이용한 영양제 에비오스(Ebios)를 판매하던 일본 아사히 회사를 국내 삼일제약에서 인수하여 성장기 어린이 비타민 보충제인 '에비오제' 제품을 판매하였다. 서울약품공업사도 비슷한 영양제인 '원기소(후에 '원기쏘'라는 이름의 일반의약품으로 바뀌었다)'라는 제품을 판매하였다.• 한국전쟁 이후, 특히 1960~1970년대 한국인들에게는 이 영양제들이 '귀한 영양제'의 대명사나 다름없었으며, 오랫동안 판매된 이 제품들은 대한민국 건강기능식품의 대표 선발주자라 할 수 있다. 이들은 맥주효모 또는 현미

• 맥주효모를 건강기능식품으로 만들기 시작한 나라는 맥주의 나라로 불리는 독일이었다. 일본은 선진 독일의 기술을 그대로 받아들였고, 이에 따라 일본의 맥주회사인 아사히 회사가 에비오스라는 이름의 맥주효모 건강식품을 시판하였다. 삼일제약에서 시판된 에비오제는 일본 아사히 회사에서 생산했던 에비오스 제품을 모방한 한국산 제품이다. 1956년 서울약품공업사가 판매했던 원기소는 에비오제 제품과 경쟁했던 어린이 영양제로, 주성분은 보리곡류 효소분말이다. 이들 같이 천연 원료는 아니지만, 90년대에 한미약품에서 출시한 씹어먹는 어린이 비타민 영양제 '텐텐'이 지금까지 인기를 끌고 있다.

나 보리 등 곡류 효소 분말을 주원료로 사용하였기에 비타민 B군과 아미노산이 풍부하게 함유되어 있었다. 지금도 비타민 B군, 그중에서도 비오틴(비타민 B7) 영양소가 많이 함유된 맥주효모(brewer's yeast) 제품은 건강보조식품으로 많이 팔리고 있다.*

현대에 이르러서는 음료나 가공식품에도 인위적으로 비타민 B군을 첨가해 영양분을 강화하고 육류 섭취도 늘어나, 각기병은 보기 드문 병이 되었다. 그러나 영양 공급이 원활하지 못한 빈곤층이나 노인들이 비타민 B1을 충분히 섭취하지 못한다면 여전히 각기병에 걸릴 수 있다. 또한, 수유하는 임산부가 비타민 B1이 결핍된 식사를 한다면 그 모유를 먹는 유아는 유아 각기병에 걸리기 쉽다. 때로 체중 조절을 목적으로 하는 비만 수술(bariatric surgery)을 받은 사람에게서 이 질병이 발견되기도 한다.

특히 만성적인 알코올 중독자는 비타민 B1의 흡수 장애와 생체 이용률이 크게 저하되는데, 이는 비타민 B1 결핍에 의한 각기병과 비정상적인 안구운동, 기억상실증 등의 증세를 보이는 베르니케-코르사코프(Wernicke-Korsakoff) 병으로 이어질 가능성이 크다.** 과거와 달리 지금 시대는 각기병의 발생률이 낮지만, 비타민 B1의 충분한 섭취가 없거나 결핍되면 여전히 각기병이 발병할 수 있다. 아울러, 각기병 환자들은 대체로 다른 비타민 B군

* 나중에 나오는 흥미로운 비오틴 비타민 이야기를 참조하기 바란다(28 모발과 피부에 좋은 미용 비타민 B7[비오틴], 29 탈모로 고민하는 사람에게 기쁜 소식 이야기).

** 베르니케-코르사코프 병은 주로 45세 이후의 남성에게 발병하는 것으로 알려져 있다. 비타민 B1(티아민)의 결핍으로 치매, 안구운동 이상, 보행장애를 일으키는 신경정신계 질환으로 사망률이 상당히 높다. 베르니케(Wernicke) 뇌변증과 코르사코프(Korsakoff) 증후군을 합하여 부르는 이 질병은 베르니케 뇌변증이 먼저 나타나고 악화되면 코르사코프 증후군이 나타난다.

복합체도 동시에 결핍되는 경우도 많다. 비타민 B군 복합체는 유사한 식품에 동시에 함유된 경우가 많기 때문이다. 주변에서 자주 접하는 일반 음료나 가공식품 안에 비타민 B1을 포함한 여러 종류의 비타민 B군이 비타민 강화 물질로 첨가되어 있음을 쉽게 발견할 수 있다.

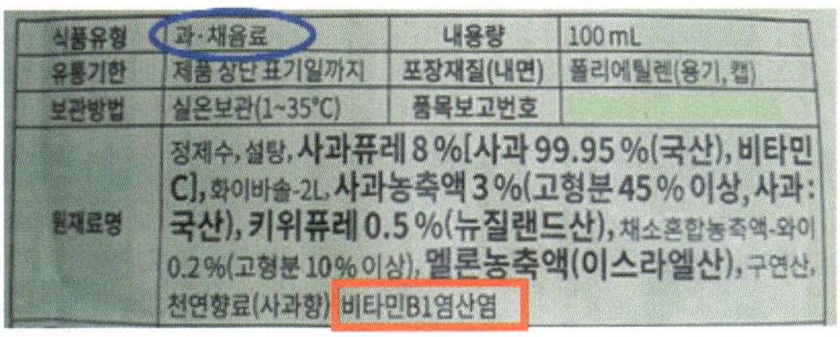

식품유형	과·채음료	내용량	100 mL
유통기한	제품 상단 표기일까지	포장재질(내면)	폴리에틸렌(용기, 캡)
보관방법	실온보관(1~35°C)	품목보고번호	
원재료명	정제수, 설탕, 사과퓨레 8 %[사과 99.95 %(국산), 비타민 C], 화이바솔-2L, 사과농축액 3 %(고형분 45 % 이상, 사과 : 국산), 키위퓨레 0.5 %(뉴질랜드산), 채소혼합농축액-와이 0.2 %(고형분 10 % 이상), 멜론농축액(이스라엘산), 구연산, 천연향료(사과향), 비타민B1염산염		

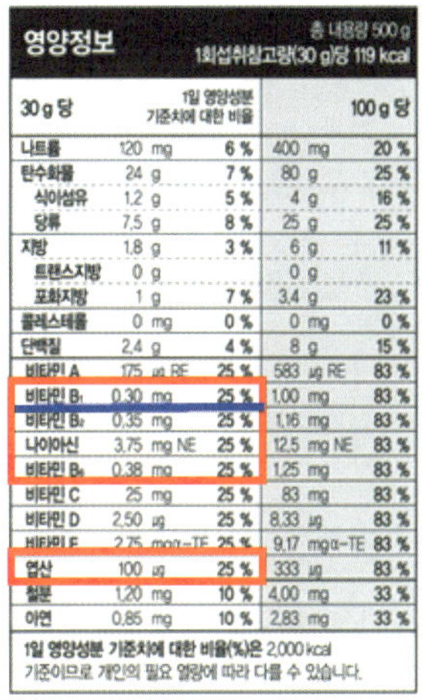

영양정보 — 총 내용량 500 g, 1회섭취참고량(30 g)당 119 kcal

30 g 당		1일 영양성분 기준치에 대한 비율	100 g 당	
나트륨	120 mg	6 %	400 mg	20 %
탄수화물	24 g	7 %	80 g	25 %
식이섬유	1.2 g	5 %	4 g	16 %
당류	7.5 g	8 %	25 g	25 %
지방	1.8 g	3 %	6 g	11 %
트랜스지방	0 g		0 g	
포화지방	1 g	7 %	3.4 g	23 %
콜레스테롤	0 mg	0 %	0 mg	0 %
단백질	2.4 g	4 %	8 g	15 %
비타민 A	175 μg RE	25 %	583 μg RE	83 %
비타민 B_1	0.30 mg	25 %	1.00 mg	83 %
비타민 B_2	0.35 mg	25 %	1.16 mg	83 %
나이아신	3.75 mg NE	25 %	12.5 mg NE	83 %
비타민 B_6	0.38 mg	25 %	1.25 mg	83 %
비타민 C	25 mg	25 %	83 mg	83 %
비타민 D	2.50 μg	25 %	8.33 μg	83 %
비타민 E	2.75 mgα-TE	25 %	9.17 mgα-TE	83 %
엽산	100 μg	25 %	333 μg	83 %
철분	1.20 mg	10 %	4.00 mg	33 %
아연	0.85 mg	10 %	2.83 mg	33 %

1일 영양성분 기준치에 대한 비율(%)은 2,000 kcal 기준이므로 개인의 필요 열량에 따라 다를 수 있습니다.

과채음료(왼쪽)나 시리얼(오른쪽)의 식품 원재료에 비타민 B1과 다른 종류의 비타민 B군을 첨가한다.

07

피로회복을 위한 비타민 B1과 마늘 이야기

과거 일본의 에도시대 상류층들은 부드럽고 맛있는 백미를 선호했지만, 영양소를 보완하는 부식 반찬이 부실하여 비타민 B1에 의한 각기병이 유행하였다. 그러나 당시 우리나라에는 각기병 문제가 거의 발생하지 않았는데, 일찍부터 근대화된 일본과 달리 백미를 먹기도 쉽지 않았거니와 예전부터 마늘이 들어간 김치를 반찬으로 먹었기에 각기병 문제가 거의 발생하지 않았다는 주장도 있다. 실제로 김치를 포함한 한식에 대부분 들어가는 마늘에는 비타민 B1 성분이 상당량 들어 있다. 티아민은 항피로비타민이라 불릴 만큼 피로를 이기는 데 도움을 주는 영양소 역할도 한다. 또한, 조리과정에서 마늘의 비타민 B1으로부터 비타민 B1의 유사 물질인 알리티아민(allithiamine; thiamine allyl disulfide)이라는 화합물이 합성될 수 있다(그림 참조). 본래 마늘의 독특한 향으로 존재하는 알리신(allicin) 성분과 비타민 B1이 서로 반응하여 알리티아민이 생성되는데, 비타민 B1과 비슷한 유도체 화합물이다. 알리티아민은 지용성 성질을 가지고 있어 비타민 B1보다 20

배 정도 체내 흡수율이 높아 각기병 치료에 더 효과적이라고 알려져 있으며, 활성형 비타민 B1 형태로 이용되기도 한다. 우리나라 음식을 만들 때 거의 필수적으로 사용되는 마늘에는 여러 풍부한 미네랄 성분과 함께 비타민 B1, B2, B5, B6 등의 물질이 풍부하게 함유되어 있어 조절 영양소(비타민과 미네랄)가 결핍되지 않도록 영향을 주었을 것이다. 비타민 B1은 마늘만이 아니라 여러 동식물 식품에 널리 포함되어 있다.• 통곡류, 콩 종류, 견과류, 돼지고기는 비타민 B1의 가장 좋은 식품원(源)이다. 그러나 돼지고기나 닭고기를 제외한 다른 육류 그리고 우유와 유제품, 도정한 곡류, 어패류 등은 비타민 B1 함량이 낮은 식품들이다.

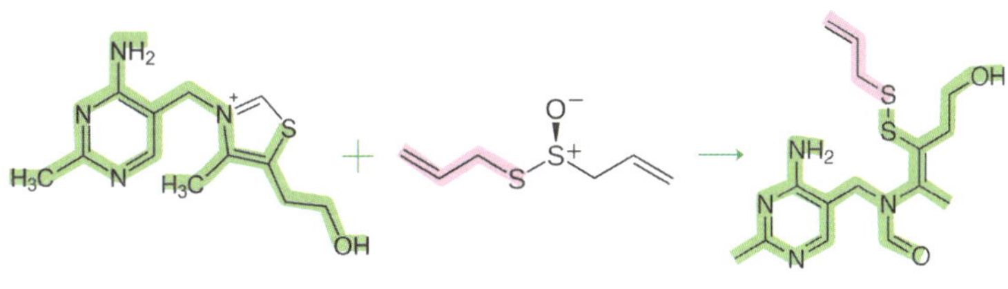

마늘에 들어 있는 비타민 B1과 알리신 성분이 조리과정에서 알리티아민으로 합성된다.•• (* : Andromeas at Greek Wikipedia)

• 티아민은 마늘 100 g당 0.2~0.4 mg으로 상당히 많이 함유되어 있다. 현미와 통밀에는 0.15~0.3 mg 정도 들어 있다. 돼지고기나 콩류, 연어, 참치, 홍합, 닭 간 등에도 티아민이 풍부하게 들어 있다. 무엇보다도 티아민이 가장 많이 들어 있는 식품은 아마씨, 해바라기씨, 대마씨, 잣 등으로 알려져 있다.

•• 마늘에 티아민과 알리신이 들어있어, 조리과정에서 알리티아민으로 만들어지기도 한다. 실험실에서도, 마늘의 에탄올 추출물로부터 얻은 알리신 성분을 알칼리 실험조건에서 티아민과 반응시키면 알리티아민을 합성할 수 있다.

08

한국인의 마늘 사랑은 세계 최고

2002년 타임스에서 선정한 세계 10대 수퍼푸드(superfood; 풍부한 영양과 면역력 증진에 좋은 음식)는 귀리, 토마토, 블루베리, 브로콜리, 연어, 녹차, 마늘, 아몬드, 시금치, 적포도주로서, 여기에 마늘이 들어간다. 마늘 섭취 시 활성산소 제거, 면역력 향상, 질병 예방, 암 예방 등 효능을 볼 수 있어 수퍼푸드 중 하나로 선정되었다. 마늘은 요리에서 향신료 역할을 담당하는 채소이다. 우리나라 음식에는 김치를 포함한 많은 요리에 마늘이 들어가며, 마늘 양념을 사용하지 않는 한국 음식은 상상할 수 없을 정도이다. 우리나라는 세계적으로 마늘을 가장 많이 먹는 2번째 나라로 알려져 있다(1인당 연평균 7 kg 정도). 중국도 그렇기는 하지만, 우리나라는 마늘을 생으로 먹는 것

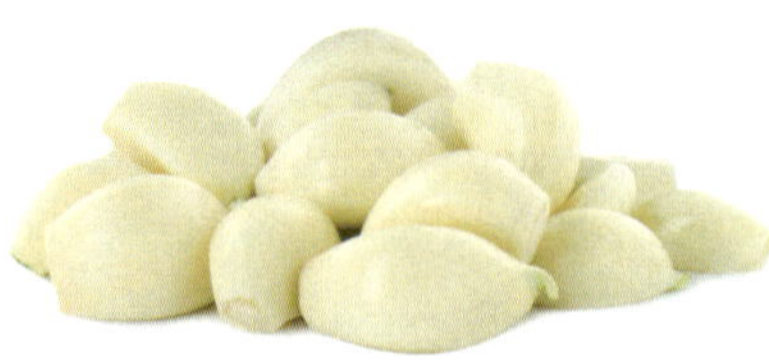

을 즐기는 거의 유일한 나라이다. 이런 점에서 한국인들의 마늘 사랑은 전 세계에서 최고라 할 수 있다. 유럽에서 마늘 소비량이 가장 높은 나라는 이탈리아, 스페인인데, 우리나라의 마늘 소비량은 이보다 몇 배다 더 높다. 흥미로운 사실은, 가까이에 있는 일본은 마늘을 식재료로 잘 사용하지 않을 뿐만 아니라 마늘 냄새에 대한 거부감이 강하다는 점이다.*

세계에서 압도적으로 마늘을 많이 생산하고(전 세계 생산의 약 80%가 중국이고 그다음은 인도) 가장 많이 소비하는 나라는 중국이다. 통계상으로는 중국이 1인당 우리나라의 2배 이상 마늘을 소비하고 있다. 중국에서는 마늘 자체도 식용으로 사용하지만(특히 돼지고기 요리에), 줄기나 잎도 사용하며 약용이나 수출용으로도 많이 쓰이기 때문에 나온 수치이다. 중국요리에서도 마늘을 많이 사용하는 것이 맞지만, 우리나라 음식만큼은 아니다. 한국 음식에는 마늘이 빠질 수 없다. 특히 모든 국거리나 찌개류에 양념으로 마늘을 넣는 것은 필수 중의 필수이다. 한식만 봐도 한국인의 마늘 사랑은 세계 최고임이 분명하다. 그래서 마늘을 넣지 않으면 한국인의 입맛을 결코 잡을 수 없다고 한식 요리 전문가들은 말한다.

마늘 이야기가 단군신화에도 나오는 것은 매우 흥미롭다(마늘의 원산지는 이집트나 중앙아시아로 추정되기에 단군신화에 나오는 것은 마늘이 아니라 달래 또는 산마늘[명이]이라는 주장이 더 설득력이 있다). 마늘이 이 땅에 언제 도입되어(보통 통일신라 이후로 본다) 어떻게 한식에 사용되었는지는 알 수 없지만, 마늘과 한국 음식을 떼어놓을 수 없다는 점은 분명하다. 예전에 사스(SARS; 중증급성 호흡기증후군)와 신종 플루가 전 세계적으

---

* 전통적인 일본 요리에는 마늘보다 생강을 많이 사용한다. 일본 요리는 원재료 본연의 맛을 살리는 것을 최고로 여기기에 예로부터 향신료 사용이 적은 편이다.

로 유행할 때 한국은 마늘이 들어간 김치 덕분에 피해를 덜 입었다는 주장이 제기되어 김치가 주목받기도 하였다. 그 당시 마늘 최대 생산지인 중국에서는 마늘 투기가 일어나 마늘값이 수십 배로 폭등하기까지 했다. 그러면서 세계에서 마늘을 손꼽히게 많이 먹는 나라인 한국과 그 음식에 관심이 집중되었다. 더불어 마늘의 면역력 효과와 콜레라 등 전염병 예방, 항균 및 항암 효과 등이 재조명되기도 하였다. 한의학에서는 예로부터 마늘을 "냄새를 빼고는 100가지 이로움이 있다" 하여 '일해백리(一害百利)'라고 말했을 정도로 많은 생리활성효과가 있다. 혈액순환을 통해 세포에 활력을 주기에 노화방지 효과도 있고, 생식샘을 자극해 성호르몬의 분비를 촉진시켜 정력을 강화시키는 역할도 한다(마늘은 정력에 좋다 하여 대승불교에서 금하고 있는 오신채 나물 중 하나이다). 피로회복 및 몸의 체력증강에도 도움이 되는 이유는 마늘의 티아민과 알리신 성분 때문으로 알려져 있다. 마늘에 들어있는 셀레늄은 필수 무기질 성분으로 강력한 항산화물질이며 면역증진과 노화예방, 탈모에도 유용하다. 실제 마늘유(갈릭 오일)는 간질환 치료제인 펜넬(Pennel)의 주성분 중 하나로 사용되는데, 이는 마늘유에 포함된 알리신과 셀레늄이 간 해독에 도움을 주기 때문이다. 이 외에도 마늘유는 전립선 영양제 성분으로도 많이 사용되고 있다.

김치의 효능과 함께 살균과 항균, 항암, 항바이러스 등의 효능을 가진 마늘 내 성분과 관련되는 이런 이야기는 매우 흥미로운 과학연구 주제이다. 마늘의 대표적인 성분 중 하나인 알리신이 페니실린보다 훨씬 더 강력한 항균 및 살균 효과를 가지고 있다는 사실은 잘 알려져 있다. SARS나 신종 플루에 대한 항바이러스 효과는 알리신 등의 마늘 자체 내 성분 때문일 수도 있고 김치와 관련된 인플루엔자 바이러스(influenza virus) 억제 효과일 수도 있다.

09

바이러스 역병 때마다 등장하는 김치 또는 마늘의 항바이러스 효과(?)

코로나바이러스(Corona virus)가 대유행인 2020년 초, 한국의 김치가 외국에서 다시 주목받자 세계보건기구(WHO)는 '대중을 위한 신종 코로나바이러스 조언'이라는 웹페이지를 통해 "김치를 섭취한다고 코로나바이러스에 감염되지 않는 것은 아니다"라며 공식적으로 발표하였다. 김치나 마늘 섭취가 신종 코로나바이러스 감염을 막는다는 객관적이고 과학적인 증거가 아직은 없다는 주장이었다.

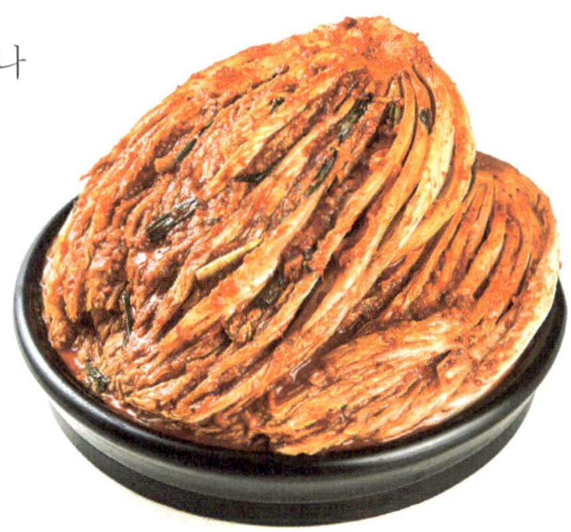

그런데 2020년 프랑스 연구팀에서 코로나19 (COVID-19) 사망자 수와 지역별 식생활 차이의 상관관계를 분석하여 흥미로운 결과를 발표하였다. 한국에서 코로나바이러스의 사망률이 낮은 까닭은 발효음식인 김치 때문이라고 주장한 것이다. 한국만이 아니라 독일 또한 사워크라

우트(Sauerkraut)라는 독일식 김치가 있어 같은 효과를 보았다고 보고하였다. 사워크라우트는 채를 썬 양배추를 소금에 절여 발효시킨 독일의 발효식품이다. 요거트 등 발효음료를 많이 먹는 나라도 이러한 항바이러스 효과를 보았다고 한다. 발효 배추와 요거트가 일종의 천연 바이러스 차단제 역할을 하기 때문이라고 한다. 마늘 자체에 있는 항바이러스 효과로 면역력을 높여주고, 거기에 발효 배추인 김치가 바이러스 감염 피해를 줄여주므로 시너지 효과를 볼 수도 있다. 발효식품이 면역력 증강에 도움이 된다는 연구 결과는 이미 잘 알려져 있다. 그러나 발효식품 속 어떤 효소 작용이나 어떤 작용 메커니즘(mechanism)으로 면역력 증강에 직접적으로 작용하는지는 과학적으로 증명해야 할 부분이 많다. 마늘 자체나 마늘 내 생리활성 성분으로 코로나, 인플루엔자 등 바이러스 질병을 예방하거나 치료하는 연구뿐만 아니라, 더 나아가 마늘과 김치 또는 발효식품이 서로 연관된 영역에 대해서도 심층적인 연구가 필요하다.

10

코로나19 치료와 마늘물(garlic water) 이야기

2020년에 코로나19가 전 세계에 유행하게 되어 치료제는 물론 제대로 된 백신조차 없는 코로나 팬데믹 사태를 지구촌 모든 사람이 예외 없이 경험하였다. 당시 의료시설이 매우 열악한 중앙아시아 오지에서 NGO 활동을 하다가 2020년 코로나19 바이러스 감염된 한 의사 선생님에게 다음과 같은 내용을 전해 들었다. 그분이 직접 겪은 경험으로, 코로나바이러스 증상인 고열, 근육통, 오한, 호흡곤란 등에 대한 치료로 마늘물(garlic water)이 효과적이니 참고하라는 이야기였다. 호흡곤란까지 왔던 그 의사선생님도 마늘물을 수시로 마셨더니 5일 만에 좋아졌다는 내용을 보내왔다.

마늘이 감기에 효과가 있다는 사실은 과거로부터 알려져 있기에, 일본에서는 마늘을 이용하는 감기, 뇌염 바이러스 예방 및 치료에 대한 연구가 다수 진행되었다. '과학적으로 바이러스 예방·치료에 특별한 효과가 있지 않다'라는 연구 결과가 있는가 하면, 이와 달리 항바이러스 효과가 있다는 연구결과가 보고되기도 하였다. 하지만 마늘에 긍정적인 항바이러스 효능이 있다는 연구 결과에서도 바이러스 감염 시 일상적으로 섭취하는 마늘양으로는 치료 효과를 보기 어렵고 상당한 양을 섭취해야 기대만큼의 효과를 얻을 수 있다고 보고된 바 있다. 또 다른 연구에서는 심각한 감기와 독감 증상이 줄어드는 임상시험 결과가 나오기도 하였지만, 모든 연구 결과가 항상 일관된 것은 아니었다. 이 모든 결과를 종합해 볼 때, 현재까지 나온 최종적인 과학적인 결론은 다음과 같다. "마늘이나 마늘물이 코로나를 포함해서 여러 바이러스 질환의 예방·치료에 효과가 있다고 말하기는 어렵다"는 것이다. 이는 마늘이나 마늘물이 일부 사람에게 항바이러스 효능을 보일 수도 있지만, 사람마다 여러 다양한 변수가 있기에 모든 사람에게 동일한 효과가 있다고 말하기는 어렵다는 얘기이다.

실제 2020년 당시 인터넷을 통해 "마늘이 코로나바이러스의 예방·치료에 효과적이다"라는 내용이 많이 퍼져 있었기에, WHO는 정확한 정보를 알리고자 이에 대한 공식적인 언급까지 하게 되었다. WHO 공식 입장은 마늘이나 마늘물 자체에 항균이나 항바이러스 특성이 있고 면역력 증강에 도움이 될 수는 있지만, 코로나 자체를 예방하거나 치료한다고 보기에는 과학적 증거가 충분치 않다는 것이 최종 결론이다. WHO의 이런 입장은 마늘이 코로나에 효과적이라는 과학적 근거가 충분하지 않으니 이를 너무 맹신하다가 병원에서 제대로 치료받을 기회를 놓치고 더 큰 화를 입지 말라는 것으로 이해할 수 있다.

코로나바이러스 감염병에 대한 예방이나 치료 차원에서 비타민 C와 비타민 D, 그리고 아연(Zn) 영양소를 보충제로 복용하도록 권하는 의료 전문가도 있었는데, 이를 사용할 수도 있지만 의학적으로 과학적인 근거가 분명하다고 말하기는 어렵다. 비타민 C가 바이러스 예방에 어느 정도 효과를 보이는 것도 사실이다. 아연은 단백질 합성에 중요한 요소로 면역력에 관계된 영양소이기에 부족할 때 보충되면 효과적이지만 과잉 섭취는 피해야 한다. 비타민 D도 염증과 면역과 항체형성에 도움이 되는 것으로 알려져 있어, 코로나 감염 시 이를 권장하기도 하였다(코로나 확진자는 비타민 D 혈중농도가 낮고, 코로나 양성환자 비율과 비타민 D 혈중농도 크기는 반비례 관계에 있음이 밝혀져 관련 연구가 진행된 바 있다). 하지만 과잉의 비타민 D 영양제를 지속적으로 섭취할 경우 부작용이 있을 수 있기에 유의해야 한다. 보완적인 차원에서 이들을 영양보충제로 이용할 수는 있지만, 검증된 의약품보다 우선하거나 이를 대신할 수는 없다.

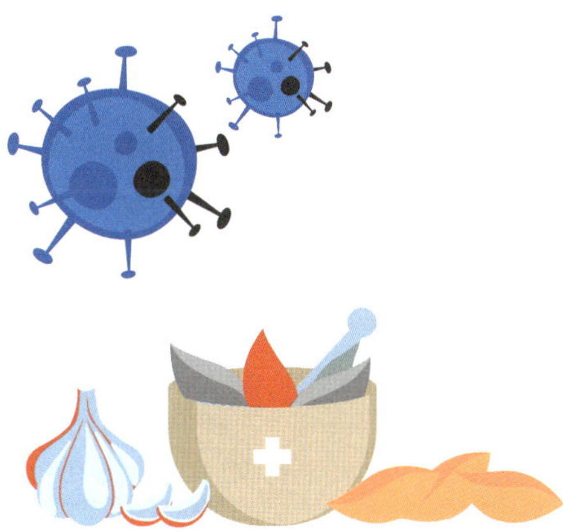

전망대 마늘물과 관련된 이야기

앞서 언급한 코로나19 바이러스의 마늘물 치료법(?)은 코로나바이러스 치료를 거의 받을 수 없는 그 나라의 열악한 의료 수준을 고려하여 의사의 오프라벨(off-label)처럼 찾아낸 자구책의 일환으로 보인다.• 병원에서 제대로 된 치료를 받을 수 있는 의료 환경이라면 모를까 도무지 해결책을 찾을 수 없는 절박한 환경이라면 차선책으로서 그와 같은 방법이라도 사용해야 할 것이다. 물론 과학적으로 검증되지 않은 상태에서 마늘이 바이러스 감염에 확실한 효과가 있다는 식의 과장된 믿음을 가지는 것은 문제가 된다. 특수한 것 하나를 전체로 일반화시키는 실수를 범해서는 안 되기 때문이다. 어떤 한 사람의 효과나 체험을 전체 대상에게 적용하기 위해서는 반드시 객관적, 과학적, 공적이면서 체계적인 검토과정을 거쳐야 한다.

이와 반대로 과학적 근거가 완벽하게 충분치 않다는 이유로 안전한 영양제 처방이나 식이요법 등을 금기시하거나 처음부터 이를 완전히 무시하는 것도 바람직하지는 않다. 해결책조차 전무한 열악한 의료현장의 경우 생명을 담보하는 절박한 상황에 대책 없이 손 놓고 있을 수는 없기 때문이다. 따라서 이러한 오프라벨 처방을 무조건 맹신하는 것은 곤란하지만, 이를 백해무익하다고 여기면서 극단적으로 배척할 필요도 없으리라 본다. 이미 전 세계가 경험했듯이 코로나 백신이 없던 속수무책의 상황이나 열악한 의료 환경에 노출되어 이에 대한 확실한 치료제나 예방법조차 없는 위중한 상황에서는 더욱 그러하다.

• 오프라벨 처방이란 의사가 어떤 질병에 대하여 본래 허가된 의약품 용도외 목적으로 약을 처방하는 의료행위를 말한다. 긴급한 환자에게 의사의 권한으로 오프라벨 처방이 허용될 수 있다. 한국보다는 의사의 권한이 더 보장된 미국에서 오프라벨 처방이 좀 더 자유롭게 허용되고 있다.

11

'마늘주사'와 활성형 비타민 B1인 푸르설티아민

피로 해소와 대사 증진을 위한 비타민 영양제 정맥주사 가운데 소위 '마늘주사'가 있다. 이 주사액 성분에서 마늘 냄새가 나기 때문에 마늘주사라는 이름이 붙었지만, 실제로 마늘 성분을 사용한 것은 아니다. 마늘 냄새가 나는 이 주사액에는 푸르설티아민(fursultiamine)이라는 유기황(S)화합물이 사용된다(상품명으로 푸르설타민, 알리네신[allinecin] 등이 있다). 이 성분은 마늘에 있는 비타민 B1과 관련된 알리티아민과 유사구조를 가지면서 더 좋은 효능을 가지도록 개선하여 합성한 유기 황화합물이다. 대체로 황(S)을 포함하는 화합물은 특이한 냄새의 특성을 가진다. 그렇기에 비타민 B1이나 개선된 비타민 종류인 푸르설티아민, 벤포티아민(benfotiamine) 등이 포함된 종합비타민제재들을 먹을 때나 복용 후에도 약간 불쾌한 냄새를 경험하기도 하는데, 이는 성분이 변질되었기 때문이 아니라 황화합물의 독특한 특성 때문이다. 때로 비타민 정제를 코팅함으로써 이런 화합물 냄새를 줄이기도 한다.

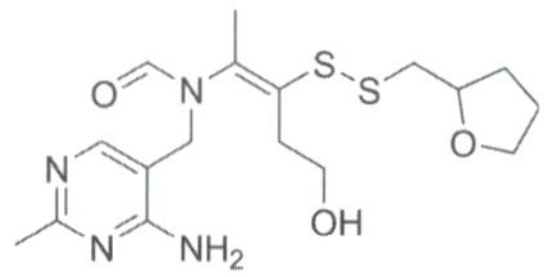

마늘 내 티아민 성분으로부터 만들어지는 알리티아민을 개선하여
합성 개발한 푸르설티아민의 화학구조

1960년대 일본 다케다 제약회사에 의해 개발된 푸르설티아민은 마늘의 비타민 B1과 관련된 알리티아민의 구조를 모방하여 알리티아민 성능을 개선할 목적으로 개발되었다. 비타민 B1 티아민의 낮은 체내 흡수율과 생체 이용률(유효성분이 효능을 나타내기 위해 작용 부위에 도달하는 정도) 등의 단점을 보완한 것으로, 이를 활성형 비타민 B1이라고 부르기도 한다. 활성형 비타민 B1인 푸르설티아민의 '마늘주사'는 비타민 B1보다 우수한 에너지대사 촉진 작용으로 만성피로 등에 효과를 나타내는 것으로 알려져 있다. 그렇기에 일본에서는 주로 운동선수의 피로 회복과 체력증진, 스태미나 증강에 많이 사용되고 있다. 푸르설티아민은 주사제 성분만이 아니라 경구용 피로회복제의 주성분으로 비타민 B1의 티아민을 대신하는 비타민 보충제 성분으로도 많이 이용된다.

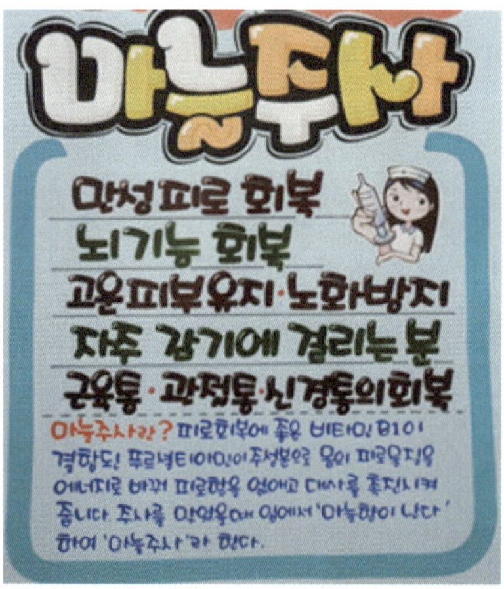

병원에서 자주 접하게 되는
마늘주사에 대한 안내

12

한국사람에게서 나는 마늘 냄새와 마늘 구취

마늘에서 독특한 냄새가 나는 이유는 알리신이라는 성분 때문이다. 본래 마늘 내에 존재하는 대표적 성분은 알린(alliin)이라는 유기 황화합물인데, 원래 알린은 특별한 냄새를 가지고 있지 않다. 그런데 마늘을 자르거나 으깨면 마늘 속의 알린 성분이 단백질 효소인 알리나제와 결합하여 자기를 방어하기 위한 물질인 알리신으로 바뀐다. 이 알리신이 마늘의 핵심 성분이고 마늘 특유의 냄새를 낸다. 하지만 마늘을 조리하는 과정에서 열을 가하면 알리나제 효소가 파괴되어 알리신이 합성되지 않기에 생마늘에서 나던 냄새가 나지 않는다. 생마늘의 알리신 화합물이 몸에서 대사되면 최종적으로 알릴 메틸 설파이드(allyl methyl sulfide)라는 화합물이 된다. 이 최종적인 유기 황화합물이 바로 마늘을 많이 먹는 한국 사람들에게서 나는 체취의 원인이다. 주로 피부나 소변을 통해 배출되고 숨을 쉴 때 입 밖으로도 배출되는데, 이를 마늘 구취(口臭)(garlic breath; 마늘 숨)라고 한다.

마늘 독특한 냄새인 알리신의 화학구조(왼쪽)와 마늘구취 성분인 알릴 메틸 설파이드의 화학구조(오른쪽)

마늘이 들어간 김치와 같은 음식을 늘 먹는 한국 사람들끼리는 마늘 체취를 느끼지 못한다. 그러나 마늘 냄새에 익숙하지 않은 일본이나 외국에서 살게 될 때는 어려움을 겪기도 한다. 마늘 냄새를 없애기 위해 레몬주스, 우유 등을 섭취하거나 운동을 통해 땀으로 배출하는 것이 도움이 될 수도 있다. 찻잎이나 파슬리 잎사귀가 마늘 냄새 제거에 효과적이라는 보고도 있다. 마늘이나 양파에 들어있는 알리신처럼 파, 부추, 달래, 무, 겨자, 고추냉이 등에도 알릴 이소티오시아네이트(allyl isothiocyanate) 등과 같은 유기 황화합물이 있어 독특한 냄새를 낸다. 코를 찌르는 자극적인 냄새를 가지는 물질에 황(S)이 들어있는 경우가 많다. 독한 방귀 냄새나 썩은 달걀 냄새는 황화수소(H_2S)가 주요인이다. 스컹크 악취는 1–부탄티올(1–butanethiol) 황화합물 냄새 때문이고, 입냄새나 치즈에서 나는 부패한 냄새에도 메탄티올(methanethiol; CH_3SH) 황화합물이 들어있다.

참고로 양파, 파, 마늘이나 이 식재료가 많이 들어간 음식을 반려동물인 개와 고양이에게 먹이면 매우 위험하다. 양파, 마늘 등에 많이 들어있는 알릴프로필 디설파이드(allyl propyl disulfide) 성분이 적혈구를 파괴하여 용혈성 빈혈과 혈뇨 증상을 일으키는데, 과도하게 섭취하는 경우 사망에까지 이를 수 있기 때문이다(양파가 대표적이기에 동물병원에서는 이를 '양파중독'이라고 한다). 한편 마늘의 아데노신(adenosine) 성분은 피브린(fibrine)의 작용을 방해하여 혈전형성을 억제하는 역할로 혈관건강에 좋은 효능을 가지고 있다. 그래서 마늘을 자주 섭취하는 사람이 큰 수술을 앞두고 있다면 최소 1주일 전부터 마늘 섭취를 중단해야 한다. 심혈관질환 예방을 위해 아스피린 프로텍트정 같은 저용량 아스피린을 매일 복용하는 사람도 마찬가지다. 마늘이나 아스피린에는 혈전생성을 억제하는 기능이 있어서 수술 전에 미리 복용을 중단하지 않으면 지혈이 되지 않아 과다 출혈이 일어날 수 있다. 또한, 마늘 성분이 결핵약이나 HIV/AIDS약, 피임제 등과 상호작용하여 약물의 효과를 떨어뜨릴 수 있기에 이런 경우에도 마늘을 많이 섭취하는 것은 피해야 한다.

13

활성형 비타민 B에 대하여

활성형 비타민 B라고 부르는 것은 천연비타민 B의 본래 구조를 바꾼 개선형(改善形) 비타민이다. 비타민 B의 흡수율 또는 생체이용률을 높여 섭취 후 체내에서 바로 이용할 수 있게 하거나 체내 체류 시간을 높여 비타민 효능을 높이도록 구조를 개선한 것이다. 왜냐하면 천연(일반) 비타민 B는 수용성 성질이기에 일반적으로 흡수가 잘 안 되거나 체내에서 외부로 배설이 빠르게 이루어지기 때문이다. 흡수나 생체이용률을 높인 활성형 비타민이 되도록 화학구조를 변형시키거나 비타민의 제형을 바꾸기도 한다. 대표적으로, 천연에 존재하는 비타민 B의 수용성 성질을 지용성 성질이 되도록 화학구조를 개선시켜 소위 활성형 비타민 B를 만든다. 체내흡수(생체막은 지용성이라 지용성 물질을 더 잘 통과시켜 흡수가 잘 된다)와 생체이용률(유효성분이 효능을 나타내기 위해

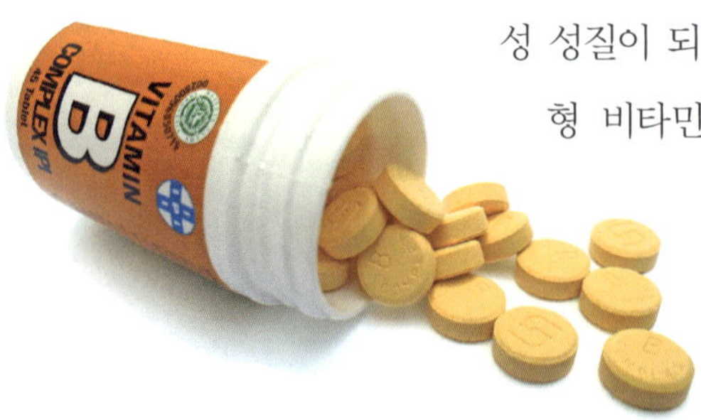

작용 부위에 도달하는 정도)을 높이는 것이다. 아래 표에 보는 것처럼 천연 또는 일반(또는 비활성이라 부르기도 하지만 정확한 표현은 아니다) 비타민 B1 티아민이 아닌 푸르설티아민, 벤포티아민(benfothiamine), 비스벤티아민(bisbenthiamine)이 바로 그런 경우이다.

	일반 비타민	활성형 비타민
비타민 B1	티아민	푸르설티아민, 벤포티아민, 비스벤티아민, TPP
비타민 B2	리보플라빈	리보플라빈 포스페이트
비타민 B6	피리독신, 피리독살	PNP, PLP
비타민 B12	코발라민 또는 시아노코발라민 (확실한 비활성형)	히드록소코발라민, 메칠코발라민(메코발라민), 아데노실코발라민

체내에서 바로 이용될 수 있는 형태로 비타민 구조를 바꾸는 경우도 있다. 어떤 비타민은 우리 몸에 들어가 몇 단계를 거쳐 형태가 전환되어 체내에서 이용된다. 인산화 비타민 B 화합물은 이러한 원리를 이용하는 것인데, 섭취하면 체내에서 바로 사용할 수 있다. 비타민 B1 티아민 대신에 TPP (thiamine pyrophosphate), 비타민 B2 리보플라빈 대신에 리보플라빈 포스페이트(pyrophosphate), 비타민 B6인 피리독신이나 피리독살 대신에 PNP (pyridoxine 5'-phosphate)이나 PLP (pyridoxal 5'-phosphate) 등이 이와 같은 형태이다. 한편, 생체이용률이 낮은 비활성형 비타민 B12 시아노코발라민 대신에(이것은 비활성이기 때문에, 체내에서 반드시 활성형으로 전환되어야 한다) 효능이 좋고 체내에 오래 머무는 활성형 B12인 히드록소코발라민, 메칠코발라민(메코발라민) 등이 이용된다. 그림처럼 현재 종합 비타민제로 시판

되고 있는 제품에서 여러 활성형의 비타민 B군을 쉽게 발견할 수 있다.

이와 비슷한 모습을 미네랄 보충제에서도 찾아볼 수 있다. 철이나 마그네슘, 아연 등과 같은 미량의 미네랄 영양소 경우에도 미네랄 본래의 형태로는 체내에 흡수가 잘되지 않고 생체이용률도 낮기에 이를 해결하기 위해 무기미네랄 염이나 유기미네랄 화합물 형태의 활성형 미네랄 보충제로 체내에 공급되도록 하고 있다. 예를 들어, 마그네슘 미네랄 활성형 보충제의 경우 산화마그네슘(MgO)이나 구연산 마그네슘(magnesium citrate)이 주로 이용된다. 아연의 활성형 보충제로는 무기염인 산화아연(ZnO)이나 유기 화합물의 아연 글루코네이트(zinc gluconate)나 아연 피콜리네이트(zinc picolinate)가 많이 이용된다.

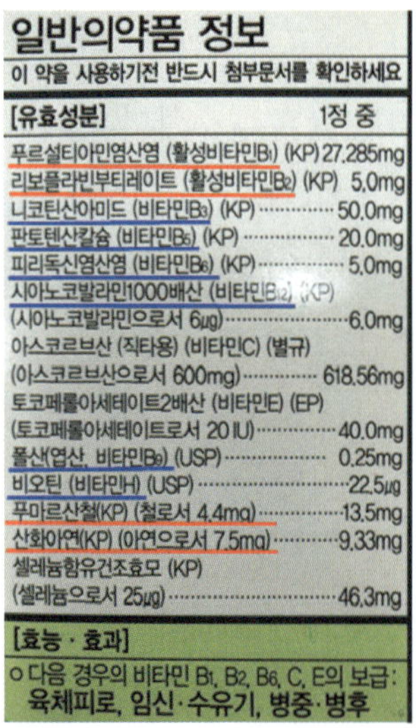

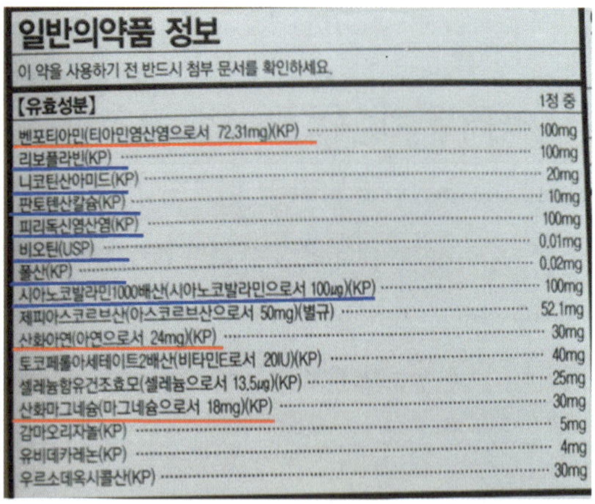

비타민이나 미네랄이 함께 함유된 종합 비타민제에 활성형(빨간색)과 일반형(파란색) 형태 둘 다 이용된다.

14

비타민 B군의 활성 비타민은 개선형 비타민으로 불러야

-활성 비타민 B군을 지나치게 남용하지 말아야-

비타민 B군에서 활성(active) 비타민이라고 하는 것은 본래 천연비타민 B 효능을 개선한 합성비타민이다. 대표적으로 비타민 B1 티아민의 생체이용률을 높이기 위해 천연에 존재하는 비타민 B의 화학적 구조를 변형시켜 인공적으로 합성한 개선형 비타민이다. 그래서 천연구조 비타민 B에 비해 활성 비타민은 더 고가이다. 순수한 천연구조 비타민 B1도 합성하듯이, 이것 역시 제약회사에서 인공적으로 합성한다. 효능이 개선된 비타민을 활성 비타민이라 명명한 것은 활성/비활성 대비를 전제로 하기 때문인데, 본래 자연에 존재하는 천연구조 비타민을 판매 회사가 비활성 비타민이라 부르는 것은 상업적 목적 때문이기에 올바른 표현이라고 할 수 없다. 실제 시판되고 있는 유명 비타민제에는 소위 활성형이라 부르는 비타민 B군이 많이 포함되어 있는데, 이는 효능이 빠르고 오래 지속되는 장점이 있는 것으로 알려져 있다.

대표적인 예로, 흡수율과 효능을 높이기 위해 지용성 성질의 활성 비타민 B로 합성된 것을 복용하는데, 소화기 장애가 있는 사람의 경우 흡수가 잘 안 되어 부작용으로 설사 증세가 나타나기도 한다. 비타민 B1 티아민과 비교해서 활성형 비타민 B1이라 말하는 푸르설티아민, 벤포티아민, 비스벤티아민 등의 경우가 여기에 해당한다. 복용하면 빠르게(주사로 맞으면 더욱 신속하게) 피로감이 사라지고 신체회복이 되기에 효능이 더 좋다. 꼭 필요한 경우에는 이들을 적절히 이용할 수 있다. 그러나 비타민 B군을 복용할 때 활성형 비타민 B군을 매일 과량 섭취하는 것이 건강을 위해 항상 바람직한지는 의문이다. 인위적으로(?) 매일 활성형(개선형) 비타민의 합성 화합물을 과량 섭취하다 보면 원래 우리 몸이 자연물질 비타민을 통해 신체 내에서 수행해야 할 영역도 이에 너무 의존하게 될 수 있기 때문이다.

이는 속성코스, 속성해결이라는 개념이 건강에서 '항상 좋은 것만은 아니다'와 같은 맥락이다. 긴급하고 위험한 상황에는 빠르고 효능이 좋은 것을 선택할 수 있다. 그러나 일반적인 상황임에도 불구하고 높은 효능과 신속성을 앞세워 매일의 건강을 이렇게 유지한다는 것은 장기적인 측면에서 볼 때 권장하기 어렵다. 이러한 측면을 슬로우푸드(slow food)와 패스트푸드(fast food)와 같은 맥락으로 이해할 수 있다. 활성형 비타민제에 지나치게 의존하다 보면 우리 몸은 식품으로 섭취하는 천연비타민에 의해 자연스럽게 이루어지는 체내 신진대사 과정이나 효능이 상대적으로 낮다고 느낄 수 있다. 장기적으로 유익한 길이 무엇인지 살피고 균형을 잡을 수 있기를 기대한다.

앞에서도 언급하였듯이, 비타민 B군에서 활성 비타민은 본래 천연비타민 B의 화학구조를 변형시킨 개선형 비타민이고 더 좋은 효과를 위해 합성 제조하는 비타민이다. 이때 천연구조 비타민을 판매 회사에서는 비활성 비타민이라 부르기도 하는데, 이렇게 부를 경우 이것이 정말 비활성인 것으로 오해할 소지가 많다. 천연구조 비타민 B를 상업적으로 비활성 비타민 B라고 부르기도 하지만, 학술적인 용어로는 이를 일반 비타민(plain vitamin)이라 부른다. '활성 비타민' 대신에 '개선(改善) 비타민'이라고 명명하면 더 좋지 않았을까! 활성이라는 용어는 비활성을 전제로 하고 활성이어야만 실제 효능을 낸다는 것처럼 보이고 있기에, 이 같은 활성 비타민이라는 명칭에는 어떤 상업적인 의도가 숨어있는 것으로 보인다.

일반 비타민은 수용성 성질 때문에 체내에 소량 흡수된 뒤 나머지는 소변으로 배출되고, 뇌세포막(BBB, blood-brain barrier)을 통과하지 못해 뇌로 공급되지 못한다. 여기서 지용성 성질을 가지도록 합성한 개선 비타민은 뇌세포막을 통과하여 효능이 더 크게 나타나기에 활성형이라는 용어를 사용한 것으로 추정된다. 문제는, 여기에 '활성'이라는 용어를 사용함으로써 소비자를 혼동시킨다는 것이다. '활성'에 대비되는 개념인 '비활성'이라는 용어는 선구물질이라는 의미로 그 자체로는 효능이 나타나지 않는 상태를 의미한다. 아무리 이러한 일반 비타민을 판매 회사에서 상업적으로 비활성이라 표기하고 선전한다고 해도, 이들은 본래부터 비타민 B 효능을 보이는 활성형이다(예외로, 비타민 B12 시아노코발라민은 비활성이다).

또한, 비타민 B군에서 활성형 비타민이든 순수한 단일성분의 천연구조 비타민이든 상관없이 모두 제약회사에서 인공적으로 합성한다. 매스컴 광고를 보면 합성한 활성형 비타민 B의 여러 효능을 강조하는데, 만약 제품명을 개선형 비타민 B로 바꾼다면 제품을 생산하는 회사들이 어떻게 반응할지 궁금하다. 바쁜 현대인들은 '천천히'보다는 '빠르면서도 강한' 효과를 선호하는 경향이 있다. 신속한 효과를 바라는 소비자 기대에 맞추고 생체이용률을 높여 더 좋은 효능을 낸다는 점에 초점을 맞춰 이름을 지었겠지만, 비타민 B군에서 '활성' 비타민이라는 용어는 일반인에게 오해를 줄 여지가 많다.

올바로 사용된 경우를 보자! 비타민 D2와 D3는 용어 그대로 비활성(inactive) 형태이다. 비타민 D2와 D3 보충제는 비활성 형태로 섭취하지만, 체내에서 활성형 비타민 D인 1,25$(OH)_2$D 화합물로 바뀐다.* 햇볕을 받아 피부에서 합성된 비타민 D3 역시 비활성 형태이다. 비타민 D 보충제로 섭취하든 햇볕에 의해 체내합성이 되든 관계없이 이들 '비활성' 비타민 D2와 D3 화합물은 몸에 공급되기만 하면 체내에서 두 단계를 거쳐 '활성형' 비타민 D인 1,25$(OH)_2$D로 전환된다. 그렇게 전환된 활성형 비타민 D 화합물만이 오직 체내에서 호르몬 역할을 할 수 있다. 자세히 살펴보자면, 햇볕을 통해 생성된 비타민 D3든 식품이나 보충제를 통해 섭취된 비타민 D2, D3든 체내에 공급되는 비타민 D는 비활성형이며, 대부분 체내의 간에, 일부는 지방조직에 저장된다. 이렇게 체내에 저장된 비활성 비타민 D는 간과 신장에서 필요한 만큼만 최종 활성형 비타민 D인 1,25$(OH)_2$D로 전환하여 실제 내분비 호르몬처럼 작용한다.

이처럼 비타민 D에서는 '활성형'과 '비활성형'이라는 용어가 개념에 맞게 사용되고 있다. 반면 비타민 B군에서는 '활성형' 개념이 이와 다르게 사용되고 있다. 전문영역에 속한 내용이긴 하지만, 독자들은 이 개념을 정확하게 알 필요가 있다. 효과가 개선된 비타민 B군에 '활성'이라는 용어를 상업적 의도로 사용함으로써 비타민 A나 비타민 D에서 사용되는 '활성'이라는 용어의 원래 개념을 혼란스럽게 하기 때문이다. 소위 '활성형'이라고 부르는 비타민 B군을 이용할지라도 이를 잘 분별하는 현명한 소비자가 되기를 바라는 마음이다.

---

* 최종적인 활성형 비타민 D인 1,25$(OH)_2$D를 영양제로 직접 복용하는 것이 효과적인 것처럼 보이지만, 이 화합물의 반감기는 5~6시간으로 상당히 짧고 고칼슘증을 유발할 수 있다. 신장문제로 활성 비타민 D를 만들지 못하는 특수한 경우에 사용된다.

15

비타민에 대한 진실과 오해

-합성비타민의 억울한 누명(?)-

천연비타민과 합성비타민에 관련된 비과학적이고 잘못된 정보는 곳곳에 퍼져 있다. 이 때문에 소비자는 비타민에 대해 오해하거나 잘못된 믿음을 갖게 되는 경우도 많다. 천연성분 비타민은 건강에 좋지만 인공으로 합성한 비타민은 건강에 좋지 않으므로 가능하면 합성 비타민 섭취를 피해야 한다는 오해가 대표적이다. 아래에 천연비타민과 합성비타민 등과 관련한 내용을 정리하였다. 이 내용을 충분히 숙지하면 잘못된 정보에 넘어가지 않으리라 본다. 우리가 섭취하는 비타민 형태는 4종류로 구분할 수 있다.

첫 번째, '천연비타민'에 대한 정의와 그 내용을 합성비타민과 비교하여 설명하려고 한다. 천연비타민은 과일, 채소 등 천연원료의 비타민 성분을 추출·정세하여 인공향, 합성착색료, 보존제 등이 없는 순수한 자연 비타민을 말한다. 반면에, 합성비타민은 천연구조와 동일한 비타민 또는 효능이 개선된 비타민 화합물을 화학적 합성(또는 발효 등) 과정을 통해 얻는다. 천연비타민은 자연상태로 존재하는 천연성분의 비타민을 추출·정제하여 얻어야 하는 반면, 합성비타민은 천연상태의 동일한 비타민 또는 효능개선된 비타민 화합물을 제약회사에서 인공적으로 합성하는 공정을 거쳐 제조한다. 여기서 실제적인 문제가 발생하게 된다. 만약 천연원료에서 추출·정제하여 단일성분의 순수한 천연비타민을 얻고자 한다면, 합성비타민과는 비교할 수 없는 엄청난 고가의 비용을 지불해야 한다. 그렇기에 상용제품으로 판매되는 순수한 천연비타민은 세상 어디에도 존재하지 않는다.

실제적인 예를 들어, 자연으로부터 추출·정제한 단일성분의 순수한 '천연비타민 C'를 얻는 과정을 설명하고자 한다. 오렌지 100 g에는 비타민 C 성분이 대략 50 mg 정도 들어있다(무게비로 0.05% 정도). 만약 순수한 천연성분 비타민 C 1,000 mg (1 g)을 얻으려면 오렌지 2,000 g 원료가 필요할 뿐만 아니라, 오렌지에서 추출·분리 및 정제하는 어려운 과정을 수없이 거쳐야 하기에 이를 위한 많은 시간과 전문인력이 필요하다. 결국, 오렌지 같은 천연재료에서 단일성분의 순수 천연비타민 C 1 g을 얻으려면 실로 엄청난 비용을 지불해야만 한다. 이에 반해 천연구조와 동일한 고순도 합성비타민 C 분말이나 정제 한 알 1 g (1,000 mg)은 아주 저렴하게 구매할 수 있다(한 예로, 합성비타민 C 정제 한 알의 가격은 100원 이하이다).

	구분	정의	특징
1	천연비타민	과일·채소·생선 등 자연에서 추출·정제한 순수 성분의 천연비타민으로, 인공향, 합성착색료, 보존제 등이 없다	자연으로부터 추출·정제한 단일성분의 순수한 천연비타민으로, 이를 제품화하여 상용화하는 것은 경제적인 측면에서 보았을 때 불가능하다.
2	천연원료비타민 또는 천연유래비타민	과일·채소·생선 등 자연에 있는 천연원료에서 추출하여 만든 비타민으로, 여러 자연 성분이 함께 들어있는 혼합물이다.	천연이라 표기하는 천연비타민 성분이 들어있지만 추출된 다른 자연성분이 상당히 섞여 있는 혼합물이다(즉, 천연비타민 성분이 일부 포함된 상태).
3	천연원료비타민과 합성비타민의 혼합물	천연원료비타민 일부와 합성비타민을 섞은 비타민이다.	천연원료비타민과 합성비타민을 혼합했기에 원재료 성분과 비율을 확인할 필요가 있다.
4	합성비타민 1) 천연구조의 합성비타민 2) 효능 개선형 합성비타민	천연구조의 비타민과 효능 개선형 비타민 모두 인공적으로 합성하는 공정을 통해 제조된 단일 성분의 비타민으로, 정제의 경우 부형제를 사용한다.	1) 천연상태의 비타민과 화학적으로 동일한 구조이지만, 흡수율과 효능이 천연원료비타민보다 떨어질 수도 있다. 2) 개선비타민은 천연비타민의 화학구조와 동일하지 않고, 여러 효능이 개선되도록 인공합성한 비타민이다.

16

천연비타민과 천연원료(천연유래) 비타민을 혼동하지 말라

두 번째, 천연원료 또는 천연유래 비타민을 설명하고자 한다. 앞에서 언급한 대로, 단일성분의 순수한 천연비타민 C를 자연에서 제품화하는 것은 실제적인 면이나 상업성을 고려하면 불가능한 이야기다. 그래서 천연비타민 대

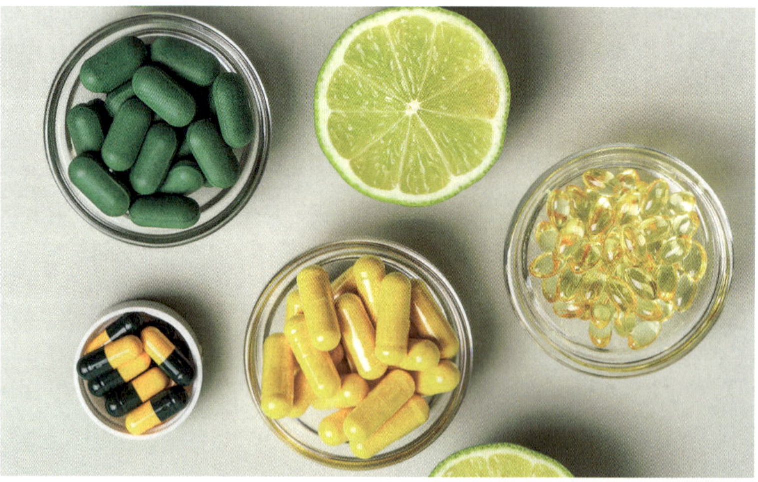

신에 두 번째 부류에 속하는 '천연원료(유래) 비타민 C' 형태의 제품을 개발하여 시판하고 있다. 천연원료 비타민 또는 천연유래 비타민은 천연원료에서 비타민 C를 얻지만, 단일성분의 비타민 C만이 아닌 다른 물질도 함께 들어있는 혼합물이다. 보통 천연원료 비타민 C는 천연원료로부터 용매를 이용한 간단한 추출과정으로 천연비타민 C 성분을 일부라도 얻도록 제조공정이 이루어진다. 때로는 이런 추출법 대신 비타민 C가 많이 함유된 식물의 열매나 잎 자체를 단순 분쇄하여 분말 자체를 사용하기도 한다(가장 많이 사용되는 것은 브라질 주산지 아세로라 체리 열매로, 비타민 C 성분이 약 1.7% 들어있다). 즉, 이러한 과정을 통해 얻은 비타민 C는 천연비타민 C 성분이 들어있는 혼합물이지 순수한 상태의 천연비타민 C는 아니다.

천연으로부터 얻기에 첫 번째 부류인 '천연비타민'으로 선전하기도 하는데, 이는 잘못된 과대광고이므로 법적 제재를 받는다. 반드시 '천연원료 비타민' 또는 '천연유래 비타민'으로 정확히 표기해야 소비자가 오해하지 않는다.* 여기서, 추출(extraction)에 대한 과학적인 지식이 없으면 조금 혼동할 수도 있다. 천연원료 비타민 제품을 고를 때는 '천연비타민' 성분이 얼마나 들어있

* 2017년 '100% 천연원료 비타민', '합성비타민 섭취 시 암 발생' 등 문구로 우리나라에 천연비타민 열풍을 일으키면서 자기네 비타민 제품을 대대적인 광고하던 건강기능식품 업체가 식품의약품안전처로부터 허위, 과대광고로 적발된 적이 있었다. 당연히 100% 천연비타민 또는 천연원료 비타민으로 만든 제품은 존재하지 않는다. 그 이후부터 비타민 제조업체에서 사용했던 '100% 천연원료 비타민'이나 '천연비타민' 용어는 허위광고가 되어 사용하지 못하게 되었다. 대신에 지금은 비타민 판매업체들이 '자연물에서 유래되었다'라는 의미로 '자연유래 비타민' 또는 '천연유래 비타민'이라는 용어를 많이 사용한다. 이들은 모두 두 번째 천연원료 비타민 부류에 속한다. 물론 100% 순수한 비타민이 아니라, 비타민이 들어가 있는 혼합물이다.

는지 꼼꼼히 살펴야 한다. 상당히 적은 양이 들었으면서도 단지 천연을 강조한 비타민으로 소개할 가능성도 크기에 함량을 반드시 확인해야 한다(실제 제품정보에서 성분, 함량 표기는 하지 않고 여러 종류의 비타민 원료 원산지만 표기하는 경우도 많아, 소비자가 원하는 정보를 얻지 못할 수도 있다). 천연비타민 성분이 조금이라도 들어있는 천연원료 비타민은 합성비타민보다 몇 배 이상으로 고가이다. 그렇기에 저렴하게 시판되는 비타민은 모두 인공합성비타민이다. 이처럼 천연원료(또는 천연유래) 비타민은 합성비타민보다 비싸다는 단점이 있지만, 플라보노이드나 생리활성물질이 첨가되어 건강에 유익하다는 장점도 있다. 그러나 비타민 성분이 있는 천연원료의 첨가량은 적으면서 효능은 크게 광고하는 상업적 측면을 경계할 필요가 있기에 천연원료 함량을 반드시 확인해야 한다. 한편, 천연물질이나 생약 성분이 포함된 천연원료 비타민을 메가도스로 과다복용하면 간에 부담을 줄 수 있기에 유의해야 한다.

다음은 세 번째 부류로, 천연원료 비타민과 합성비타민을 혼합하는 경우이다. 이것은 고가의 천연원료 비타민과 저렴한 합성비타민을 사용하여 생산원가를 낮추는 전략으로 만들어지는 제품이다. 이렇게 두 원료를 혼합한 제품을 고를 때는 천연원료 비타민의 원재료와 천연성분 비타민 함유량에 대한 정보는 물론이고 인공 합성비타민의 단일 성분명과 함량이 얼마인지도 확인해야 한다. 두 가지 혼합비율까지 명시하지는 않을 수도 있지만, 천연원료 비타민의 비율이 높을수록 고가가 된다.

마지막으로 네 번째 부류인 합성비타민이 있다. 가장 저렴하기에 가장 많이 시판된다. 이 부류에는 앞에서 보여준 것처럼 두 종류가 있다. 하나는 천연비타민과 동일한 구조의 합성비타민이고 다른 하나는 천연비타민의 화학적 구조를 모방하여 효능을 높인 개선비타민으로, 둘 다 제약회사에서 인공적으로 합성한다. 전자의 인공합성비타민은 본래 천연비타민의 화학구조와 동일하여 천연비타민과 같은 효능을 보인다. 동일한 비타민 정제(알약) 제품이라 할지라도 제조하는 회사에 따라 함량, 부형제 종류, 첨가물, 정제를 만드는 형태가 다르다. 그렇다 보니 복용하는 사람의 체질에 따라 약간씩 효과가 다르게 나타나기도 하지만, 큰 틀에서 보면 거의 비슷하다. 정제가 아닌 분말 형태인 경우, 먹기는 불편하지만 부형제를 사용하지 않았다는 장점이 있고, 붕해과정을 거치지 않기에 정제보다 효과가 더 빠르다는 장점도 있다. 아주 민감한 체질의 경우 부형제를 쓰지 않는 분말 형태를 선택하는 것이 도움이 될 수 있다.

17

천연은 좋고 합성은 나쁜가?

-천연의 함정에 빠지지 말라-

천연비타민은 건강에 좋지만 합성비타민은 건강에 좋지 않다는 이야기를 많이 듣는다. 온라인상에 심심찮게 보이는 내용인데, 현명한 소비자라면 그러한 주장이 옳은지 꼼꼼히 점검할 필요가 있다. 인공으로 합성되는 비타민은 석유찌꺼기인 타르에서 추출하여 만들기 때문에 아예 '합성비타민 자체가 인체에 해롭다'라고 말하는 사람이 있는가 하면, 더 나아가 합성비타민을 복용하는 것은 석유찌꺼기, 암 유발 물질을 먹는 것과 같다고 주장하는 사람도 있다. 프라이팬에 포일을 깔고 합성비타민 C를 구워봤더니 검게 녹아내린다며 이것이 '콜타르의 정체'라고 황당하고 과학에 대해 무지한 주장까지 한다.

상당히 오래전에 어느 회사에서 내세운 '천연원료로 만든 비타민'이라는 광고문구로 천연 열풍이 불었고, 많은 사람들이 천연이라는 함정에 빠진 적이 있다. 천연의 함정이란 인공에 비해 천연은 항상 좋고, 항상 위대하고, 항상 특별하다는 믿음을 전제로 한다. 그래서 '천연비타민은 항상 좋고, 인공

비타민은 항상 나쁘다'라는 인식을 심어준다. 이는 천연에 대한 오염된 환상이다. 결론부터 말하자면, 이런 주장은 완전히 옳을 수도 있고 완전히 옳지 않을 수도 있다. 때로는 부분적으로 옳을 수도 있다. 이 책의 독자들은 천연의 속임수 또는 천연의 함정에 빠지지 않기를 바란다. 대표적으로 상업적인 목적으로 만든 100% 천연비타민은 실제로 존재하지 않는다.

2017년 식약처는 합성비타민을 섭취하면 암이 발생하지만, 자사 비타민 제품은 암을 유발하는 합성비타민과 달리 '100% 천연원료 비타민'이라는 식으로 허위, 과대광고를 한 여러 업체를 적발하여 영업정지 등 행정 조치하였다.• 그들은 천연제품을 선호하는 소비자 심리를 이용하기 위해 인터넷 블로거들을 돈으로 매수하여 공포마케팅 전략을 펼친 것으로 밝혀졌다. 천연이 아닌 제품을 마치 천연제품처럼 표기하기도 하고, 합성비타민 섭취 시 암 발생, 천식 유발, 사망률 증가 등과 같은 근거 없는 내용을 도배하듯 온라인에 유포하였다. 소비자의 불안을 이용하여 자기네 비타민 제품이 가장 좋다고 선전하여 판매한 것이다. 식약처에서는 그 이후로 '천연원료'라는 용어와 함

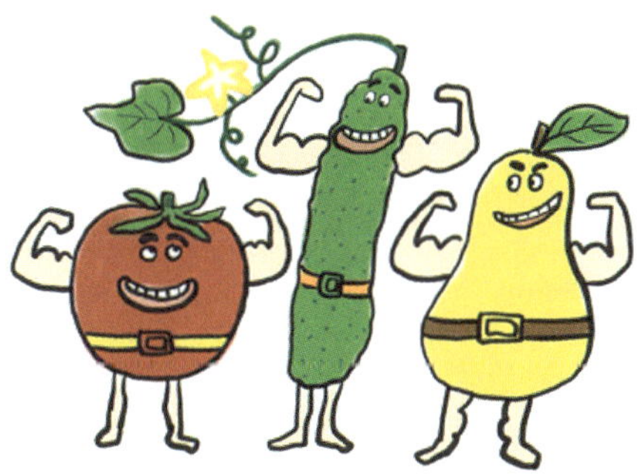

• 대한민국 정책브리핑 인터넷 정보: 2017년 식약처, 천연·합성 첨가물 관련 허위, 과대광고업체 적발 https://www.korea.kr/news/pressReleaseView.do?newsId=156186170

량을 엄격하게 사용하도록 하고, 이 같은 허위 및 과대광고를 고발 조치하도록 지속적인 모니터링을 하고 있다(이제 '100% 천연원료 비타민'이나 '천연비타민' 용어를 사용하면 허위광고로 처벌받는다).

그럼에도 불구하고, 아직까지 인터넷이나 블로그 온라인상에서 〈합성비타민의 위험한 비밀〉 또는 〈비타민의 진실〉이라는 제목으로 위와 같은 얘기를 상당히 접할 수 있다. 특히 천연유래 비타민을 판매하는 사이트에서 많이 발견된다. 왜 아직도 노이즈 마케팅, 공포 마케팅 전략을 쓰는지, 아니면 개인적으로 천연의 환상에 세뇌되어 그런지는 알 수 없다. 때로는 외국 영양학 전문가까지 끌어들여 그러한 주장을 그럴듯하게 포장하기도 한다. 이는 심각한 무지의 소치이다. 그런 주장을 하는 사람은 사실 '자신이 과학에 무지한 사람'이라고 공공연히 외치는 것과 같다. 아니, 무지 정도가 아니라 사이비 과학 마케팅에 해당한다고 말해도 무방하다. 더 큰 문제는, 많은 사람들이 여기에 현혹되고 마치 과학적인 사실인 것처럼 받아들인다는 점이다. 우리는 수많은 정보의 홍수 속에 살고 있기에, 올바른 과학적 정보와 팩트 점검 같은 현명한 소비자의 분별이 갈수록 요구되고 있다.

"악화(惡貨)는 양화(良貨)를 구축(驅逐)한다; Bad money drives out good money"라는 그래샴의 경제법칙(Gresham's law)이 있다. 이 세상에서 악화가 때때로 득세할 수 있기에 이런 상황을 완전히 피하기는 어려워 보인다. 만약 누군가의 주장처럼 '합성비타민이 석유찌꺼기 타르에서 만들기에 유독한 물질이다'가 맞는 내용이라면, 질병 치료를 위해 합성한 해열진통제 같은 수많은 의약품들도 유기 화합물로 인공합성 물질이기에 복용하면 안 된다는 논리가 된다.[*] 예를 들어 현미의 피틴산을 독성물질이라 주장하듯 혹자는 합성비타민의 독성과 부작용을 자기 논리로 나름대로 체계적으로 말하기도 하는데, 그러한 내용이 과학적으로 맞는 내용인지 자세히 살펴보아야 한다.[••] 누군가는 더 나아가서 비타민 가격 담합을 위해 식품회사와 제약회사의 음모론까지 얘기하는데 이 또한 억측에 가깝다.

앞에서 언급했던 것처럼, '천연비타민이 합성비타민보다 좋다'는 주장은 올바로 해석해야 한다. 100% 천연비타민은 실제로 존재하지 않으므로 이것은 천연원료 비타민을 말하는 것이다. 천연원료 비타민은 천연으로부터 제조하기에 자연히 생리활성물질이 함유되어 합성비타민보다 건강에 더 유익할 수 있다(하지만 여러 가지 천연성분이 농축되어 들어있으면 간 기능이 좋지 않은 경우 간 수치를 높일 가능성이 크다). 상당히 고가라는 점도 흠이다. 또한 인공적으로 합성한 비타민이기에 그 자체로 상당한 부작용이 있다고 말하기도 하는데, 이게 사실이라면 합법적인 제품으로 허가받을 수 없다. 다른 측면으로, 합성비타민 내에 미량으로 존재하는 부성분 때문에 효능이 약간 떨어지는 문제는 피할 수 없다. 하지만 합성비타민은 매우 저렴하고, 부족한 만큼 양으로 보완하여 사용할 수 있기에 이것도 큰 문제는 되지 않는다.

계속 언급했지만, '자연으로부터 추출·정체한 단일성분의 100% 순수한

• 식품첨가물의 인공 색소에서 타르(tar) 색소가 대표적이기에, 타르라는 용어와 관련되어 이런 오해가 생긴 것으로 보인다. 유기 화합물인 비타민을 타르라는 원료로부터 만든다는 얘기는 무지의 결과이다. 물론 모든 약물은 효능과 독성의 양면을 가지고 있다. 그렇기에 질병 치료와 예방을 위해 개발한 약물이 최종 의약품으로 시판되기까지는 효능, 독성에 관련된 동물실험과 여러 차례에 걸친 엄격한 임상시험을 반드시 수행해야 하고 허가과정을 통과해야 한다. 의약품 제품으로 출시한 이후에라도 복용하기에 합당치 않은 독성성분이 제품에서 발견된다면, 그 제품은 의약품 허가가 취소되고 시장에서 합법적으로 시판될 수 없다.

•• 이원재, 《내 삶을 바꾸는 설탕과 탄수화물 이야기》, 자유아카데미, 2022; 이 책에 소개된 〈현미에 들어있는 피틴산은 유해물질인가?〉를 참조하면 도움이 될 것이다.

천연비타민을 상품화한 제품은 이 세상에 결코 존재하지 않는다'는 사실을 기억할 필요가 있다. 십여 년 전 100% 천연원료를 강조하며 친연비타민인 것처럼 했던 광고가 대박을 치며 사회에 큰 이슈가 되었는데, '존재하지도 않는 100% 천연비타민이 합성비타민보다 좋다'는 내용으로 소비자에게 선전한다면 이는 허위, 과대광고에 해당한다(특이한 입체구조를 가진 비타민 E는 예외가 될 수 있는데, 이는 다음에 설명하고자 한다). 식약처 규정에 따르면, 인공향, 합성착색료, 합성보존료 등을 사용하지 않으며, 화학적 공정을 거치지 않고 만든 비타민 제품만 '천연'이라는 표현을 쓸 수 있다. 이처럼 국내의 '천연' 규정은 엄격하기에 미국에서 '천연(Natural)' 제품으로 인증받았더라도 우리나라에서는 '천연'이라는 용어를 사용하지 못하는 경우가 있다. 그만큼 국내 식약처는 국민건강을 위해 엄격한 규제를 하고 있다. 그렇지 않으면 경제적 이익을 내고자 의도적으로 모호한 표현을 사용하여 허위, 과대광고를 하고 소비자에게 많은 피해를 줄 수 있기 때문이다. 아직도 이런 유사광고가 주변에 있을 수 있기에 조심해야 한다.

천연 또는 자연이라면 항상 안전하고, 항상 옳은가?

흔히 천연은 항상 옳고 안전하다는 환상을 가지고 있다. 그렇다면 천연에서 얻어지는 코카인, 아편, 독버섯, 복어 독은 안전하고 몸에 좋은가? 견과류의 아플라톡신 독성물질도 자연 성분인데 안전한가? 최근 국내에서 라돈 방사선을 방출하는 천연 광물을 침대에 사용하여 문제가 되었다. 천연 광석을 사용하였으니 안전한 제품이라고 말할 수 있는가? 아무리 멋진 천연재료라 할지라도 인체에 해를 줄 만큼 독성을 지녔거나 유해방사능을 방출한다면 결코 유익하다거나 안전하다고 말할 수 없다.

합성 또는 인공과 비교해서 천연 또는 자연이라면 항상 좋은가? 천연물질은 항상 몸 건강에 좋고 안전한가? 혹시 이 질문에 '매우 그렇다'라고 동조한다면, 이미 공포 마케팅 상술에 물들어 있는 셈이다. 의외로 많은 사람이 천연이라는 함정에 빠져있다. 인공에 비해 천연이 좋거나 안전할 수도 있고, 완전히 반대인 경우도 있다. 경우에 따라서는 부분적으로 옳을 수도 있다. 현명한 소비자라면 과학적으로 정확한 정보를 가지고 한쪽으로 치우치지 않도록 올바로 판단해야 한다. 인간은 정보적 존재이기에 더욱 그렇다.

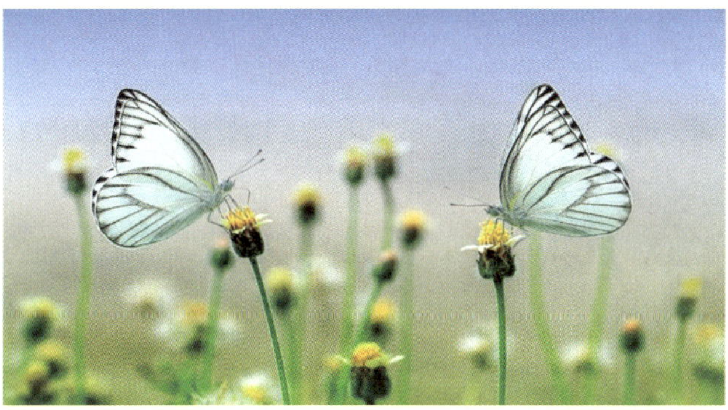

18

'천연원료 비타민이 합성비타민보다 좋다'라는 이야기에 대하여

단일성분의 인공합성비타민과 다르게 보통 추출물로 존재하는 천연원료(천연유래) 비타민은 완전히 정제된 상태가 아니고 여러 성분이 함께 들어있는 혼합물이다. 그러므로 이 둘을 단순비교하는 것에는 문제가 있다. 과채나 생선 등 자연원료에서 추출하여 제조된 천연원료(유래) 비타민은 목적했던 천연비타민 성분과 당류, 플라보노이드 등 몸에 유용한 여러 성분이 함께 혼합물로 존재하기에 긍정적인 효과를 나타내기도 한다. 이 경우 인공 합성된 비타민 제품보다 체내 흡수율이 더 좋을 수 있고 예상치 않게 또 다른 생리활성 효과를 보일 수도 있다. 이것은 천연원료(유래) 비타민이 가진 가장 큰 장점이라 말할 수 있다. 한편, 건강에 이롭도록 여러 가지 천연성분을 더 추가하기도 하는데, 간 기능이 좋지 않다면 오히려 간에 부담을 주기에 조심해야 한다.

정리하자면, 천연원료(유래) 비타민은 천연원료의 종류 또는 추출방법에 따라 여러 부가적인 효능이 있을 수 있다. 그런가 하면 제품 종류에 따라 합성비타민보다 조금 더 효능이 좋다고 하더라도 큰 차이가 아닐 수도 있다. 간에 부담을 줄 수 있으므로 천연성분이 얼마나 추가되었는지도 고려해야 한다. 무엇보다도 천연원료 비타민은 상당히 고가이기에 소비자의 상황에 맞게 결정해야 할 것이다.

다만 이 책의 독자들은 천연과 인공이라는 용어의 함정에 빠지지 않기를 바란다. 정확한 효능 비교를 위해 다음과 같은 실험을 진행해 볼 수 있다. 천연원료에서 추출·정체하여 얻은 100% 순수한 천연비타민과 실험실에서 합성하여 만든 순도 100% 인공합성비타민을 동일조건에서 여러 효능실험과 안전성(safety) 실험으로 비교해보자. 실험결과는 어떻게 나올까? 분명 동일할 것이다. '순도 100% 천연비타민'과 '순도 100% 합성비타민'은 모두 동일하기 때문이다. 이런 경우 합성 비타민이 좋지 않다고 주장하는 자들은, 천연이라는 단어를 마케팅 선전도구로 사용하고 있는 것이다.

여기서 부형제 문제를 언급할 수 있다. 천연원료 비타민이든 합성비타민이든, 정제(알약) 타입의 비타민은 알약 형태로 제조하는 과정에서 부형제가 사용된다. 일반적으로 사용하는 부형제에는 천연과 인공 두 종류가 있다. 천연원료 비타민은 건조효모, 쌀겨 추출물 등 천연 부형제를 사용하는 경우가 많지만, 합성비타민은 이산화규소(실리카겔), HPMC 등과 같은 인공 화학 부형제를 사용하는 것이 일반적이다. 인공 화학 부형제를 사용하더라도 반드시 합법적인 사용기준에 따라야 하기 때문에 제품의 안전성에는 큰 문제가 없다. 다만 화학 부형제 첨가제에 매우 민감한 체질을 가진 사람이라면 값이 비싸더라도 천연 부형제를 사용한 천연원료 비타민을 권장한다. 이런 경우에는 천연원료 비타민이 합성비타민보다 좋다고 분명하게 말할 수 있을 것이다.

합성비타민인지 아니면 천연원료 비타민인지 구별하는 방법은 어렵지 않다. 해당 비타민제의 '원재료 및 함량' 표기에서 확인할 수 있다. 그림 위쪽 제품처럼 '아세로라추출분말(비타민C 17%)'과 같은 천연성분(함유량)이 표기되어 있으면 천연원료 비타민이고, 아래쪽 제품처럼 '아스코르브산과립 97%(비타민C)'와 같은 단일성분명과 함량이 쓰여 있으면 합성비타민이다. 비타민 D의 경우, 제품 성분명 라벨에 '생선 오일(fish oils)'이라는 말로 표기되어 있으면 천연에서 나온 비타민 D 성분이다. 생선 오일에서 추출한 비타민 D3는 순수한 단일 물질이 아니고 다른 물질과 함께 섞여 있는 혼합물이며 천연원료(유래) 비타민 D라고 표현해야 정확한 표기이다. 이와 달리, '콜레칼시페롤(비타민 D3)', '에르고칼시페롤(비타민 D2)'이라 표기된 것은 각각 양털유 라놀린이나 효모 등 천연물질을 원료로 만든 합성비타민 D임을 쉽게 알 수 있다.

원료명 및 함량

아세로라추출분말(비타민C 17%, 프랑스산) (아세로라추출물, 덱스트린), 전지분유(우유, 국내산), 치커리뿌리추출물(벨기에산), 알파쌀분말, 유기농과일혼합분말[유기레몬분말(유기말토덱스트린 75%, 유기레몬분말 25%)25%, 유기빌베리분말(유기말토덱스트린 75%, 유기빌베리분말 25%), 유기블랙커런트분말(유기말토덱스트린 75%, 유기블랙커런트분말 25%)25%, 유기파인애플분말(유기말토덱스트린 75%, 유기파인

원료약품 및 분량 1정 중

- 유효성분

  아스코르브산과립 97%(비타민C)(별규) ························ 1030.93mg(아스코르브산으로서 1,000mg)
- 첨가제

  미결정셀룰로오스, 크로스포비돈, 스테아르산마그네슘, 스테아르산, 콜로이드성이산화규소

위쪽은 아세로라 추출분말(비타민C 17%) 등이 들어있는 천연원료 비타민 C 제품이지만, 아래쪽은 아스코르브산 97%로 표기된 합성비타민 C 제품이다.

19

천연유래 비타민이 합성비타민보다 확실히 좋은 경우도 있다

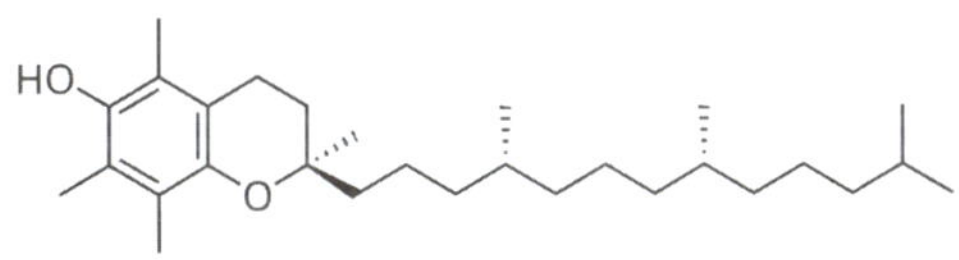

천연비타민 E인 d-알파 토코페롤의 화학적 구조

천연유래 비타민이 합성비타민보다 확실히 좋은 경우와 그 이유를 설명하려고 한다. 비타민 E가 바로 여기에 해당한다. 토코페롤(tocopherol)이라고 부르는 비타민 E는 특이한 입체화학 구조를 가지기에 천연과 합성의 효능이 다르고 따라서 예외가 된다. 결론부터 말하자면, 천연유래 비타민 E의 효과가 인공보다 2배 이상 좋다. 보통 인공적으로 합성된 토코페롤은 d형과 l형이 절반씩 섞인 dl-광학이성질체이지만, 천연 토코페롤은 d형 광학이성질체만 존재하기 때문이다(공식 화학명은 RRR-α-tocopherol이다). 천연화합물 비타민 E의 화학구조인 d-형태 화합물과 천연을 모방하여 합성한 인공 비타민 E의 화학구조의 dl-형태 화합물은 동일해 보이지만 입체적으로 다른 물질이다. 물론 아주 특별한 입체화학 합성법을 사용하면 인공적으로도 천연과 동일한 d-형태 화합물을 합성할 수 있지만, 아주 전문적인 제조과정을 거쳐야 하기에 저렴하게 상품화하기 어렵다. 당연히 d-형태 천연 토코페롤은 인공합성한 dl-형태보다 생체이용률이 좋다. 제품의 원재료명의 성분 표기에서 이를 확인할 수 있다.

다음의 그림 왼쪽 비타민 제품에는 천연비타민 E 관련 물질을 사용하므로 d-알파 토코페롤로 표기하고 있지만, 오른쪽 비타민 제품에는 합성비타민 E 관련 물질을 사용하기에 dl-알파 토코페롤로 표기하고 있음을 확인할 수 있다.* 천연원료 비타민 E의 경우, 합성에 비해 고가이기도 하고 천연을 강조하기 위해서 d-알파 토코페롤이라고 분명히 표기하고 있다. 그렇기에 만약 성분명에 이런 표기가 없다면 인공으로 합성된 dl-알파 토코페롤로 간주해도 된다. 정확한 정보를 가지고 표기된 성분을 확인하여 구매하는 것이 현명한 소비자이다.

건강을 위해 현대인들이 많이 섭취하고 있는 비타민에 대한 올바른 정보를 아는 것은 물론 영양에 대한 균형 잡힌 시각을 갖는 것 또한 매우 중요하다. 건강 기능성 식품인 비타민이나 영양제는 용어 그대로 식이 보충제이기에 식사의 보조역할 정도로 여겨야 한다. 균형 잡힌 식생활로 자연스럽게 여러 비타민을 섭취하는 것을 우선순위로 두어야지 식단과 보충제의 우선순위가 바뀌면 안 된다. 다이어트를 한다고 해서 탄수화물 영양소를 거의 먹지

* 여기서 광학 이성질체 표기의 D와 L, 선광도 표기의 d와 l은 입체화학에서 서로 별개 목적의 전문적인 과학용어 표기이다. 비타민 E 제품에서 D-알파가 아닌 d-알파 그리고 DL-알파가 아닌 dl-알파로 써야 정확한 표기가 된다.

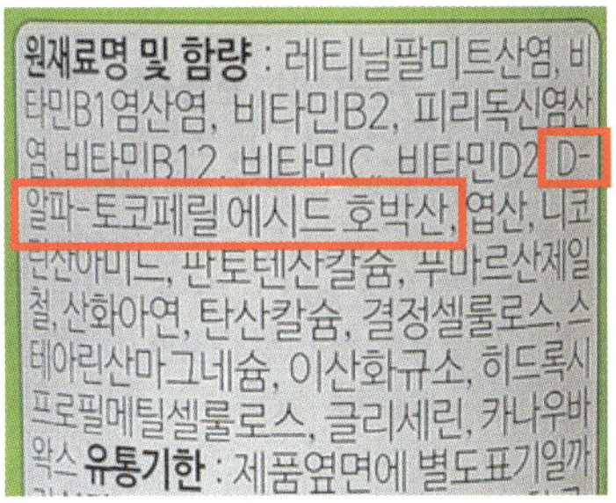

Supplement Facts

Serving Size 2 Capsules
Servings Per Container 30

Amount Per Serving		%Daily Value
Vitamin C (Calcium Ascorbate)	200 mg	333%
Vitamin D (Cholecalciferol)	1000 IU	250%
Vitamin E (Dl-Alpha Tocopherol Acetate)	50 IU	1,667%
Vitamin B2 (Riboflavin)	1 mg	59%
Vitamin B6 (Pyridoxal-5-Phosphate)	20 mg	1,000%
Folate (as [6S]-5-Methyltetrahydrofolic Acid Glucosamine Salt)	400 mcg	100%
Vitamin B12 (Methylcobalamin)	400 mcg	6,667%
Selenium (L-Selenomethionine)	50 mcg	71%
N-Acetyl-L-Cysteine	500 mg	†
L-Glutathione	200 mg	†
Acetyl L-Carnitine HCl	100 mg	†
Alpha Lipoic Acid	50 mg	†
Milk Thistle Seed Extract	50 mg	†
CoQ10 (Ubiquinol)	15 mg	†

*Daily Value not established.

(왼쪽) 비타민 제품에는 D-알파 토코페릴에시드 호박산(d-알파로 되어야 맞음)으로 표기된 천연비타민 E 관련 물질이 들어있지만, (오른쪽) 비타민 제품에는 DL-alpha tocopherol acetate(dl-로 표기되어야 맞음)로 표기된 합성비타민 E 관련 물질이 들어있다.

않는 방법을 권장할 수는 없듯이, 부실한 식사를 건강기능식품인 비타민과 무기질 섭취로 메꾸려 하는 습관은 결코 바람직하지 않다.

수용성 비타민 B군과 비타민 C는 몇 가지 경우를 제외하면 과다 섭취가 큰 문제가 되지는 않는다. 하지만 지용성 비타민(비타민 A, D, E, K)은 일단 체내에 들어오면 쉽게 배설되지 않으며, 필요량 이상을 섭취하면 간과 지방 조직에 축적되어 독성을 나타낼 수 있다(특히 비타민 A와 D의 과잉 섭취 및 장기간 복용은 매우 주의해야 한다). 특히 임산부나 질병으로 복용 중인 의약품이 있는 경우 이에 대한 해당 전문가의 도움을 받아야 한다.

20

비타민 A와 북극곰의 저주 이야기

- 천연성분인 비타민 A 레티놀의 과량섭취로 죽을 수 있다 -

천연원료 비타민이나 합성비타민의 식이보충제 또는 식품에서 섭취하는 비타민과 관련된 과학적 정보를 올바로 아는 것은 매우 중요하다. 여기서는 결핍 시 야맹증이 생기는 비타민 A와 관련된 중요한 정보를 제공하고자 한다. 결론부터 말하자면, 천연성분이라도 비타민 A 레티놀의 과량섭취는 높은 독성을 나타낸다는 사실이다. 물론 합성비타민 A(레티닐 에스터)도 과량 섭취하면 부작용을 나타내지만, 천연성분의 레티놀 비타민 A는 자연식품으로 섭취할지라도 레티닐 에스터 같은 합성비타민 A보다 흡수율도 더 높고 과량복용 시 독성도 훨씬 크다.[•]

식품에서 섭취하는 천연성분 비타민 A에는 동물성과 식물성 두 가지 종류가 있다. 동물성 비타민 A는 레티노이드(retinoid) 종류로 동물의 간이나 생선 기름에 많이 들어있고, 대표적으로 레티놀 화합물이 있다.[••] 레티놀은 가장 중요한 활성 비타민 A 역할을 하기에 이를 비타민 A1이라 부르기도 한다. 그리고 식물성 비타민 A는 카로티노이드(carotinoid) 종류로 비활성 비타

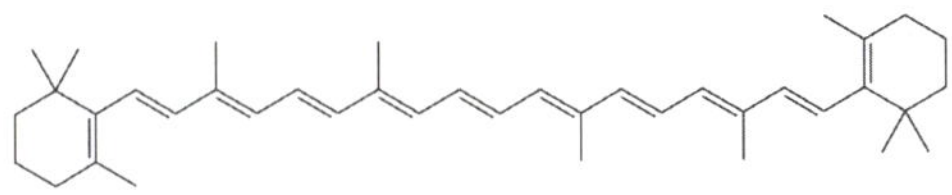

식물성 비타민 A 카로티노이드

(레티놀 전구체 / 비활성 비타민 A)
대표적으로 베타 카로틴이 있다

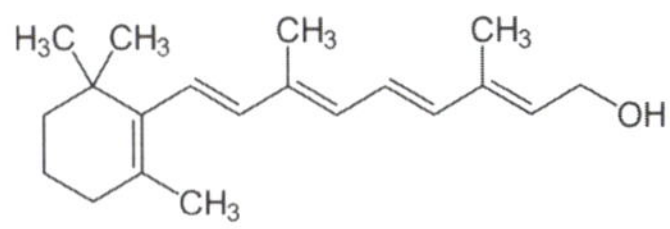

대표적인 동물성 비타민 A 레티놀

(활성비타민 A 또는 비타민 A1이라 부른다)

주요 공급원	분류	대표 비타민 A	특징
식물성 식품	카로티노이드	베타 카로틴(위쪽 그림)	비활성형 비타민 A (레티놀 전구체)
동물성 식품	레티노이드	레티놀(아래쪽 그림)	활성형 비타민 A 또는 비타민 A1

• 천연성분 비타민 A는 동물성 비타민 A와 식물성 비타민 A로 구분된다. 동물성 비타민 A는 동물 간 같은 식품에서 레티놀(retinol) 또는 레티닐 에스터인 팔미테이트로 되어 있어 흡수율이 높으나 과다복용 시 부작용이 크다. 반면 식물성 비타민 A는 당근의 베타 카로틴 같은 카로티노이드로, 과다섭취해도 부작용이 없는 대신 흡수율이 떨어진다. 특히, 레티놀 천연비타민 A 성분은 상당히 불안정한 화합물이기 때문에, 합성비타민 A 성분으로 레티닐 아세테이트나 레티닐 팔미테이트와 같은 에스터 형태 또는 비활성형인 베타 카로틴이 사용된다(종합비타민에 들어있는 비타민 A의 경우 성분명이 표기되지 않은 경우도 많다).

•• 레티놀의 경우, 노화억제, 피부미백, 주름개선 등 목적의 화장품 크림 원료로도 많이 사용되고 있다(보통 0.1~1% 농도). 그러나 피부가 민감한 사람은 피부 자극과 발진, 가려움 등의 증상이 나타날 수 있다. 아주 드물지만 기형 위험성도 있음을 기억해야 한다. 레티놀은 효과가 매우 좋다는 장점도 있지만, 부작용도(특히 임산부에게) 다른 것에 비해 큰 편이다. 햇빛에서 공기에 노출되면 산화되기 쉬운 물질이기에 어둡고 서늘한 곳에 보관해야 한다.

민 A이고, 체내에서 활성형 레티놀로 바뀐다. 식물성 비타민 A의 대표적인 물질은 베타 카로틴(beta-carotene)이다(당근[carrot]에서 이 색소를 처음 분리했기에 카로틴[carotene]이라는 이름이 붙었다. 그래서 눈이 좋아지려면 당근을 먹으라고 한다). 베타 카로틴 자체는 레티놀의 전구체이면서 비활성 비타민 A이기에 활성을 나타내지 않다가 간에서 필요한 양만큼 활성형인 레티놀 비타민 A로 변환되어 작용한다. 참고로, 카로티노이드 종류에 속한 화합물 중에 루테인, 지아잔틴, 라이코펜이 있다. 이들 구조는 서로 유사하지만 베타 카로틴처럼 활성 비타민 A인 레티놀로 변환되지는 않기에 비타민 A와 관계없는 비타민 A 비(非)전구체라 부른다. 루테인과 지아잔틴은 황반변성 및 백내장 예방에 좋은 성분이고, 라이코펜은 토마토에 많은 성분이다.

당근 같은 녹황색 채소나 과일에 많이 함유된 식물성 비타민 A의 베타 카로틴 성분은 체내에서 20~50%의 낮은 흡수율을 보인다. 특히 식품으로 섭취하는 경우에는 여러 식물 성분과 함께 있기에 과량섭취해도 거의 문제가 되지 않는다. 예를 들어, 귤을 과량 섭취하면 지용성 키로티노이드인 베

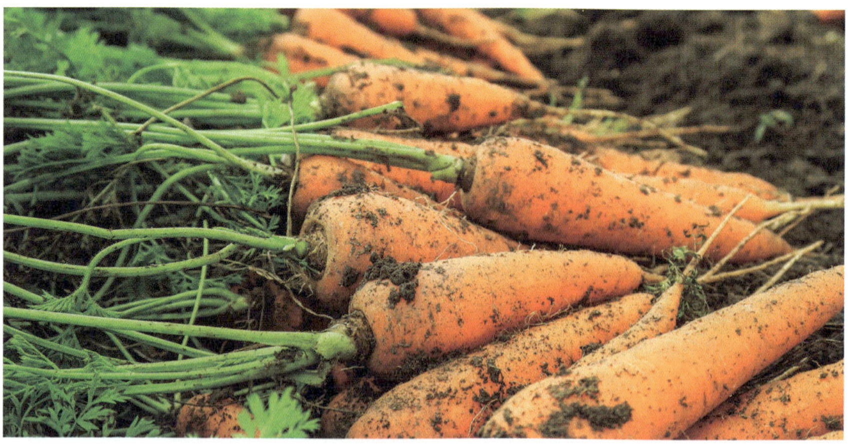

타 카로틴이 지방조직에 저장되어 피부가 노랗게 되는 베타-카로틴 혈증(carotenemia) 현상이 나타나긴 하지만, 독성을 보이지는 않고 과량섭취를 멈추면 다시 정상으로 돌아온다. 하지만 흡연자나 석면 노출자가 비타민 A 식이보충제로 고함량 베타카로틴을 섭취하면 폐암 발생 위험을 높이는 것으로 알려져 있다.* 그 이유는 아직 밝혀지지 않았다.

반면에, 천연에서 식품으로 섭취하더라도 동물성 비타민 A를 과량 섭취하면 독성을 나타낸다. 동물성 비타민 A의 대표적인 성분은 레티놀이고, 특히 동물 간에 많이 함유되어 있다(소고기 간과 대구 간유의 20~30%가 레티놀 성분이다). 레티놀 성분의 비타민 A는 체내 흡수율이 높기에 이를 한꺼번에 과량 섭취하면 급성 비타민 A 독성(acute hypervitaminosis A)으로 사망까지 이를 수 있고, 장기간 과량복용 시 만성독성을 나타낸다. 급성 독성은 하루 권장섭취량 100배 이상의 레티놀을 1회 또는 짧은 기간에 섭취했을 경우 나타난다. 전신의 피부가 벗겨지고 탈모, 복통, 구토, 설사 등의 증세에 시달리고 심하면 사망에까지 이를 수 있다. 만성 독성은 하루 권장섭취량 10배 이상의 레티놀을 몇 주에서 몇 달 동안 복용했을 때 일어난다.

실제 16세기 말부터 북극 탐험가들이 북극곰의 간이 들어간 내장탕 같은 요리를 먹고 중환자로 고생하거나 사망한 '북극곰의 저주'가 계속 일어났었

* 당근 같은 식품을 통해 천연 베타카로틴을 섭취하면 독성이 없으나, 식품이 아닌 식이보충제의 과량섭취는 다음과 같은 경우 부작용을 유발할 수 있다. 흡연자나 석면 노출 노동자가 과도하게 베타카로틴 영양제를 섭취하면 폐암 발생 위험을 높이기에 미국 암연구협회에서는 이를 많이 섭취하지 않도록 권고하고 있다. 베타카로틴은 레티놀 활성의 1/2이고 베타카로틴의 하루 상한섭취량은 6 mg = 20,000 IU이기에, 흡연자나 석면 노출자는 식이보충제로 베타카로틴을 하루 20 mg 이상 섭취하지 않도록 권고하고 있다.

다.[•] 당시에는 도무지 그 이유를 알 수 없어 그저 자연의 저주라고만 여겼는데, 1940년대가 되어서 영국 과학자들에 의해 그 원인이 과량섭취한 레티놀의 독성이었음이 밝혀졌다. 사람의 비타민 A 레티놀의 하루 권장량은 0.75 mg (2,500 IU) 정도인데, 농축된 레티놀이 들어있는 최상위 포식자인 곰의 간 30 g 정도를 한 번에 먹자 엄청난 급성독성을 일으켜 죽음의 저주를 경험한 것이다.

신선한 야채를 섭취할 수 없었던 에스키모 사람들은 비타민 C 등 필수 미네랄 섭취를 위해 사냥한 동물의 콩팥 등 내장을 먹는 식습관이 있었다. 하지만 북극곰이나 물개의 간은 절대 먹지 않았다. 오랜 세월 내려온 선조들의 경험에 따라 이 동물들의 간은 절대 먹지 않고 바다에 버리거나 눈에 묻어버린다고 한다. 과학적으로 이유를 안 것은 아니지만, 오랜 경험을 통해 북극곰의 간에 든 독성을 알고 있었던 것이다. 먹이사슬에서 상위포식자인 북극곰은 주로 물개를 잡아먹고, 이 물개는 북극해에 사는 물고기를 잡아먹는다. 북극해에 사는 물고기는 레티놀 비타민 A를 모두 간에 보관하기에 자연스럽게 물개와 북극곰의 간에는 비타민 A가 농축된다. 미국 알래스카 여행의 매력 중 하나가 대형 연어와 광어낚시라고 하는데, 이런 대형 생선이나

• 북극곰은 최상위 포식자로 먹이사슬의 정점에서 살고 있기에 곰의 간에는 동물성 비타민 A인 레티놀이 엄청나게 농축되어 있다. 에스키모 사람들은 오랜 세월의 경험을 통해 곰의 간을 절대 먹지 않았지만, 16세기 말에 북극 탐험가들이나 사냥을 통해 얻은 북극곰의 간이 들어간 요리를 먹고 사망하거나 중증을 앓았다. 당시 이를 '북극곰의 저주'라 불렀다. 오랫동안 이유를 알지 못했고 단순히 북극곰의 고기에 독이 들어있다고 생각할 정도였다. 그후 340여년이 지나고 나서야 과학자들에 의해 '북극곰의 저주'가 아닌 비타민 A 레티놀의 과량섭취가 그 원인이라는 사실이 밝혀지게 되었다. 북극곰 비슷하게 물개나 시베리안 허스키 개의 간을 먹어도 동일한 문제가 될 수 있다.

돗돔 같은 심해 어류의 간을 식재료로 만든 내장탕 같은 음식에는 레티놀 과량 독성이 있을 확률이 높기에 섭취는 절대 삼가야 한다.

'북극곰의 저주' 이야기를 통해 알 수 있듯이 비타민 A가 아무리 천연성분이라 할지라도 레티놀의 과량섭취는 심각한 문제가 된다는 사실을 기억해야 한다. 레티놀은 불안정한 물질이기에 합성비타민 A 성분으로 레티놀을 사용하지 않고 레티놀 에스터(레티닐 팔미테이트) 또는 비활성형인 베타 카로틴을 주로 사용한다. 이러한 비타민 A 영양제의 과잉섭취는 독성을 보이는데, 특히 임산부에게는 선천성 기형 위험성이 매우 높다. 임산부는 레티놀 성분으로 계산할 때 하루 5,000 IU (1.5 mg) 이상 섭취하지 않아야 한다. 베타카로틴 비타민 A의 경우 하루 5,000 IU는 3 mg에 해당하기에 이 이상의 양을 섭취하면 안 된다(물론 같은 하루 5,000 IU라 하더라도 임산부에게도 비활성형 베타카로틴 영양제가 더 안전하다).

결론적으로 비타민 A 영양제는 천연성분이든 합성물질이든 관계없이 고

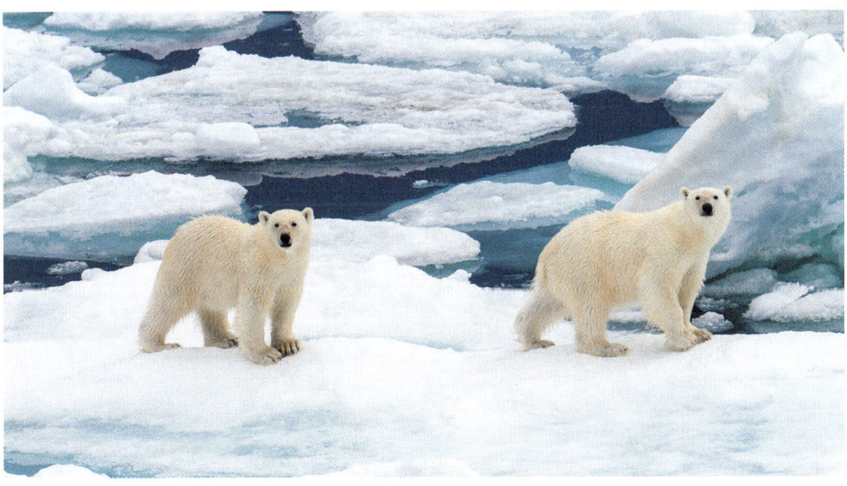

용량으로 섭취하면 위험하며, 특히 임산부는 급성 및 만성독성이 일어날 수 있기에 절대 피해야 한다. 하지만 베타 카로틴을 영양제가 아니라 식물성 식품, 즉 음식을 통해 비타민 A를 과량섭취하는 경우는 문제가 되지 않는다. 나아가 임산부의 경우 비타민 A 영양제 외에도 주름개선과 피부미백 효과가 있는 비타민 A 레티놀 화장품 크림이나 연고 사용까지 주의해야 한다. 기형아를 출산할 가능성이 있기 때문이다. 특히 비타민 A 레티놀의 유도체인 이소트레티노인(isotretinoin) 같은 화합물은 아주 효과 있는 유명한 여드름 치료제의 성분이지만, 선천성 기형아 발생 확률을 높이기에 임산부에게는 절대 금기 약물이다.

니아신(비타민 B3)이나 피리독신(비타민 B6) 등을 제외한 비타민 B군과 비타민 C 같은 수용성 비타민은 과량복용해도 소변으로 배출되어 그리 큰 문제를 일으키지 않는다(앞의 〈01 비타민은 필수 영양소 중 하나이다〉를 참조하라). 하지만 레티놀 비타민 A처럼 배출되지 않는 지용성 비타민의 경우 지속적으로 과다복용하면 지방에 흡수되고 체내에 저장되어 독성을 나타낸다. 저장 수치가 독성수준에 도달하면 비타민 A 과잉증(hypervitaminosis A)에 이르게 되어 두통, 구토, 간 손상, 탈모 등의 부작용이 나타날 수 있다.

21

비타민의 하루 권장섭취량, 최적섭취량, 상한섭취량

우리가 복용하는 비타민은 지용성 비타민과 수용성 비타민으로 나누어진다. 기름에 잘 녹는 지용성 비타민은 비타민 A, D, E, K이고, 물에 잘 녹는 수용성 비타민은 비타민 B군과 비타민 C(아스코르브산)이다. 일반적으로 지용성 비타민의 과다섭취는 부작용을 나타낼 수 있으나 수용성 비타민의 과다섭취는 큰 문제를 일으키지 않는다고 알려져 있다. 하지만 수용성 비타민 B군에 속해 있더라도 비타민 B3, B6, B9 등은 과량복용 시 부작용이 있기에 하루 상한섭취량이 있다. 물론 수용성이기에 지용성 비타민보다 부작용의 정도는 약하다.•

다음 표에 우리가 섭취하는 비타민의 하루 권장섭취량, 최적섭취량, 상한섭취량을 표기하였다. 이런 비타민 섭취량 가이드는 국가기관, 전문학회, 연

• 앞에서 다룬 〈01 비타민은 필수 영양소 중 하나이다〉의 표 '비타민 종류의 결핍증과 과잉증'를 참고하길 바란다.

비타민의 하루 성인 권장섭취량, 최적섭취량, 상한섭취량[a)]

	비타민 종류(다른 이름)	권장섭취량	최적섭취량	상한섭취량	결핍증
지용성 비타민	비타민 A (레티놀/베타카로틴)	2,000~2,500	5,000 IU[b)]	10,000	야맹증, 안구건조증
	비타민 D(칼시페롤)	200~400	400~4,000 IU[c)]	4,000	구루병, 골연화증, 골다공증
	비타민 E(토코페롤)	15~30	400~600 IU[d)]	1,000	퇴행성 신경증, 용혈성 빈혈 등
	비타민 K(필로퀴논)	65~75	120 ug	없음[e)]	혈액응고 지연
수용성 비타민	B1(티아민)	1.2~1.4	25~100 mg	없음[e)]	각기병, 피로, 식욕부진
	B2(리보플라빈)	1.2~1.7	15~50 mg	없음[e)]	구순구각염, 설염 등
	B3(니아신/니코틴산아미드)	14~16	25~30 mg	35[f)]	펠라그라, 설염, 구순구각염 등
	B5(판토텐산)	5~10	25~100 mg	10,000	피로, 근육약화 등
	B6(피리독신)	1.4~2.0	25~50 mg	100	피부염, 구내염, 신경계 이상 등
	B7(비오틴)	30~200	400~800 ug	없음[e)]	피부염, 탈모 등
	B9(엽산)	250~400	400~800 ug	1,000	거대 적아구 빈혈, 태아 신경관 결손
	B12(코발라민)	2.4~3.0	200~400 ug	없음[e)]	악성빈혈, 치매
	C(아스코르브산)	60~100	1,000 mg	2,000	괴혈병(잇몸 출혈, 상처회복지연), 무기력, 피로

a) 위 비타민 섭취량 가이드는 국가기관이나 전문학회 등에 따라 수치가 다를 수 있다. 오염된 자연환경에 노출되어 있거나 활동적인 현대인들에게는 필수적인 최소 섭취의 권장섭취량보다 더 많은 최적섭취량을 추천한다.

b) 비타민 A 레티놀의 경우, 1 IU (International Unit; 비타민 국제단위) = 0.3 ug이고, 비타민 A 비활성형 베타카로틴은 레티놀의 두 배로 1 IU = 0.6 ug에 해당한다. 일반적인 비타민 A 레티놀의 최적 섭취량 5,000 IU = 1.5 mg에 해당한다.

c) 비타민 D의 1 IU = 25 ng이기에, 주로 섭취하는 비타민 D의 최적 섭취량 1,000 IU = 25 ug에 해당한다. 그리고 동물성 비타민 D3가 식물성 비타민 D2보다 2배 정도 효과가 좋다.

d) 비타민 E의 1 IU = 1 mg all-rac-α-알파 토코페롤 아세테이트 또는 비타민 E의 1 IU = 0.67 mg d-알파 토코페롤(또는 RRR-α-알파 토코페롤)이다. 그러므로 비타민 E 최적 섭취량 500 IU = 335 mg d-알파 토코페롤에 해당한다.

e) 상한섭취량의 〈없음〉 표기는 해당 비타민을 과량섭취해도 부작용이 없다는 의미이다.

f) 비타민 B3 중 하나인 니아신은 사람에 따라 니아신 홍조, 피부발진, 간기능 부작용으로 상한섭취량(35 mg)이 있지만, 또 다른 비타민 B3 니코틴산아미드는 과량섭취에도 부작용이 거의 없다. 그래서 니코틴산아미드는 상한섭취량은 1 g이지만, 3 g을 한꺼번에 복용 시 간독성과 위장관 장애가 있을 수 있다.

구기관에 따라 다른 수치를 보이기도 한다. 권장섭취량은 최소 섭취를 필수적으로 권장하는 양이고, 상한섭취량은 최대로 섭취할 수 있는 양이다. 오염된 자연환경에 노출되어 있고 활동적인 현대인들에게는 중간 정도인 최적섭취량을 복용하는 것을 권장한다. 모든 사람이 표에서 소개한 비타민의 최적섭취량을 복용해야 하는 것은 아니지만, 복용하는 약물(특히 당뇨나 고혈압 같은 대사질환 약물들)이 체내 비타민 영양소를 강탈하는 경우를 대비하여 이를 충분히 섭취할 필요가 있다.* 사람마다 체질, 나이, 생활패턴, 가족병력이나 복용약물 등의 개인차가 있는 측면까지 충분히 고려하는 것이 좋다.

---

* 메트포르민 같은 당뇨병 약물은 엽산과 비타민 B12를 고갈시키는데, 이렇게 복용하는 약물로 인해 몸 안의 영양소 결핍을 가져오는 현상을 전문적인 용어로 드럭 머거(Drug mugger)라고 한다. 약(drug)과 도둑(mugger)의 합성어로 '약도둑'이란 뜻이다. 항생제나 경구피임약을 복용하면 비타민 B군과 유익한 장내균까지 고갈시킨다. 이부프로펜이나 인도메타신 같은 해열진통제를 복용하면 엽산(비타민 B9)과 철분을 고갈시키고, 스테로이드 약물의 경우 엽산, 비타민 C, 비타민 D 등을 고갈시킨다. 복용하는 약이 비타민 성분이나 미네랄 등 영양소를 고갈시킬 수 있기에, 특히 여러 대사질환 약물들을 장기간 복용하는 경우, 해당 영양소들을 충분히 보충하도록 전문가의 도움을 받는 것이 좋다.

22

과량복용을 조심할 비타민 B군도 있다

비타민 B군은 수용성 성질을 가지고 있기에 과량복용을 해도 대부분 큰 문제 없이 소변으로 배설된다. 과량복용 시 부작용 가능성이 있어 주의해야 할 비타민 B군은 비타민 B6의 피리독신(pyridoxine)과 비타민 B3의 니아신이다(그러나 또 다른 비타민 B3의 니코틴산아미드는 하루 1 g 이하의 복용이라면 큰 문제가 없다). 비타민 B6인 피리독신을 매일 고용량으로 200 mg 이상씩 수개월 수년 동안 과잉 섭취하면 신경장애를 유발할 수 있지만, 섭취를 중단하면 대체로 회복되는 것으로 나타났다. 그래서 비타민 B6의 성인 상한 섭취량은 하루 100 mg으로 설정되어 있다. 그리고 비타민 B3 니아신 자체에 민감한 사람은 니아신 홍조를 경험할 수 있다. 만약 니아신을 과량 섭취하는 경우, 피부발진이나 간 기능 이상의 부작용이 있기에 상한 섭취량이 하루 35 mg으로 설정되어 있다.

한편, 비타민 B9(엽산; folic acid)은 과량섭취하더라도 다른 비타민 B와 마찬가지로 소변으로 배출되어 과잉섭취로 인한 부작용은 나타나지 않지만,

이로 인해 비타민 B12 결핍이 가려지는 현상이 발생할 수 있다. 그래서 비타민 B12(코발라민; cobalamin)가 결핍된 사람이 비타민 B9을 과량 섭취하는 경우, 비타민 B12 초기결핍 증상인 거대적혈구(macrocytes) 빈혈증세가 가려져 이에 대한 조기진단이 늦어지는 문제가 생길 수 있다. 따라서 성인의 비타민 B9 상한섭취량은 하루 1 mg (1,000 ug)으로 설정되어 있다.

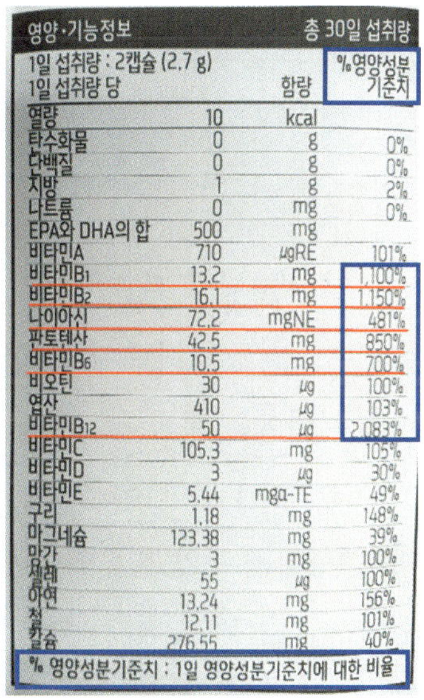

영양·기능정보			총 30일 섭취량
1일 섭취량 : 2캡슐 (2.7 g) 1일 섭취량 당	함량		%영양성분 기준치
열량	10	kcal	
탄수화물	0	g	0%
단백질	0	g	0%
지방	1	g	2%
나트륨	0	mg	0%
EPA와 DHA의 합	500	mg	
비타민A	710	μgRE	101%
비타민B1	13.2	mg	1,100%
비타민B2	16.1	mg	1,150%
나이아신	72.2	mgNE	481%
판토텐산	42.5	mg	850%
비타민B6	10.5	mg	700%
비오틴	30	μg	100%
엽산	410	μg	103%
비타민B12	50	μg	2,083%
비타민C	105.3	mg	105%
비타민D	3	μg	30%
비타민E	5.44	mgα-TE	49%
구리	1.18	mg	148%
마그네슘	123.38	mg	39%
망간	3	mg	100%
셀레늄	55	μg	100%
아연	13.24	mg	156%
철	12.11	mg	101%
칼슘	276.55	mg	40%

% 영양성분기준치 : 1일 영양성분기준치에 대한 비율

시판되고 있는 비타민 복합제의 예: 비타민 B군 1일 영양성분 기준치에서 어떤 경우 2,000%까지 이르는 과량복용(빨간색)임을 오른쪽 수치에서 보여주고 있다.

23

비타민 제품에 사용되는 부형제 등 첨가물에 대하여

동일 비타민 제품을 알약 정제(tablet)로 만들기도 하고 분말 형태로 제조할 수도 있다. 정제로 만들 경우에는 반드시 부형제 첨가물을 사용해야 하지만 분말에는 부형제를 사용할 필요가 없다. 대신에 레모나 제품처럼 섭취하기 좋도록 다른 합성첨가물인 인공 착색제, 합성향료, 감미제를 넣기도 한다. 부형제는 분말 원료의 겉면을 코팅하여 습기나 외부충격으로 굳거나 부서지는 것을 막기 위해 넣는 합법적인 식품첨가물이다. 여기에는 천연 부형제와 화학 부형제 두 가지 종류가 있다.

천연 부형제로 건조효모, 쌀겨 추출물, 치커리 화이바 같은 천연성분들을 사용하는데, 피부나 장 기능 개선 효과까지 부수적으로 얻을 수 있는 장점이 있다. 화학 부형제로는 미결정셀룰로오스, 이산화규소(콜로이드성 무정형 실리카겔), HPMC(히드록시 프로필메틸셀룰로오스)와 같은 첨가제가 사용된다. 일반적으로 합성비타민에는 화학 부형제를 사용하지만, 천연원료 비타민에는 천연 부형제를 사용하거나 화학 부형제와 천연 부형제를 섞어 쓰기도 한다. 체질적으로 이런 것에 민감한 사람은 어떤 부형제가 쓰이는지 첨가제나 원료성분명을 확인할 필요가 있다.

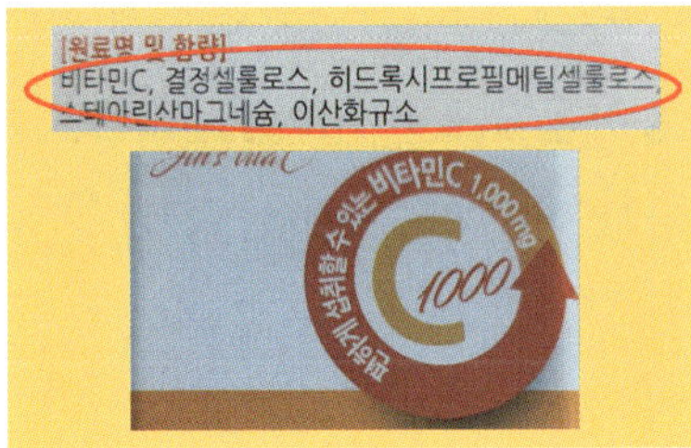

이 비타민 C 제품에는 여러 종류의 화학 부형제를 사용하고 있다

화학 부형제 화합물을 사용하는 제품보다 천연 부형제 성분을 사용하는 제품이 우리 몸 건강에 좋은 것은 당연하다. 물론 화학 부형제는 사용 허용 한도 내에서만 첨가해야 합법적인 판매를 할 수 있다. 그렇기에 화학 부형제를 사용한 비타민 제품 자체에 문제가 있다고 말하거나 효능이 떨어지는 것처럼 혹은 독성을 가지는 것처럼 선전하는 것은 옳지 않은 부정적 노이즈 마케팅이다.

한편, 천연 부형제를 사용한 제품은 안전성과 함께 천연성분의 건강기능성 추가 효과까지 기대할 수 있기에 당연히 더 고가이다. 가격을 고려하면서 성분함량, 흡수율, 원료의 출처, 부형제와 색소 등을 포함한 식품첨가물, 섭취 편리성 등을 비교하여 자신에게 적절한 비타민 제품을 선택하는데, 어떤 비타민을 섭취할 것인지는 결국 소비자의 몫이다.

어린이용 비타민 제품에는 정제에 사용되는 부형제보다도 더더욱 신경 써야 할 것들이 있다. 인공 색소, 합성향, 감미제 등과 같은 화학첨가물이 바로 그것이다. 츄어블, 분말, 시럽, 젤리 등 다양한 형태로 나오는 어린이용 제품에는 아이들을 매혹할 인공 첨가물이 상당히 많이 사용된다. 예를 들어, 어린이용 분말 형태의 비타민 제품에는 착색을 위한 합성 타르색소, 맛과 향을 위한 합성향료, 단맛을 내는 인공 감미제 등이 사용된다. 그러므로 어떤 화학첨가물을 사용하는지 꼼꼼하게 점검해 볼 필요가 있다. 비타민 제품은 어른보다도 자라나는 어린이들에게 더 중요하기 때문이다.

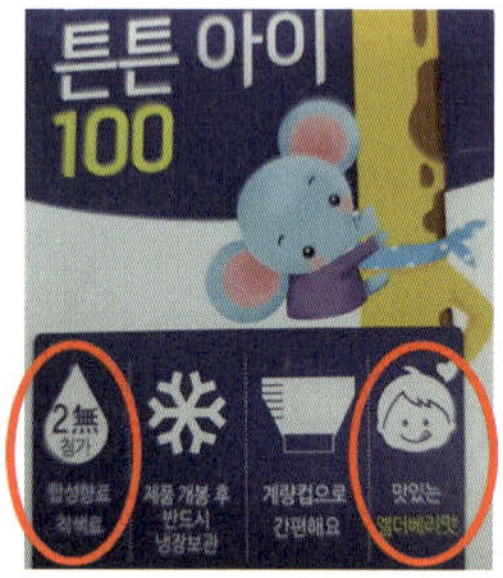

이 어린이용 비타민 제품에 합성향료나 착색료를 사용하지 않았다는 표기와 천연 엘더베리 성분을 사용했다는 표기가 있다.

비타민 B군에는 8가지가 있다

수용성 비타민으로 인체 대사에 중요한 역할을 하는 비타민 B가 처음에는 단일 비타민으로 알려졌으나 후속 연구를 통해 단일 물질이 아님이 밝혀졌다. 실제로 중요한 비타민 B 종류만 해도 비타민 B1을 포함해 아래와 같이 8가지이다. 회사마다 제품 이름을 다르게 표기하기 때문에 본래의 화합물 명칭을 알아두면 좋다. 비타민 B는 상호 작용을 하는 경우가 많으므로 한 성분만이 아닌 비타민 B군의 형태로 시판되는 경우가 많다.

비타민 B 종류	일반 비타민 B 화합물 이름
비타민 B1	티아민(thiamine)
비타민 B2	리보플라빈(riboflavin)
비타민 B3	니아신(niacin)과 니코틴산아미드(nicotinamide)
비타민 B5	판토텐산(pantothenic acid)
비타민 B6	피리독신(pyridoxine; 가장 대표적), 피리독살(pyridoxal), 피리독사민(pyridoxamine)
비타민 B7	비오틴(biotin)
비타민 B9	엽산(folic acid) 또는 폴산
비타민 B12	코발라민(cobalamin) 또는 시아노코발라민(cyanocobalamin)

스트레스와 만성피로에 지친 현대인들에게 비타민 B 복합체는 피로회복제로 유용하게 사용된다. 약국에서 피로회복제로 시판되는 의약품에는 대부분 비타민 B 복합체가 들어있다. 특히 비타민 B1, 비타민 B5, 비타민 B6(피리독신/피리독살/피리독사민 중에서 피리독신이 가장 대표적이다)는 피로회복에 매우 유용하고 신진대사를 활발하게 하여 피로물질이 쌓이지 않게 한다. 알코올 중독자들에게는 전체적으로 비타민 B군이 결핍된 증상이 보이는데, 그중에서도 특히 비타민 B2, B5, B6, B9이 결핍되기 쉽다. 또한 임산부들과 노인들에게도 대체로 비타민 B군이 결핍될 가능성이 많기에 이를 보충해주어야 한다.

24

피로회복에 꼭 필요한 비타민 B1(티아민)

본래 비타민 B1은 에너지대사에 특히 중요해서 이것이 부족하면 뇌에 포도당 공급 부족으로 뇌 활동이 둔해진다. 포도당이 대사되어 에너지원인 ATP를 공급하는 크렙스 회로(독일 생화학자 한스 크렙스[Hans Krebs] 교수가 크렙스 회로인 TCA cycle을 발견하여 노벨상을 받았다)로 가는 과정에서 비타민 B1은 티아민 피로인산(thiamine pyrophosphate, TPP) 조효소로 매우 중요한 역할을 하기 때문이다.• 비타민 B1의 권장량은 탄수화물의 양, 즉 에너지 섭취량과 비례한다. 그래서 계절의 변화로 활동량이 늘어나 비타민 소모량이 몇 배 증가하는 봄철에 경험하는 춘곤증은 바로 티아민 결핍증과 관련이 있다. 필요한 에너지를 얻지 못해 졸음이 오면서 전신이 나른하고 피로를 느끼는 것이 춘곤증이다. 스트레스를 받으면 티아민의 배설이 커져 피로

• 체내로 흡수된 티아민은 혈액을 통해 간으로 이동하여 인산화되어 조효소 형태인 티아민 피로인산으로 변환된다. 체내 존재하는 티아민의 80%는 TPP 형태로 존재한다.

해지며, 밤을 새워 공부하는 학생이나 신경질을 많이 내는 사람에게 티아민 결핍증이 일어나기 쉽다. 또한 짧은 시간에 격렬한 운동을 하면 피로 유발물질인 젖산이 축적되어 관절통과 신경통을 일으킨다. 이때 비타민 B1인 티아민이나 활성형인 푸르설티아민을 직접 정맥주사로 공급해 주면 혈액을 통해 전신으로 퍼져 젖산축적을 억제하고 ATP 에너지대사를 촉진하여 피로 해소, 체력증강, 근육통 완화 등의 효과가 즉시 나타난다. 이것이 소위 피로회복을 위한 비타민 B1 주사이다. 보통 비타민 B1 활성형 푸르설티아민 성분의 주사를 이용하는데, 앞에서도(〈11 '마늘주사'와 활성형 비타민 B1인 푸르설티아민〉에 자세히 설명하였다) 언급한 것처럼 성분에서 마늘 냄새가 나기에 이를 마늘주사라 부른다. 티아민이 많이 들어있는 식품은 앞에서 다룬 〈07 피로회복을 위한 비타민 B1과 마늘 이야기〉를 참조하기 바란다.

25

성장 비타민이라 불리는 비타민 B2(리보플라빈)

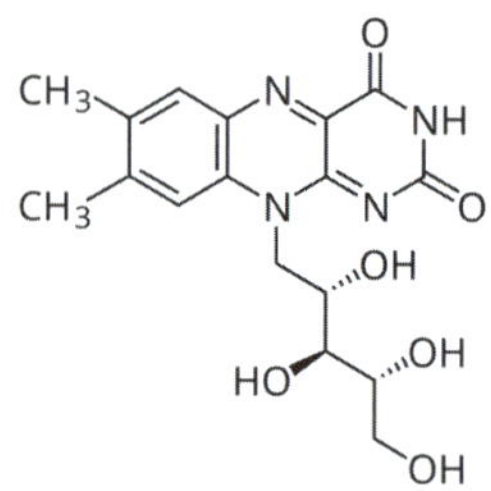

비타민 B2(리보플라빈)의 화학구조

종합비타민을 먹고 나면 몇 시간 후 소변이 노랗게 된다. 이는 종합비타민 속에 들어있는 리보플라빈인 비타민 B2 때문이다. 고체 상태의 리보플라빈은 주황색이지만, 리보플라빈 수용액은 형광 노란색을 띤다. 리보플라빈은 천연염료에 속하며 형광 색소로 사용하기도 한다. 초창기에는 성장을 촉진하는 성분으로 알려졌으며 비타민 B1 다음으로 분리되었다고 해서 비타민 B2로 불리게 되었다. 리보플라빈은 5탄당 리보스(ribose)와 라틴어 flavus(노

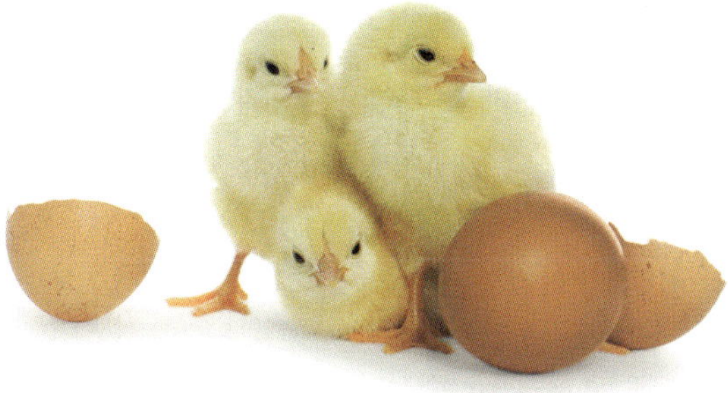

란색이라는 의미)에서 유래된 플라빈(flavin)과의 합성어이다. 그래서 화학구조를 보면 플라빈의 방향족 고리 구조 아래에 5탄당 리보스 물질이 붙어 있다.

비타민 B2는 수용성이면서 열에 안정적인 것으로 알려져 있으며 화학구조의 특성상 산화-환원 반응에서 전자전달계의 조효소로 작용하는 매우 중요한 물질이다. 또한 리보플라빈은 세포 기능촉진 및 발육에 관여하며 여러 대사과정에서 다른 비타민 B 복합체와 함께 작용하기에 '성장 비타민'으로 알려져 있다. 특히 리보플라빈은 호르몬 합성과 분해, 그리고 약물 대사에 중요하게 관여하는 효소인 시토크롬(cytochrome) P-450을 활성화한다. 이 외에도 리보플라빈은 각막확장증(Corneal ectasia)을 치료하거나 성인의 편두통을 예방하는 의약품으로도 사용된다. 특히 편두통 환자 중에 리보플라빈이 부족한 경우가 많이 보고되고 있다. 또한 여성호르몬제나 피임약을 복용하고 있는 여성 중 리보플라빈이 부족한 경우가 많기에 이를 보충하도록 권장한다. 알코올 중독자의 경우, 식품 섭취 저하로 리보플라빈 결핍이 나타나기 쉽다. 리보플라빈 결핍 시 입술 주위의 구각염, 구내염, 설염이나 지루성 피부염, 빈혈 등의 증세를 보인다.

리보플라빈은 다양한 식품에 함유되어 있다. 돼지의 간에 특히 많으며 달걀, 생선, 깻잎과 시금치 같은 채소, 우유, 요구르트, 치즈 등 유제품에도 풍부하게 함유되어 있다. 그림에서 보는 바와 같이 일상적으로 쉽게 접하는 라면 같은 간편식이나 탄산음료에 비타민 B2를 첨가하여 부족할 수 있는 영양소를 강화(fortification)시킨다. 국가에서도 국민의 건강을 위해서 그러한 비타민 강화제품이 시중에 많이 공급되도록 안내하고 있다. 비타민 B2는 그 자체가 가지고 있는 특성상 햇빛에 의해 파괴되기에 비타민 B2가 풍부한 식제품들은 반드시 불투명 재질로 포장되어야 한다. 고함량 비타민 B2를 복용하는 경우, 정상적인 소변에 비해 형광 노란색을 띠어도 인체에는 무해하다. 수용성 비타민이 모두 그러한 것처럼, 다량의 비타민 B2를 섭취하여도 필요량 만큼만 체내에 흡수되고 나머지는 배출된다.

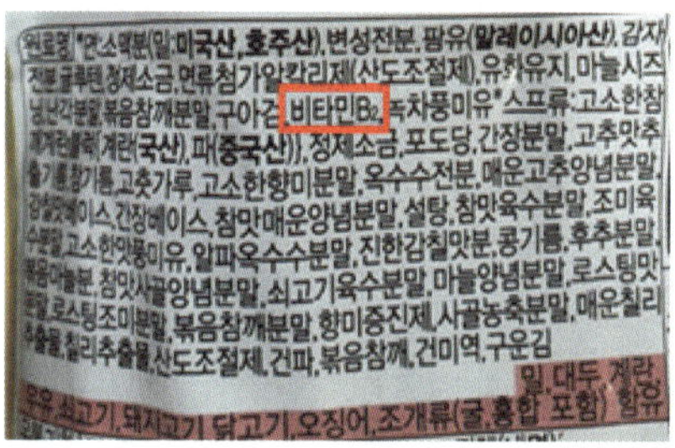

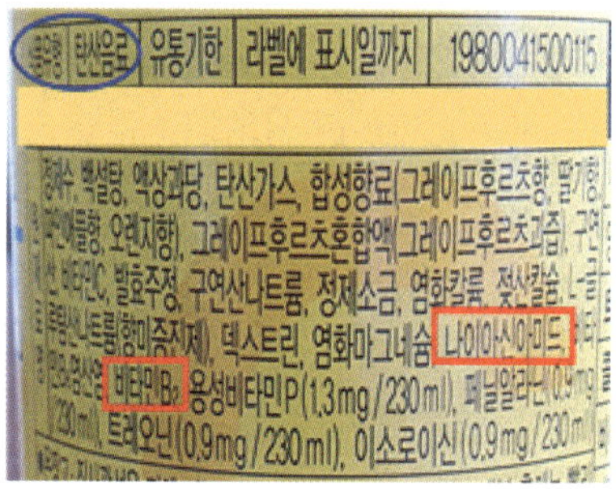

(왼쪽) 간편식인 라면 수프에 비타민 B2 성분을 첨가시켜 영양소를 강화시킨다. (오른쪽) 탄산음료에 비타민 B2(리보플라빈)와 비타민 B3(나이아신아미드) 등 비타민 성분들을 첨가한다.

26

비타민 B3 (니아신과 니코틴산아미드)

비타민 B3는 두 가지 화합물로 되어있다. 이들은 비타민에서 가장 간단한 니아신과 니코틴산아미드로 서로 비슷한 화학구조를 가지고 있다.[•] 니아신은 니코틴산(nicotic acid)의 다른 이름인데, 니코틴산은 담배의 니코틴(nicotine)과는 전혀 관계없는 다른 물질이다. 이를 혼동하지 않도록, 비타민을 언급할 때는 주로 니코틴산 대신에 니아신이라는 명칭을 사용한다. 본래 니아신(niacin)이라는 이름은 nicotic acid + vitamin에서 유래하여 niacin으로 명명되었다.

비타민 B3는 생체 내 산화-환원 반응에 관여하는 NAD와 NADP 조효소

[•] 본래 비타민 B3는 니아신(니코틴산)과 니코틴산아미드의 두 가지 화합물이다. 그러나 책에 따라서 니아신이라는 용어를 비타민 B3 일반명칭으로 규정하는 경우도 있기에 혼동스럽다. 그런 경우에 니아신은 니코틴산과 니코틴산아미드를 통칭해서 부르는 이름이다. 엄밀히 얘기하면, 니아신을 니코틴산으로만 한정해서 정의해야 정확한 표기이다. 그렇게 정의되어야 여기에서나 다른 자료에서 설명한 내용들을 혼동하지 않고 올바로 이해할 수 있다.

의 필수 구성성분으로 체내 대사에 매우 중요하게 기능하기에 결핍 시 신체 전반적으로 장애를 가져온다(NAD와 NADP 조효소의 구조에는 니코틴산아미드가 포함되어 있다). 니아신이 부족한 경우, 피부염, 설사, 우울증 같은 정신질환 증세를 보이는 펠라그라병에 걸리게 된다. 펠라그라병을 예방, 치료하기 위해 비타민 B3 보충제를 사용하는데, 주로 안전한 니코틴산아미드를 사용한다. 니아신은 피부나 얼굴의 홍조를 일으킬 수 있기 때문이다.• 또한 체내에서 필수 아미노산 중 하나인 트립토판(tryptophan)이 니아신의 전구체로 작용한다는 사실이 밝혀지면서, 트립토판 성분이 들어있는 음식을 섭취함으로 펠라그라병을 쉽게 치료할 수 있게 되었다.

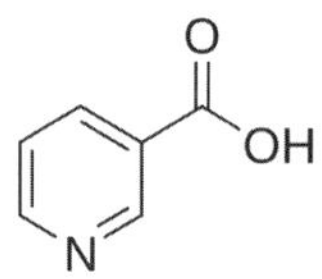

니아신(또는 니코틴산)

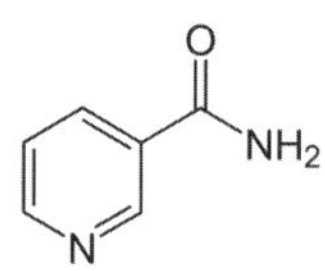

니코틴산아미드

볶은 커피에는 니코틴산인 니아신이 함유되어 있어 커피 소비량이 많은 지역에서는 펠라그라 발생률이 낮은 것으로 알려져 있다. 육류와 곡류, 생선들은 니아신의 좋은 공급원이다. 우유와 계란은 니아신을 거의 함유하고 있

• 니아신에 민감하거나 고함량 복용하는 경우 얼굴과 상반신 홍조현상을 경험할 수 있는데, 이를 니아신 홍조(niacin flush)라 한다. 니아신의 혈관확장 효과 때문으로, 이러한 혈액순환 개선효과가 있기에 니아신을 고혈압, 고지혈증, 심장질환을 개선하는 전문의약품으로 이용하기도 한다. 니아신과 달리, 또 다른 비타민 B3 중 하나인 니코틴산아미드는 이런 효능이 상당히 떨어진다. 니코틴산아미드는 최대 복용량이 1 g으로 설정되어 있어 니아신에 비해 훨씬 안전하고 부작용이 거의 없다. 하지만, 한꺼번에 3 g을 과다 복용 시에는 간독성의 부작용을 나타낼 수 있다.

지 않지만 니아신의 전구체인 트립토판의 함량이 상당히 높아 니아신을 대신할 수 있다. 체내에서 트립토판이 대사되어 니아신 화합물로 바뀌기 때문이다(트립토판 60 mg이 대사되면 니아신 1 mg으로 전환된다고 알려져 있다). 또한 아래 화학구조를 보면 알 수 있듯이, 트립토판 아미노산은 행복호르몬이라 불리는 세로토닌(serotonin; 5-hydroxytryptamine)과 수면 호르몬이라 불리는 멜라토닌(melatonin; N-acetyl-5-methoxytryptamine)의 전구물질이다.[●●] 트립토판은 체내에서 대사되어 신경전달물질인 두 물질을 합성하게 된다. 일부 유럽국가에서는 트립토판이 우울증 치료약으로 처방되거나 식이보충제로 판매되기도 하였다. 시중에서 트립토판 영양제를 쉽게 구매할 수 있고 임의로 복용할 수 있지만, 우울증, 불면증, 비만 등과 관련된 아미노산 화합물이기에 전문가의 처방을 따라야 한다.

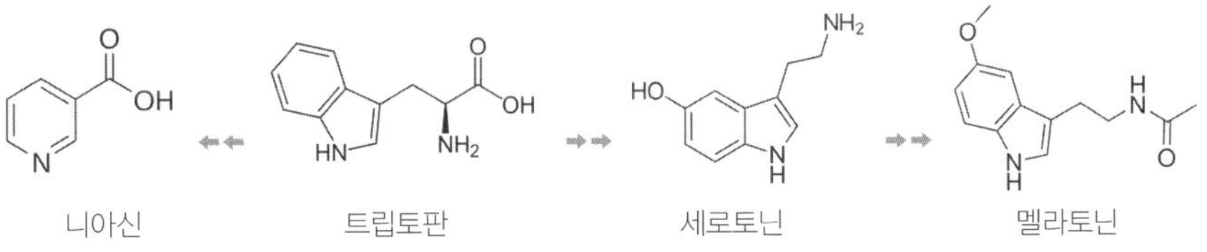

아미노산인 트립토판은 비타민 B3 니아신 또는 신경전달물질인 세로토닌과 멜라토닌으로 변화된다

●● 부록의 〈08 건강한 숙면의 비법에 대하여〉에서 세로토닌과 멜라토닌의 관계를 참조하라.

영양성분		
1회 제공량 3/4컵(40g) 총 약 11회 제공량(450g) (1컵=200ml 기준)		
	1회 제공량 당 함량	1회 제공량 +저지방우유 200ml
열량(kcal)	145	215
탄수화물(g)	32(10%)	41(12%)
식이섬유(g)	1.7(7%)	1.7(7%)
당류(g)	9	17
단백질(g)	3(5%)	9(16%)
지방(g)	0.9(2%)	2.1(4%)
포화지방(g)	0(0%)	1.3(9%)
트랜스지방(g)	0	0
콜레스테롤(mg)	0(0%)	10(3%)
나트륨(mg)	220(11%)	420(21%)
비타민A(μgRE)	175(25%)	215(31%)
비타민B1(mg)	0.30(25%)	0.38(32%)
비타민B2(mg)	0.35(25%)	0.47(34%)
비타민B6(mg)	0.38(25%)	0.46(31%)
엽산(μg)	100(25%)	100(25%)
비타민C(mg)	25(25%)	25(25%)
비타민D(μg)	1.26(25%)	1.26(25%)
비타민E(mgα-TE)	2.75(25%)	2.75(25%)
나이아신(mgNE)	3.75(25%)	5.35(36%)
철분(mg)	1.80(15%)	1.80(15%)
아연(mg)	1.44(17%)	2.24(26%)
칼슘(mg)	0(0%)	210(30%)
* % 영양성분 기준치: 1일 영양성분 기준치에 대한 비율		

비타민B_1: 탄수화물과 에너지 대사에 필요 **비타민B_2**: 체내 에너지 생성에 필요 **비타민B_6**: 단백질 및 아미노산 이용에 필요, 혈액의 호모시스테인 수준을 정상으로 유지하는데 필요 **비타민C**: 결합조직 형성과 기능유지에 필요, 유해산소로부터 세포를 보호하는데 필요, **나이아신**: 체내 에너지 생성에 필요

1일 섭취량당 함량 : 열량 55kcal, 탄수화물 11g(3%), 단백질 0g(0%), 지방 1.1g(2%), 나트륨 0mg(0%), 비타민B1 1.2mg(100%), 비타민B2 1.4mg(100%), 비타민B6 1.5mg(100%), 비타민C 100mg(100%), 나이아신 15mgNE(100%) ※ ( ) 안의 수치는 1일 영양성분기준치에 대한 비율임

(위쪽) 시리얼 성분에는 니아신 비타민 B3를 포함한 여러 종류의 비타민 B군이 함유되어 있고, (아래쪽) 영양보충제 성분에도 니아신이 포함된 것을 발견할 수 있다

27

옥수수와 비타민 B3(니아신) 결핍증인 펠라그라병

펠라그라병은 옥수수를 주식으로 하는 지역에서 풍토병으로 많이 발병하였다. 옥수수에 들어있는 니아신 함량은 일반 곡류의 함량에 비해 적은 편은 아니다. 그러나 옥수수 내의 니아신은 옥수수 다당류나 펩타이드와 결합된 것이라 생체이용률이 낮아 체내로 충분히 섭취하지 못한다(게다가 옥수수는 트립토판 성분도 부족하다). 그래서 오직 옥수수로 끼니를 유지하는 아프리카, 동남아시아 지역에서는 니아신과 트립토판이 부족해 아직도 펠라그라가 발병한다. 우리나라에서도 전쟁 직후 보릿고개 시절 옥수수로 연명하던 사람들에게는 펠라그라병이 심각한 문제였고, 지금도 강냉이죽만 먹는 가난한 북한 주민들에게도 이것이 문제가 되곤 한다.

여기에 옥수수와 펠라그라병과 관련된 아주 놀랍고도 흥미로운 역사가 있다. 수천 년 전부터 중남미 인디언들의 주식이었던 옥수수는 15세기 콜럼버스 신대륙 발견 이후로 유럽에 들어왔다. 당시 귀한 식량인 밀을 주식으로 하던 유럽에서 척박한 땅에서도 잘 자라는 옥수수는 가난한 사람들의 필수

식량이 되었다. 귀족이나 부유한 사람들은 밀을 먹었지만 가난한 농민들은 대부분 옥수수를 먹었다. 그렇게 유럽의 음식문화가 바뀌면서 큰 문제가 발생하였다. 18세기부터 19세기에 이르기까지 스페인과 이탈리아를 중심으로 한 유럽은 물론 미국에서도 새로운 질병이 발생하여 수십만 명에 이르는 사람들이 사망하였다. 그런데 신기하게도 수천 년 전부터 옥수수를 주식으로 먹어온 중남미 인디언들에게는 그런 일이 벌어지지 않았다. 당시 서구에서 펠라그라병의 원인에 대해 격렬한 논쟁을 벌였다. 하지만 그 원인은 무엇인지 알 수 없었다. 그저 옥수수 내에 있던 알려지지 않은 미지의 독성물질 때문이거나 옥수수를 따라 질병이 옮겨와서 생긴 것이라고 확신했다. 그렇게 펠라그라병의 분명한 원인과 해결책을 찾지 못한 서구는 오랫동안 펠라그라병에 속수무책으로 당할 수밖에 없었다. 수백 년이 지난 1910년대에 들어서야 이 질병의 원인이 비타민 B3 니아신 부족 때문이라는 사실을 발견하였으며 치료법도 제시할 수 있게 되었다.

하지만 여전히 의문이 풀리지 않았다. 유럽과 미국에서는 펠라그라병으로 몸살을 앓았는데, 똑같이 옥수수를 주식으로 하던 중남미 인디언들에게는 왜 문제가 되지 않았을까? 그 이유가 인디언들의 전통적인 요리법에 있다는 사실이 나중에 밝혀졌다. 옥수수에 들어있는 니아신은 옥수수의 헤미셀룰로오스 다당류나 펩타이드와 단단하게 결합되어 있기에(니아시틴[niacytin]으로 존재) 옥수수를 그냥 먹으면 니아신을 섭취할 수 없다. 그러나 인디언들은 석회수나 잿물의 알칼리 용액을 이용한 전통적인 요리법으로 옥수수를 조리하기에 니아신을 다당류나 펩타이드로부

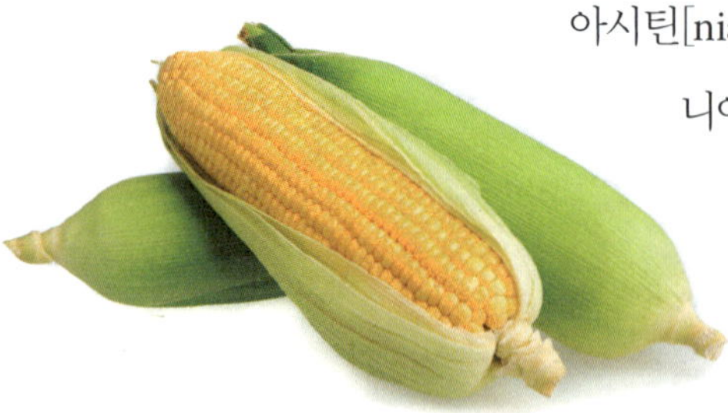

터 분리시켜 섭취할 수 있었다. 옥수수를 알칼리 용액(주로 석회수나 잿물)으로 처리하는 조리 기술을 닉스타말화(nixtamalization)라고 한다.*

그들은 요리하기 전에 먼저 석회 푼 물에 오랫동안 담가두거나 석회수로 삶은 옥수수를 먹은 것이다. 그렇기에 중남미 인디언들은 옥수수를 오랫동안 주식으로 삼았어도 니아신 결핍으로 인한 펠라그라병에 거의 노출되지 않았다. 유럽인들은 중남미 인디언들의 필수 식량이자 '신이 내린 선물'인 옥수수는 가져갔지만, 그들의 조리법은 야만스럽다고 무시하였기에 알려고 하지도 않았다. 인디언들이 어떻게 이 신기한 조리법을 개발할 수 있었는지 그 놀라운 지혜에 감탄할 뿐이다. 닉스타말화 조리과정을 거친 옥수수는 그렇지 않은 옥수수에 비해 영양과 맛, 향이 개선된다. 옥수수에 존재할 수 있는 곰팡이 독성물질인 아플라톡신도 닉스타밀화 과정을 통해 대부분 제거된다는 놀라운 사실도 나중에 밝혀졌다.

* 닉스타말 과정은 전통적으로 옥수수에 조개껍질을 갈아서 만든 생석회나 나뭇재를 푼 물에 끓인 후 맷돌에 갈아서 조리한다. 이러한 과정을 거친 닉스타말(nixtamal) 옥수숫가루는 니아신이 따로 분리되었기에 이것이 우리 몸에 섭취될 수 있다. 일반적인 거친 옥수숫가루를 영어로 콘밀(corn meal)이라고 한다. 이와 다르게 알칼리 용액으로 처리한 닉스타말 옥수숫가루(corn flour)는 마사 아리나(masa harina)라고 부른다. 본래 토르티야(tortilla; 또띠아가 아닌 토르티야가 우리말 공식 명칭) 전통 멕시코 음식은 닉스타말 마사(masa) 옥수숫가루로 만든다. 국내에서는 옥수수 토르티야로 만든 반죽빵(무발효빵)보다 밀가루로 만든 토르티야 무발효 반죽빵이 더 부드럽고 쫄깃하며 값도 더 싸다. 통밀로 된 토르티야 반죽빵은 복합 탄수화물이라 건강에도 더 좋아서 권장할 만하다.

비타민 B3 결핍으로 나타나는 질병인 펠라그라

펠라그라는 비타민 B3 또는 단백질에서 트립토판이 결핍되어 나타나는 질병이다. 펠라그라는 이탈리아 어원으로 라틴어 pella는 피부, agra는 거칠다는 말로 이를 합하면 '거친 피부'라는 뜻이 된다. 펠라그라에 걸리면 피부염(dermatitis), 설사(diarrhea), 정신질환(dementia), 죽음(death)을 가져오는 4D 증세가 나타난다고 한다. 일반적으로 돼지고기는 비타민 B1, 우유는 비타민 B2의 좋은 공급원이고, 단백질 식품은 비타민 B3 가운데 니아신의 좋은 공급원이 된다. 니아신의 전구체인 트립토판을 함유하는 육류나 곡류는 비타민 B3인 니아신을 대신할 수 있다. 비타민 B1, B2, B3 모두 당질, 아미노산, 지방산 대사에 관련된다. 알코올 중독자는 이 3가지 비타민이 결핍되기 쉬우며 특히 비타민 B1이 결핍되기 쉽다.

그러나 비타민 B3의 니아신 영양제를 과량 섭취하거나 민감한 사람들은 니아신 홍조 같은 부작용이 나타날 수 있어 성인 하루 상한 섭취량은 35 mg로 정해져 있다(니아신 홍조는 혈관 확장 효과 때문인데, 이러한 작용을 역으로 이용하여 고혈압, 고지혈증을 치료하고 심혈관질환 발생을 낮추는 전문의약품으로 사용하기도 한다). 니아신 홍조는 300~500 mg 이상 고용량 섭취 시 나타나는 일시적인 부작용이며, 니아신 복용 전 아스피린을 복용하면 이를 해결할 수 있다. 반면에, 또 다른 비타민 B3인 니코틴산아미드는 부작용 정도가 니아신에 비해 매우 낮아 하루 상한 섭취량이 1,000 mg으로 설정되어 있다. 그러나 3 g 이상을 한 번에 과다섭취할 경우 간독성을 보일 수 있다. 한편, 피부암 발병위험이 큰 환자가 하루에 니코틴산아미드를 500~1,000 mg 섭취하면 피부암 발생률을 낮출 수 있다. 니코틴산아미드 크림은 여드름 치료제로도 사용된다.

28

모발과 피부에 좋은 미용 비타민 B7(비오틴)

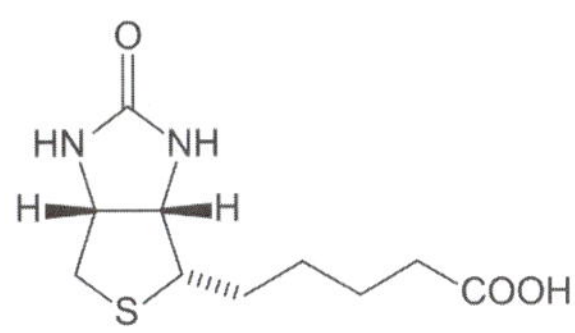

비타민 B7(비오틴)의 화학구조

장내 세균에 의해 만들어지는 비타민 B7(비오틴; biotin)은 황을 포함한 수용성 비타민이다. 포도당과 관련되어 혈당 대사에 관여하며, 지방산, DNA 등을 합성하는 단계에서 중요한 역할을 하는 조효소이다. 비오틴은 특히 머리(hair)와 피부(skin) 건강과 관련되어 있다. 헝가리 출신 미국 생화학자 폴 괴르기(Paul György)는 달걀과 간에서 분리해낸 비오틴 화합물에 비타민 H라는 이름을 붙였는데, 머리와 피부가 독일어로 Haar와 Haut로 표기되기 때문이었다. 그래서 비오틴을 모발 비타민이자 피부 비타민이라 부른다(폴 괴르기는 비타민 B2와 비타민 B6도 처음 발견한 과학자이다). 비오틴은 탈모방지와 피부, 손톱 건강에 좋은 비타민으로 알려져 있으며, 일반의약품이나 건강보조식품을 통해 섭취할 수 있다.

모발의 80~90%가 케라틴(keratin)이라는 단백질 성분인데, 체내에 케라틴 단백질이 부족해지면 탈모가 된다. 체내에서 케라틴 단백질이 합성되려면 반드시 보조 효소인 비오틴이 필요하다. 비오틴이 없으면 케라틴 단백질이 합성되지 않는다. 한편, 모발은 모낭(毛囊)에서 나오는데, 모낭의 주성분은 콜라겐(collagen) 단백질이다. 그런데 비오틴이 모낭 콜라겐 합성에 결정적인 역할을 한다. 결론적으로, 모발의 케라틴 단백질과 모낭의 콜라겐 단백질 모두 비오틴 비타민이 충분해야만 만들어진다. 보건복지부 조사에 따르면 국내의 많은 사람이 비오틴 결핍을 보여 젊은 층에서도 탈모 환자가 급증하는 것으로 알려져 있다. 모발 비타민이라 불리는 비오틴 성분은 모발 관리를 위해 미용실에서 매우 유용하게 사용되고 있다.

역사적으로 비오틴의 존재는 1910년부터 생달걀 흰자를 많이 먹는 동물들(개, 고양이, 토끼, 쥐)에게도 난백 증후군(egg-white syndrome; egg-white injury) 독성이 보인다고 보고되면서 알려졌다. 독성의 원인은 비오틴과 생달걀 흰자에 들어있는 아비딘(avidin) 단백질과 관련된 것으로 밝혀졌다. 생달걀 흰자에 있는 아비딘 성분이 장내에 있는 비오틴을 비활성화시키는데, 결국 비오틴 결핍으로 탈모, 습진과 유사한 여러 피부병, 발진 등의 난백 증후군이 나타난 것이다. 하지만 달걀을 익혀 먹으면 아비딘 단백질이 변성되어 비오틴 결핍증이 생기지 않는다. 사실 건강한 성인의 경우, 생달걀을 하루에 12~24개 정도 먹을 때나 이런 문제가 생기기에 일반적으로는 큰 문제가 되지 않는다. 그러나 알코올 중독자의 경우에는 하루에 생달걀 흰자를 3~4개만 먹어도 비오틴 결핍 증세가 나타난다. 비오틴 결핍증은 선천적 유

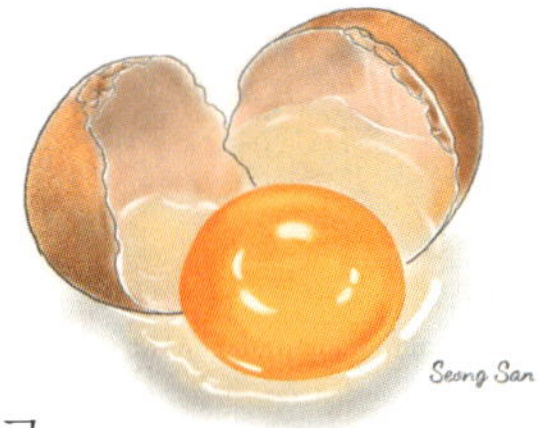

전적 질환으로 올 수도 있고, 후천적인 영양결핍으로 올 수도 있다. 비오틴이 결핍되면 피부발진, 탈모증, 결막염 등이 나타나고, 증세가 악화되면 경련과 뇌 손상 등의 심각한 정신증세까지 보일 수 있다. 비오틴은 효모, 조리된 간, 익힌 난황, 땅콩, 로얄젤리 등에 많이 함유되어 있다. 생달걀 섭취로 인한 난백 증후군이 생달걀 흰자의 아비딘 단백질과 비오틴 사이의 강력한 생체결합의 특이성 때문이라는 사실이 과학적으로 밝혀진 이후로, 비오틴 화합물의 이 같은 생물학적 특이성질을 항체 분석과 진단기기 등에 광범위하게 응용하고 있다.

앞서도 언급하였듯이, 비오틴은 피부, 머리털, 손톱을 젊게 만드는 필수 미용 비타민이기에 동네 미장원에서도 두피나 손톱을 케어하는 영양성분으로 비오틴 이야기를 심심찮게 들을 수 있다. 머리털이 잘 자라지 않거나 손톱이 푸석푸석한 경우 비오틴 부족을 의심해 볼 필요가 있다. 비오틴 결핍으로 인한 탈모의 경우, 비오틴이 풍부한 맥주효모 건강기능식품이나 일반의약품 비오틴을 섭취함으로써 탈모 문제를 놀랍게 해결할 수 있다(건강기능식품인 맥주효모를 더욱 권장한다). 지루 피부염 환자에게도 비오틴은 상당히 효과적일 수 있다. 장내 유익균이 부족하거나 만성 설사 등으로 위장관이 불균형한 사람도 비오틴 부족인 경우가 많다. 항생제를 자주 먹는 사람이 비오틴 부족에 시달리는 것도 동일한 이유이다. 비오틴은 매우 안전한 비타민이기에 고용량을 먹어도 부작용이 거의 없다. 물에 잘 녹는 수용성 물질이기에 몸에서 사용되고 남은 비오틴은 소변으로 배출된다.

29

탈모로 고민하는 사람에게 기쁜 소식 이야기

〈말 못 하고 끙끙 앓는 1000만 탈모인, 죽지 않지만 죽을 만큼 괴롭습니다〉라는 제목의 기사가 나올 정도로 우리나라는 남녀노소 가리지 않은 대(大)탈모 시대에 살고 있다. 2019년 한국갤럽 조사에 따르면, 만 19세 이상 남녀 1,500명 중 22%가 '탈모 증상을 겪고 있다'고 한다. 탈모 문제는 일견 미용의 문제로 보이지만, 다른 관점에서 보면 삶의 질과 연결된 문제라 할 수 있다. 만약 탈모를 단기간에 확실히 치료하는 약을 개발한다면, 삶의 질을 높이는 약(Life quality drug)을 개발한 공로로 노벨상을 받거나 의약품으로 대박을 터뜨릴 것이다. '탈모 문제를 과학으로 정복할 수 있을까?'라는 질문 자체에 탈모가 쉽게 치료되지 않는다는 의미가 담겨있다. 탈모를 획기적으로 치료하는 방법은 아직 없기에 과학자들은 불철주야 연구 중이다.

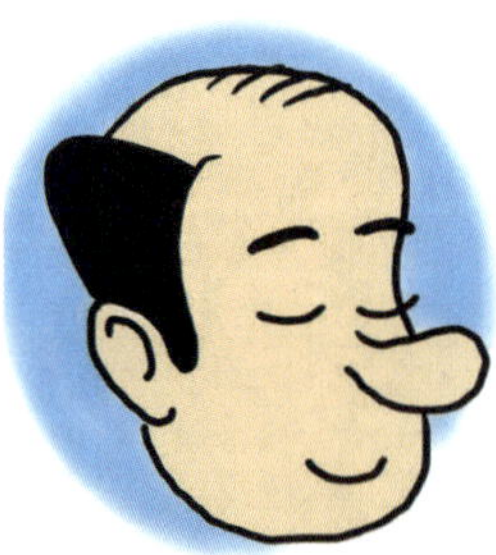

탈모는 대머리 유전자와 관련 호르몬이 주원인이

긴 하지만 스트레스나 식생활 등 후천적인 요소도 매우 중요하다. 정신적인 스트레스를 많이 받는 직업에 종사할수록 탈모증세도 심각하다. 2차 성징이 빠르고 육류 식단의 서양인은 동양인보다 탈모가 더 심각하다. 하지만 서양은 탈모가 보편적이라(평균 40%) 스트레스를 덜 받으나, 동양에서는 탈모인이 적어(평균 20%) 탈모 스트레스가 오히려 더 크다. 현재 FDA에서 허가된 탈모치료제 의약품은 딱 세 가지다. 하나는 일반의약품으로 두피에 바르는 미녹시딜(Minoxidil), 두 번째는 전문의약품으로 정제형태의 피나스테라이드(Finasteride)이다(같은 종류인 두타스테리드[Dutasteride]는 FDA 허가를 받지 않았지만, 현재 한국과 일본에서만 판매된다). 세 번째는 관절염 치료제였던 바리시티닙(Baricitinib)은 원형탈모에 국한되어 FDA에서 허가되어 2023년 국내에서 사용 중이다.

일반의약품인 바르는 발모제 미녹시딜보다 효과가 더 좋은 전문의약품 피나스테라이드는 스테로이드 화합물로서 남성 탈모치료에만 사용되는 대표적인 약물이다. 여성은 불임이나 태아 기형의 치명적인 위험 때문에 사용할 수 없고, 가족 중 가임기 여성이 있다면 약품 관리를 철저히 해야 한다. 이 약을 먹으면 헌혈이 금지될 정도이다. 가임여성은 피부나 호흡기를 통해서도 약 성분과 접촉하면 안 되고, 코팅이 벗겨진 약과 접촉하는 자체도 금기사항이다. 본래 피나스테라이드는 미국 머크(Merck) 회사에서 전립선 비대증을 치료하는 약으로 개발되었다. 그런데 전립선 비대증 치료기능 외에 탈모 진행을 억제하는 효능을 보이기에 이를 탈모치료제로 다시 개발하여 한마디로 대박을 터뜨렸다. 피나스테라이드를 전립선 비대증 치료약으로는 하루 5 mg, 탈모치료제로는 하루에 1 mg을 사용한다. 발모촉진 효능을 가진 미녹시딜과 달리, 피나스테라이드는 머리털을 나게 하는 발모기능을 가진 약물은 아니다. 복용 시 탈모를 억제하는 효능을 보이기에 결과적으로 모발증가 효과를 주는 것처럼 보이는 것이다. 그런 외관상 효과를 보려면 3~6개월 이상 복용해야 한다. 미녹시딜과 피나스테라이드 두 의약품은 계속해서 사용하지 않으면 다시 탈모가 진행되기에 원칙적으로는 평생 약을 사용해야 하는 단점이 있다. 매일 탈모치료제를 복용하는 번거로움을 피하고자 월 1회 주사로 탈모치료를 하도록 하는 주사제도 연구개발 중이다.

한편 비오틴 결핍으로 인한 탈모의 경우, 비오틴이 함유된 맥주효모 영양제를 충분히 먹으면 탈모가 해결되는 기적을 경험할 수 있다. 비오틴은 모발과 피부에 좋은 영양제이기에, 모든 탈모 문제를 해결할 수는 없을지라도 튼튼한 모발 건강과 피부건강에 확실하게 도움이 된다. 맥주를 만들 때 사용하는 맥주효모에는 비오틴 성분만이 아니라 비타민 B군, 셀레늄과 크롬의 미네랄, 모발 영양성분의 풍부한 식물 단백질과 면역기능의 베타글루칸 성분까지 들어있다.• 이것만 매일 종합영양제로 복용해도 피로회복, 변비개선,

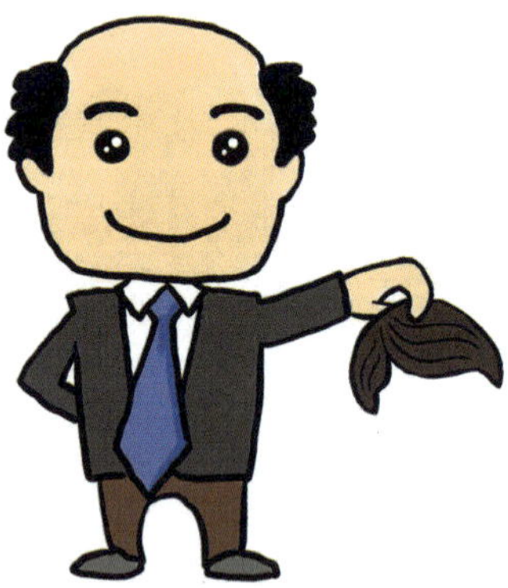

• 앞에서 나온 비타민 B1 티아민 이야기를 참조하기 바란다(06 우리나라 현대 역사와 비타민 B1).

면역증진 등 건강에 유익하여 아주 매력적이다. 더구나 비오틴 성분이 풍부한 맥주효모는 미녹시딜이나 피나스테라이드와 같은 의약품이 아니고 천연 영양제라 할 수 있기에 부작용도 거의 없다(다만 맥주효모에 퓨린의 핵산성분이 풍부해 통풍환자는 주의해야 한다). 바르는 발모제 미녹시딜 또는 탈모 억제기능의 피나스테라이드를 사용하면서 모발성장에 도움을 주는 맥주효모 영양제까지 함께 먹는다면 탈모에서 해방되는 놀라운 쌍끌이 효과가 있으리라 기대한다.

모발과 관계된 중요 영양소에는 모발 구성성분인 단백질과 미용 비타민 비오틴 외에도 유산균과 아연, 비타민 B군과 비타민 D와 비타민 C, 오메가3 지방산 등이 있다. 비오틴과 유산균을 이용하여 모발 수와 모발 굵기가 개선되는 연구결과가 보고되어 있다. 아연이나 비타민 B군 부족도 탈모를 유발하는 원인 중 하나이다. 비타민 D는 모발의 두께와 모낭 건강에 중요한 영양소이다. 비타민 C는 피부노화를 막고 콜라겐 합성과 관계되어 아연과 같은 효과를 보일 수 있다(다만, 직접 효과를 보이려면 비타민 C가 두피 조직까지 가야 하기에 샴푸 성분으로 사용하도록 연구 중이다). 오메가3 지방산은 윤기 있고 탄력 있는 모발에 도움이 된다.

탈모에는 다양한 요인이 있다. 가장 큰 것으로 유전적 요인을 꼽지만, 호르몬 불균형, 약물 부작용 때문에도 발생한다. 후천적인 건강관리와 영양 역시 매우 중요하다. 스트레스가 탈모의 가장 직접적인 요인이라는 사실은 잘 알려져 있다. 그리고 담배, 술, 튀긴 음식, 포화 지방산은 탈모를 유발하기에 피해야 한다. 식품 중에서 모발 건강에 가장 좋은 것은 콩, 두부인데 이소플라본과 단백질이 풍부하기 때문이다. 오메가3가 풍부한 등푸른생선, 모발 성분으로 시스테인이 풍부한 마늘과 양파도 좋다. 탈모 예방과 두피 건강을 위해 다양한 영양성분이 있는 호박씨와 해바라기씨를 먹기도 하고, 호박씨 오일을 섭취하거나 바르는 방법도 있다.

탈모치료제를 선택하든 건강기능식품이나 자연 요법을 선택하든 간에 무엇보다 중요한 것은 균형 잡힌 건강 식단과 건전한 생활 습관이다. 아직은 현대과학으로 탈모 문제를 완전정복하기 어렵다. 국내에 탈모 인구가 1,000만 가까이 되며 국내 탈모 시장 규모는 4조 원대에 달하는 것으로 추산된다. 상업적인 이유로 여기저기 퍼진 무분별한 가짜 탈모 정보가 많은데, 이 책에서 제공한 정보가 탈모로 고통받는 독자들에게 기쁜 소식이 되기를 기대한다.

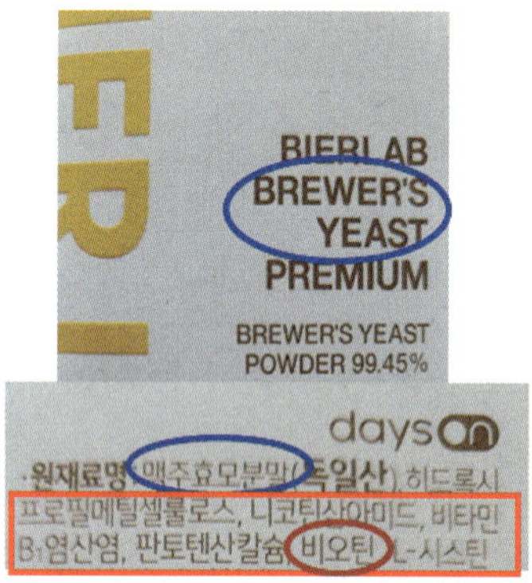

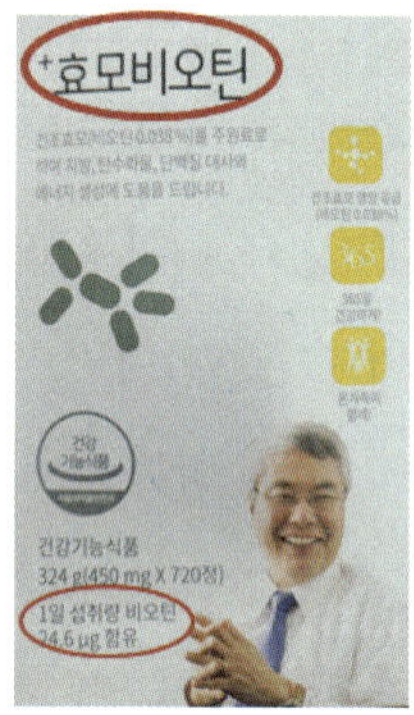

30

여성과 임산부에게 아주 중요한 비타민 B9(엽산)

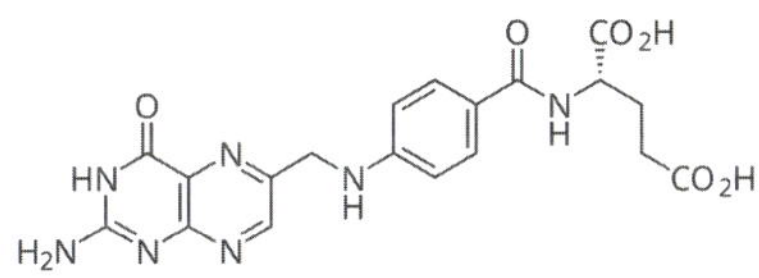

비타민 B9(엽산)의 화학구조

1920년대 인도 임산부에게 흔히 나타나는 빈혈이 있었다. 이것은 비타민 B12 부족으로 인한 악성빈혈과는 다른 질병이었기 때문에, 비타민 B12가 풍부한 소의 간 추출물로는 이들 임산부의 빈혈 증상이 치료되지 않았다. 1930년대 들어서부터 이런 특이한 빈혈 증세를 보이는 임산부에게 맥주효모 추출물을 먹게 하여 이 질병을 예방·치료하기 시작했다. 하지만 당시에는 효모추출물에 비타민 B9인 엽산 영양소가 풍부하다는 사실을 알지 못했다. 비타민 B9(엽산[葉酸])은 이렇게 임산부의 특이 빈혈 증상을 치료하는 과정에서 발견되었다. 1941년이 되어서야 시금치, 상추, 밀 배아 등에서 엽산 화합물을 분리해내었고, 라틴어의 folium(식물의 잎[foliage]이라는 뜻)에서 엽산(folic acid이기에 폴산이라고도 한다)이라고 명명하였다. 시금치나 상추 같은 채소류, 과일류, 콩류 등에 엽산이 풍부하기에 우리의 전통적인 식단으로도 충분히 섭취할 수 있다. 엽산은 산화되기도 쉽고 열에도 약해 조리과정에서 상당히(50~60%) 파괴된다. 따라서 엽산섭취를 위해서는 이런 식품들을 지나치게 열처리하지 않는 편이 좋다.

처음 임산부의 빈혈 증상을 비타민 B12가 있는 소의 간 추출물로 치료하고자 시도했던 까닭은 비타민 B9(엽산)과 비타민 B12(코발라민)의 결핍증세가 매우 비슷했기 때문이다. 사실 DNA 합성과정과 세포분열에 두 비타민이 모두 필요하고 상호 관련되어 있다. 엽산은 성장뿐만 아니라 적혈구를 형성하는 데에도 평생 계속해서 필요하다. 그래서 엽산결핍 시 세포분열에 이상이 오거나, 적혈구의 핵이 비정상적으로 크면서도 미숙한 상태가 되는 거대적아구(巨大 赤芽球; megaloblast) 빈혈 같은 증상이 나타난다.* 엽산이 없는 식사를 6~12주 정도 지속하면 적혈구에 문제가 생긴다. 특히 임신 초기에 엽산 요구량이 많이 증가하는데, 엽산이 부족하면 태아의 신경관 손상 기형아를 출산할 가능성이 큰 것으로 알려져 있다. 이외에도 엽산결핍은 다운증후군이나 언청이 출산, 유산과도 관련되어 있다. 알코올 중독자나 영양공급

---

* 적아구(赤芽球)는 적혈구 모세포를 말하는데, 거대 적아구는 핵은 성숙하지 않으나 비대해진 세포를 말한다. 비타민 B9과 비타민 B12 중 한 가지 이상이 결핍되면 세포 내 DNA 합성이 저해되어 사람의 골수에서 혈액 내로 보내지는 성숙한 적혈구 수가 감소하여 산소운반 능력이 저하되는 빈혈이 발생한다. 이를 거대 적아구 빈혈이라 한다. 이러한 빈혈로 피로감과 실신할 것 같은 기분이 들거나 가벼운 운동에도 숨이 차거나 손발이 저리는 등의 증상을 보인다. 거대 적아구 중 일부는 비정상적으로 크지만 파괴되기 쉬운 미성숙한 상태의 적혈구인 거대 적혈구로 자라기도 한다.

이 좋지 않은 노인들에게도 엽산결핍이 나타날 가능성이 크다. 앞에서 언급하였듯이 비타민 B9인 엽산과 비타민 B12는 대사적으로 상호연관되어 있고 결핍증상이 비슷하기에 둘 중 무엇이 문제인지 혼동하기 쉽다. 그렇기에 조기진단이 중요하며, 특히 임신 초기일수록 더욱 정확한 진단이 필요하다.

또한 엽산은 여성의 생식기 건강에도 매우 중요한 것으로 알려져 있다. 엽산이 부족한 여성은 자궁경부 이형성(cervical dysplasia) 질병이 생길 수 있다. 이 질병이 악화되면 자궁경부암으로 발전하기도 한다. 자궁경부 이형성 질병은 HPV 등의 감염이 아니라 엽산 영양소 결핍이 주요 원인일 수도 있다는 사실을 염두에 두어야 한다. 자궁경부암 환자의 1/3은 비타민 B9인 엽산 외에도 비타민 B6가 부족하다. 자궁경부 이형성 질환이 악화되면 다음 단계인 자궁경부암으로 발전하는데, 이는 물론 자궁경부암 백신 접종으로 예방할 수 있다. 하지만 백신 부작용도 존재하므로 바이러스로 인한 감염이 아닌 자궁경부 이형성증인 경우에는 엽산을 충분히 공급하기만 하면 쉽게 예방할 수 있다는 사실을 알 필요가 있다.

미국에서는 임산부의 신경관 결손 기형아 출산을 방지하기 위해 1998년부터 곡류에 엽산첨가를 의무화하였는데, 그 이후 미국인들의 엽산 영양 상태가 크게 개선되었다. 그러나 식품으로 섭취되는 엽산의 체내 이용률은 엽산 영양제보다 낮으므로, 추가로 엽산제를 복용하는 것을 권고하고 있다. 임산부는 가임기 여성의 하루 엽산 권장량 400 μg보다 더 많은 600 μg 섭취를 권장하므로 임신 두 달 전부터 출산 두 달 후까지 엽산섭취를 권장한다. 전 세계적으로 엽산은 식이 보충제 및 식품 강화제의 성분으로 많이 이용되고 있으며, WHO에서는 이를 필수 의약품 목록에 넣어 개발도상국 건강을 위해 널리 사용하고 있다.

엽산은 세포 성장과 분화에 중요한 역할을 하기에, 임산부에게 엽산결핍은 심각한 문제를 일으키지만, 엽산의 과다섭취도 문제가 될 수 있다. 하루 1 mg 이상의 고용량 엽산 보충제 섭취는 메스꺼움이나 복통뿐만 아니라 기형아 출산의 위험을 증가시킬 수 있다. 임산부가 비타민제를 복용할 때는 의사의 처방을 따라 임산부용 전문 비타민제를 사용하는 것이 좋다.

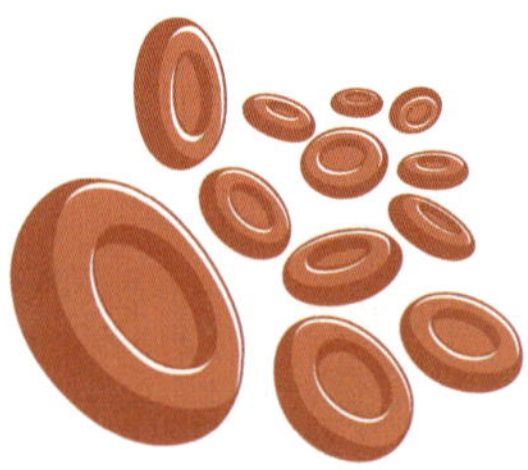

31

빈혈과 신경 비타민으로 알려진 비타민 B12(코발라민)

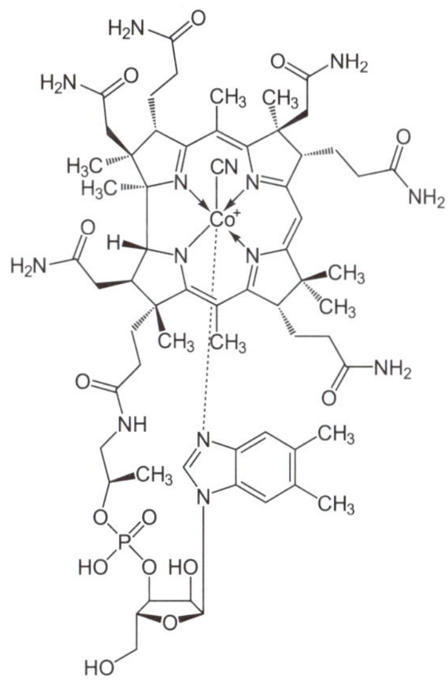

비타민 B12(코발라민 또는 시아노코발라민)의 화학구조

1820년대 영국에서 악성빈혈(pernicious anemia) 증세가 처음으로 알려졌다. 발병 후 수년 이내에 사망하는 치명적 질병이었다. 그러나 그 원인도 해

결책도 찾을 수 없는 채로 100년이 흘러갔다. 1920년대 들어서 미국 의사인 조지 휘플(George Whipple)의 개 빈혈 치료를 바탕으로 독자적으로 빈혈 연구를 진행한 조지 미노트(George Minot)와 윌리엄 머피(William Murphy)에 의해 죽음에 이르는 이 악성빈혈 질병을 해결할 수 있었다. 빈혈증세이지만 철분의 공급만으로는 해결되지 않았고 철분과 단백질을 함께 복용해야 효과적이었기에 소의 생간(raw liver)을 먹게 하였다. 연구 과정에서 소의 생간에 악성빈혈을 치료하는 성분이 있다는 것을 알게 되어 악성빈혈 치료법을 개발하였고, 이후 지속된 추가연구로 비타민 B12인 코발라민의 존재가 알려졌다. 사실 조지 휘플, 조지 미노트와 윌리엄 머피는 이 악성빈혈 치료의 업적으로 1934년 노벨 생리의학상을 받았지만, 치료성분인 비타민 B12 구조가 무엇이었는지는 밝히지 못했다. 이후에 비타민 B12를 분리한 업적과 구조를 밝힌 업적으로 1957년 알렉산더 토드(Alexander Todd) 교수, 1964년 도로시 호지킨(Dorothy Hodgkin) 두 명의 교수가 추가로 노벨 화학상을 받게 된다.

비타민 B12의 결핍으로 인한 이 악성빈혈을 거대 적혈구 빈혈이라고 부른다. 비타민 B12가 부족해지면 대표적으로 DNA 합성이 저해되어 비정상적으로 크기가 크고 파괴되기 쉬운 적혈구가 생성된다. 그래서 악성빈혈과 함께 신경계 이상을 가져오는데, 발병 후 2~5년 내로 사망하는 무서운 질병으로 알려져 있다. 여기서 비타민 B12는 거대 적아구 빈혈을 일으키는 비타민 B9 결핍성 빈혈과 연결되어 있다. 비타민 B12는 비타민 종류 중에서도 가장 복잡한 화학구조를 가진다. 구조적으로 아주 특이하게 시아노(CN) 그룹이 연결된 코발트(Co) 금속이 비타민 B12 구조의 중심에 있기에 코발라민 또는 시아노코발라민(cyanocobalamin)이라 부른다. 비타민 B12는 인체가 가진 모든 세포의 신진대사에 관여하는 수용성 비타민으로, DNA 합성과 지방산 및 아미노산 대사의 보조인자이다.

비타민 B12는 육류 식품의 간과 근육에 주로 들어있고 우유나 달걀 등 유제품에도 들어있다. 해조류 같은 일부 식물에 소량 존재한다. 다른 해조류는 크게 도움이 되지 않지만, 김은 비타민 B12의 아주 좋은 공급원이다. 사람은 대부분의 비타민 B12를 동물 단백질을 통해 공급받는다. 그렇기에 육류는 물론이고 유제품까지 전혀 섭취하지 않는 비건 채식주의자들은 비타민 보충제 등을 통해서 비타민 B12를 공급받아야 한다.* 그렇지 않으면 심각한 건강상의 위험을 초래할 수 있다. 실제로 인도와 홍콩의 약 80% 비건 채식주의자에게서 비타민 B12 결핍이 보고되고 있다. 비타민 B12가 결핍되면 악성빈혈이나 말초 신경염, 정신질환 등이 나타나고, 유아의 경우 두뇌 성장이 지연되는 문제가 나타난다. 생체이용률이 낮은 비활성형 B12 시아노코발라민보다 효능이 좋은 활성형 B12인 히드록소코발라민, 메칠코발라민(메코발라민)이 많이 이용된다(앞의 〈13 활성형 비타민 B에 대하여〉를 참고하라). 비타민 B12는 신경계뿐만 아니라 에너지, 수면에도 매우 중요한 비타민이다. 특히 자가면역 질환자, 술을 많이 먹고 스트레스를 많이 받는 사람, 신경통이나 만성피로에 시달리는 사람들에게 충분한 비타민 B12가 필요하다. 또한 비타민 B12는 치매 예방에도 도움이 되는 것으로 알려져 있다. 비타민 B12는 뇌혈관을 수축시켜 치매를 유발하는 호모시스테인의 혈중 농도를 떨어뜨려

---

* 채식주의자를 비건(vegan)과 베지테리언(vegitarian)의 두 부류로 크게 구분할 수 있다. 비건은 곡물, 과일, 채소 등 식물성 식품만을 먹는 엄격한 채식주의자로 육류 등의 동물성 식품만이 아니라 우유와 달걀 같은 낙농 제품, 어류 등 동물성 원료로 만든 제품을 일절 섭취하지 않는다. 베지테리언은 엄격한 비건과 달리 온건한 채식주의자로 우유, 달걀, 치즈 등으로 만들어지는 유가공 제품은 섭취한다. 이들을 락토-오보 베지테리언(lacto-ovo vegitarian)이라고도 부른다.

치매 예방에 도움이 되기 때문이다. 국내 노인의 약 40%가 비타민 B12 결핍 상태이며, 그중에서도 치매 가능성이 있는 노인들에게는 일반인보다(3 ug) 훨씬 많은 양(500~1,000 ug)을 섭취하도록 권장한다(한편, 비타민 D 부족도 치매와 인지기능 저하와 관련되기에 그런 위험군은 비타민 D도 충분히 섭취하는 것이 좋다[•]).

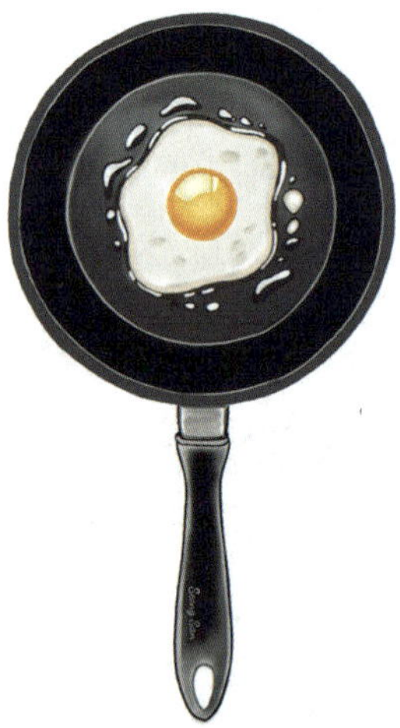

• 치매에 대한 내용은 3장의 〈12 비타민 D 결핍의 이유〉에서도 언급하고 있다.

32

비타민 B군이 첨가된 가공식품과 에너지 음료

비타민 B군은 일반 음료나 시리얼, 라면 등과 같은 가공식품에도 널리 이용되어 비타민 강화물질로 첨가되고 있다. 아래와 같이 라면 스프에는 비타민 B1, 비타민 B2가 포함되어 있다. 자양강장제로 많이 사용되는 박카스에도 주성분인 타우린 외에도 비타민 B1, 활성 비타민 B2(리보플라빈 포스페이트), 비타민 B3, 비타민 B6의 여러 종류 비타민 B군이 첨가되어 있다.

국내에서 유통되는 박카스 제품과 같은 비타민 음료는 전 세계적으로 에

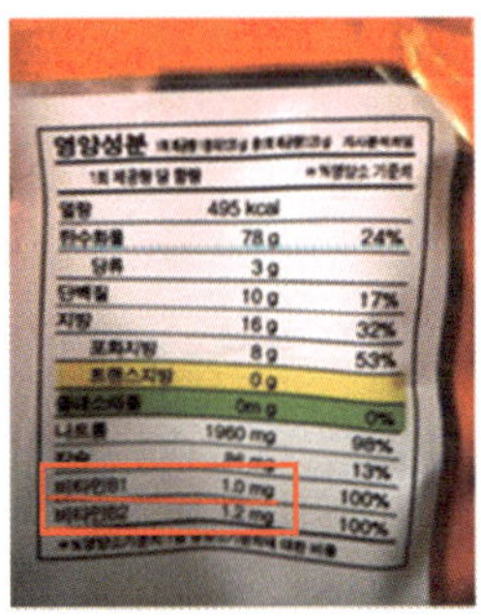

영양성분
495 kcal
78 g 24%
3 g
10 g 17%
16 g 32%
8 g 53%
0 g
1960 mg 98%
13%
1.0 mg 100%
1.2 mg 100%

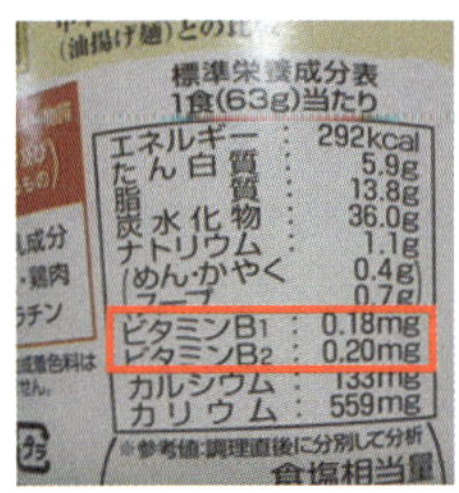

標準栄養成分表
1食(63g)当たり
エネルギー : 292kcal
たん白質 : 5.9g
脂質 : 13.8g
炭水化物 : 36.0g
ナトリウム : 1.1g
(めん・かやく 0.4g)
ビタミンB1 : 0.18mg
ビタミンB2 : 0.20mg
カルシウム
カリウム : 559mg
※参考値:調理直後に分別して分析
食塩相当量

국내 라면(왼쪽)과 일본 라면(오른쪽) 스프 성분에 포함된 비타민(ビタミン) B1과 비타민(ビタミン) B2

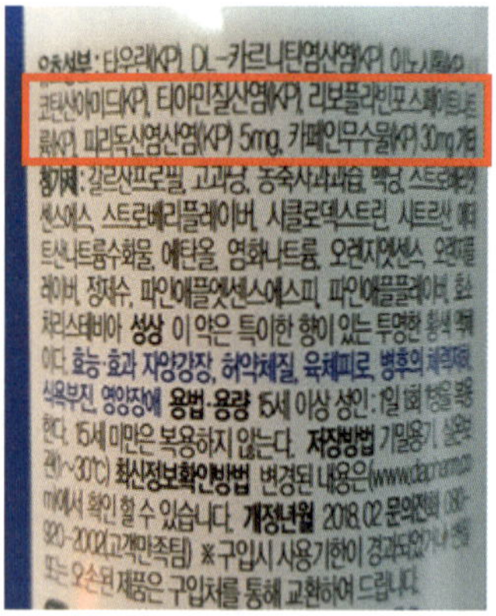

박카스 성분으로 첨가된 비타민 B군: 비타민 B1(티아민질산염), 활성 비타민 B2(리보플라빈포스페이트), 비타민 B3(니코틴산아미드), 비타민 B6(피리독산염산염)

너지 드링크라는 이름으로 상당히 큰 시장을 이루고 있다. 대표적인 예로 5 Hour Energy와 몬스터 에너지 음료(monster energy drink)가 있는데, 타우린과 카페인 성분 외에 여러 종류의 비타민 B군이 들어있다. 아래 그림은 미국에서 시판되고 있는 5 Hour Energy의 영양성분표이다. 이 음료 성분으로 비타민 B3, 비타민 B6, 비타민 B9, 비타민 B12이 들어있음을 볼 수 있다. 하루 필요량의 수 배에서 수십 배에 해당하는 상당한 양의 비타민 B군이 한 병 안에 들어있어, 이를 섭취하는 피곤한 현대인들에게 활력을 주기도 한다. 그렇기에 이를 필요에 따라 적절히 이용할 수 있다. 과량 비타민 B군의 국내 영양제 제품이나 해외직구 제품을 이용할 때도 이 측면을 고려해야 한다. 앞에서 언급한 〈14 활성 비타민 B군을 지나치게 남용하지 말라〉의 내용처럼, 에너지 드링크 매니아 또는 비타민 B군 영양제 매니아가 되어 매일 매일 과량 비타민 B군을 복용하거나, 피곤할 때마다 습관적으로 남용하는 것은 바람직하지 않다. 영양이 균형 잡힌 건강 식단이 가장 최우선이고, 이런 것들은 보조 역할로만 사용되어야 한다.

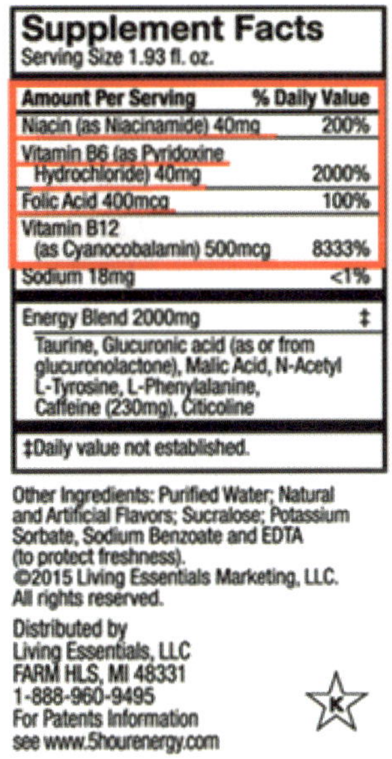

Supplement Facts
Serving Size 1.93 fl. oz.

Amount Per Serving	% Daily Value
Niacin (as Niacinamide) 40mg	200%
Vitamin B6 (as Pyridoxine Hydrochloride) 40mg	2000%
Folic Acid 400mcg	100%
Vitamin B12 (as Cyanocobalamin) 500mcg	8333%
Sodium 18mg	<1%
Energy Blend 2000mg	‡
Taurine, Glucuronic acid (as or from glucuronolactone), Malic Acid, N-Acetyl L-Tyrosine, L-Phenylalanine, Caffeine (230mg), Citicoline	

‡Daily value not established.

Other Ingredients: Purified Water; Natural and Artificial Flavors; Sucralose; Potassium Sorbate, Sodium Benzoate and EDTA (to protect freshness).
©2015 Living Essentials Marketing, LLC. All rights reserved.

Distributed by
Living Essentials, LLC
FARM HLS, MI 48331
1-888-960-9495
For Patents Information
see www.5hourenergy.com

미국에서 시판되는 5 Hour Energy 음료에 포함된 비타민 B군: 비타민 B3, 비타민 B6, 비타민 B9, 비타민 B12이 과량으로 들어있다.

33

건강기능식품은 의약품이 아니므로 맹신하지 말아야!

-비타민도 건강기능식품 중 하나이다-

건강의 가장 중요한 세 가지 요소를 영양과 운동 그리고 수면이라 말한다. 충분한 영양의 식사와 적절한 운동 그리고 충분한 수면, 이 세 가지가 균형 있게 종합된 생활 습관이 우리 자신의 건강을 좌우한다. 그중에서도 영양과 관련되어 매일, 그리고 수시로 선택하면서 접하는 식품은 사람의 생존에 직접적인 영향을 주는 가장 기본적이고 중요한 것이라 할 수 있다. 식품과 관련된 것으로 건강기능식품(health functional food)이 있다.•

건강기능식품이란 '건강에 도움을 줄 수 있는 원료나 성분을 사용하여 제조·가공한 식품'을 말한다. 건강기능식품은 어떤 특정 성분을 섭취하기 쉽도록 농축액(엑스)이나 알약 등의 형태로 만들어 놓은 것이 대부분이다. 하

• 건강기능식품이란 일상에서 결핍되기 쉬운 영양소 또는 인체에 유용한 '기능성'을 가진 원료나 성분을 사용하여 정제, 캡슐, 액상 등 여러 가지 제형으로 제조 가공한 식품이다. 식품의약품안전처가 동물시험, 인체적용시험 등 과학적 근거를 평가하여 기능성 원료를 인정하고 있으며, 인정받은 기능성 원료로 만든 제품이 바로 건강기능식품이다.

지만 중요한 것은 건강기능식품은 어디까지나 이름 그대로 식품일 뿐이고 의약품이 아니라는 사실이다. 건강기능식품은 의약품 허가에서 요구하는 수준으로 그 효능과 안전성을 검증하는 과정을 거치지는 않는다.[••] 그렇기에 건강기능식품을 의약품처럼 여기고 질병을 치료하거나 예방하려고 하는 것은 위험한 생각이다. 건강 전문가인 의사들은 대체로 건강 예방과 질병 치료를 위해 건강기능식품을 섭취하는 것을 권장하지 않는다. 단, 건강기능식품의 한 종류인 비타민 및 무기질 등의 경우는 예외이다. 이들의 생체 내 역할은 과학적으로 많이 밝혀졌기에, 의사들도 긍정적으로 보는 편이다.

과학적인 효능이나 부작용이 의약품만큼 충분히 검증되지 않은 건강기능식품을 과신하여 이를 무리하게 섭취하면 본인의 정확한 건강상태를 파악하지 못할 수 있다. 스스로의 판단이나 주위 사람의 단순한 경험에 솔깃하여 진료를 받는 대신 건강기능식품만 오랫동안 섭취하다가 질병이 악화되어 치료받을 골든타임을 놓칠 수 있기에 의사들은 이를 추천하지 않는 편이다. 건강기능식품은 용어 그대로 건강에 도움을 줄 수 있는 식품이지, 절대로 의약품이 아니라는 사실을 명심해야 한다. 그러므로 어떤 질병의 초기 단계라 할지라도 전문 의료인의 진단과 처방에 따르는 대신 건강기능식품을 이용하

•• 건강기능식품을 의약품같이 질병의 치료나 예방에 효과가 있는 것처럼 신문, TV 등의 매스컴 광고에서 선전하면 이는 과대광고에 해당한다. 건강기능식품이 의약품 수준으로 인정받으려면 반드시 질병의 치료나 예방에 대한 효과 및 부작용에 대한 연구결과를 제출하여 전문적인 기관의 검증된 과정을 거쳐야 하기에 상당한 비용과 시간이 필요하다. 한편, 건강에 좋다고 알려진 '건강식품(또는 천연식품)'과 건강효능이 있는 기능성 원료나 성분이 포함된 제품으로 가공된 '건강기능식품'은 다르다. '건강기능식품'은 우리나라 식약처 건강기능식품에 관한 기준과 규격에 따라 제품이 만들어지기에 『건강기능식품』이라는 문구나 인증마크가 표시되어 있다.

여 편리하게 자가치료(self-cure)로 해결하려 드는 것은 매우 위험하다는 점을 명심해야 한다.

우리나라 건강기능식품 품목에서 가장 많이 팔리고 있는 것은 홍삼 종류로, 무려 전체의 44%를 차지하니 거의 절반 정도이다. 두 번째로 많이 팔리고 있는 품목은 프로바이오틱스인 유산균(12%)이고, 세 번째는 비타민 및 무기질(10%)이다. 2022년 통계로 한국건강기능식품의 국내 시장 규모가 6조원을 넘어 급증하고 있는데, 위 세 가지 품목이 국내 전체 건강기능식품 전체 매출액에서 60% 정도를 차지하고 홍삼은 전체의 27%를 차지하고 있다. 이렇게 홍삼 관련 제품들이 국내 건강기능식품에서 타의 추종을 불허하며 명실상부 최고를 차지하고 있지만, 전 세계 건강기능식품에서는 비타민 및 무기질 제품이 가장 큰 시장으로 전체의 약 40%를 차지한다.

우리나라의 경우, 국민의 80% 이상이 건강기능식품을 구매한 경험이 있으며 50세 이상 연령 대상의 시장이 꾸준히 증가하고 있다. 한편 20~30대의 젊은 층은 비타민 및 무기질 제품 선호도가 가장 높은 것으로 알려져 있다. 우리나라에서 건강기능식품으로 판매되고 있는 비타민 및 무기질의 제품 수는 6,400개가 넘을 정도로 다른 제품에 비해 많다. 이는 우리나라 소비자나 건강기능식품 회사에서도 건강을 위한 비타민 및 무기질에 대한 관심이 매우 높다는 증거라 할 수 있다. 비타민은 우리가 살아가는데 중요한 필수영양소이기에, 건강기능식품을 통해 비타민을 보충할 경우 이에 대한 올바르고 균형 잡힌 정보를 가지는 것이 매우 중요하다.

34

올바른 건강기능식품을 구매하기 위해 정보를 확인하라

1) 건강식품과 다르기에 건강기능식품의 문구나 도안을 확인하라

건강기능식품은 식약처가 과학적으로 어느 정도 건강기능을 인정하여 여러 가지 제형으로 제조 가공한 식품이다. 이와 달리, 건강에 좋다고 알려진 건강식품 또는 천연식품 등은 일반식품에 해당한다. 건강식품은 단순히 건강에 좋은 식품이라는 의미이며, 그렇기에 이런 일반식품은 섭취량 기준이 없고 건강기능식품과 같이 기능성에 대한 심사나 허가의 인정절차가 필요 없다. 그러나 건강기능식품을 구매할 때는 식약처에서 인정하는『건강기능식품』이라는 문구나 인증마크가 표시되어 있는지 확인할 필요가 있다. 국내에서 유통되는 건강기능식품은 식약처로부터 일정 기능성과 안전성을 어느 정도 평가받아 인정받기 때문이다. 만약 그러한 표시가 없다면 천연식품 등의 건강식품에 해당하는 일반식품이지 건강기능식품은 아니라는 사실을 기억하자.

자료: 식품의약품안전처

분류	건강기능식품	일반식품 (건강식품 또는 천연식품)
소관법률	건강기능에 관한 법률	식품위생법, 축산물위생관리법
제조허가	허가	등록
기능성· 안전성 심사	인체적용시험, 동물시험 등을 수행해 식약처로부터 인체기능성을 과학적으로 인정받음 유해물질검사, 독성시험 등을 수행해 식약처로부터 안전성을 과학적으로 인정받음	X
섭취량 기준	제품에 표시된 1일 섭취량에 따라 섭취	기준없음
문구나 인증마크	『건강기능식품』 문구나 인증마크 표시	X

자료: 건강기능식품 정보포털(HSIN) 사이트, www.hsinportal.co.kr

2) 건강기능식품협회에서 제공하는 건강기능식품 정보포털(HSIN)을 이용하라•

2022년 한국건강기능식품협회는 건강기능식품에 관한 올바른 정보 제공과 소비자 피해 예방을 위해 '건강기능식품 정보포털(HSIN)'을 개설했다. 아래의 건강기능식품 정보포털은 정부 및 민간에서 보유한 건강기능식품 관련 다양한 데이터를 수집 및 연계한 통합 플랫폼이다. 제품별 기능성 내용과 원료 주의사항 등을 위한 검색기능과 허위·과대광고 등과 관련된 위해정보 기능 등이 있어 홈페이지에서 건강기능식품 관련 정확한 정보를 편리하게 조회 및 활용할 수 있다. 특히 건강기능식품을 질병치료 효능이 있는 의

• 한국건강기능식품협회에서 제공하는 '건강기능식품 정보포털(Health Supplements INformation portal, HSIN) 사이트는 다음과 같다. www.hsinportal.co.kr

약품처럼 표현하거나, 일반식품을 건강기능식품처럼 표시하는 광고는 모두 허위·과대광고에 속하기에 주의해야 한다. 현재까지 업데이트된 허위·과대광고 전체현황을 건강기능식품 정보포털에 식약처 보도자료나 적발 사례로 공지하고 있기에 이를 확인할 필요가 있다.

3) 해외제품을 구매할 경우, 한글 표시를 확인하라

건강에 관한 관심과 함께 건강기능식품을 섭취하는 인구가 증가하면서 저렴한 가격과 다양한 제품에 관심을 가지고 온라인을 통해 해외제품을 구입하는 사람이 늘었다. 그런데 해외에서 유입되는 제품 일부는 국내에서 사용금지인 성분을 사용한 경우가 있기에 안전성이 보장되지 않는다는 단점이 있다. 심지어 부작용 등으로 피해를 보더라도 보상이 어려울 수 있다. 국내 판매가능제품인지 확인하기 위해 먼저 정식 수입 통관을 거친 제품인지를 확인하고, 수입(제조)업체명과 원재료명 등의 한글 표시를 반드시 확인해야 한다. 한글표시가 없는 제품은 정상적인 수입절차를 거치지 않은 것이므로, 이로 인해 발생하는 피해에 대해 법적 보호나 보상을 받기 어렵다. 또한 '건강기능식품 정보포털(HSIN)'의 위해 정보란에 해외직구 식품차단 제품정보와 함께 위해 검출성분도 공지하고 있기에 이를 눈여겨 볼 필요가 있다.

2장

비타민 C와 건강

가장 쉽고 가장 저렴하게
건강을 선물하는 비타민 C

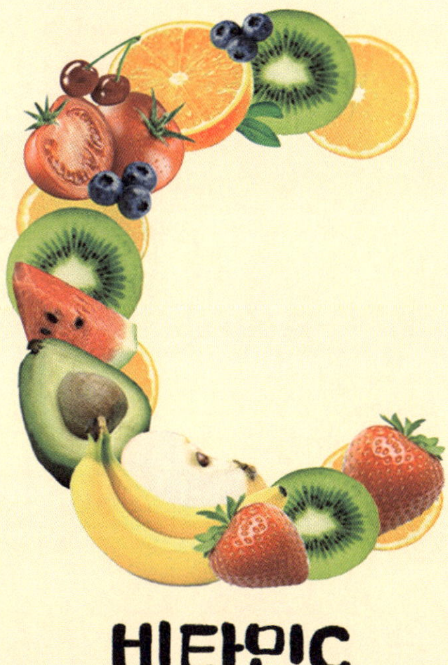

01

괴혈병과 비타민 C의 역사

비타민 C는 여러 비타민 가운데 가장 친숙하고 가장 유명한 비타민이다. 특히 몇백 년 동안 수많은 사람들에게 고통을 안겨준 기괴한 질병인 괴혈병(壞血病, scurvy)과 관련되어 있기에 더욱 그러하다. 괴혈병은 과일이나 채소에 있는 아스코르브산(ascorbic acid)이라는 비타민 C 결핍 때문에 생기는 병

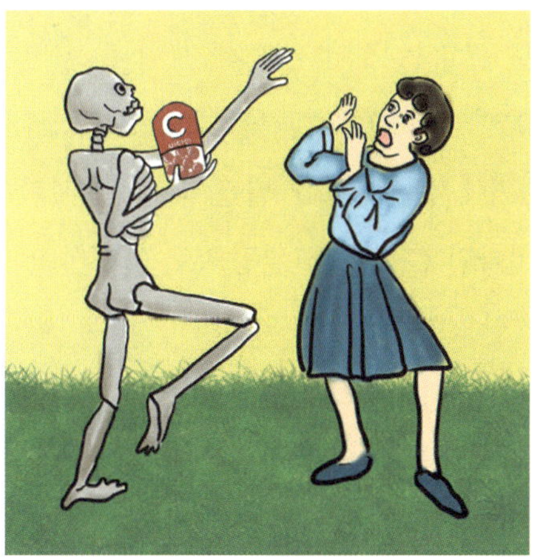

이다. 비타민 C가 없는 식단이 4주 정도 계속되면 괴혈병 증상이 나타날 수 있다. 비타민 C가 결핍되면 체내 콜라겐이 충분히 형성되지 않아 힘줄, 피부, 혈관, 관절과 뼈 등 결합조직에 문제가 생기기 때문이다. 괴혈병은 잇몸 사이의 출혈을 일으키는 증상으로 시작하여 종창과 장내 출혈, 관절통, 골절, 철 결핍성 빈혈 등으로 사망에 이르게 하는 무서운 병이다.

괴혈병 발병은 시대의 흐름과 함께 동서양 식단의 차이에도 긴밀한 연관성이 있다. 아시아는 유럽에 비하면 비타민 C가 풍부한 식물성 식단 위주였고, 장거리 항해가 드물었기에 괴혈병이 거의 발생하지 않았다. 반면, 유럽에서는 1492년 콜럼버스의 신대륙 발견 이후 대항해 시대가 본격적으로 시작되면서 괴혈병이 악명을 떨치게 되었다. 당시 오랜 기간 바다 생활을 해야 하는 선원이나 탐험가들에게 괴혈병은 침묵의 암살자, 바다의 역병이라 불리며 이름 그대로 무서운 괴질 그 자체였다. 망망대해의 배 위에서 원인도 모른 채 피 흘리며 죽어가게 하는 이 무서운 괴질을 막기 위해 당시 미신적인 주술행위나 민간요법을 써보았지만, 도무지 해결할 수 없었다. 믿을 수 없는 사실은 대항해 시대에 전투나 난파 등으로 죽은 사람보다 괴혈병으로 인한 사망자가 압도적으로 많다는 것이다. 18세기 영국 선원만 100만 명 이상, 유럽 전체적으로는 200만 명 이상이 괴혈병으로 사망했다고 알려져 있다. 포탄이 쏟아지는 전쟁터에서는 이보다 훨씬 더 많은 사람이 죽어갔겠지만 대항해 시대에 단지 비타민 C 영양소 결핍으로 이렇게 많은 희생자가 나왔다는 것은 참으로 끔찍한 일이 아닐 수 없다.

흥미롭게도, 북미 원주민들, 특히 에스키모 사람들은 전통적으로 신선한 과일과 채소를 먹지 못하는 환경 속에서도 괴혈병 환자가 거의 없다고 알려져 있다. 날고기를 먹는 에스키모인들은 동물을 사냥하자마자 내장에서 신선한 콩팥 부위를 먼저 먹는다. 콩팥 위에 붙어있는 부신에는 고농도의 비타민 C가 함유되어 있기 때문이다. 그들은 익히지 않고 날고기로 콩팥 부위 부신을 먹어야만 효과가 있다는 사실도 경험적으로 알았던 것으로 보인다. 콩팥 부위가 '비타민 C 엑기스(?)'라는 사실을 그들이 어떻게 알았으며 날것으로 섭취해야 한다는 비결은 또 어떻게 터득하게 되었는지 정말 신기하고 놀라운 일이다.●

역사 속에서 에스키모인들과 별개로 괴혈병 문제로 고통당하다가 해결책을 찾고자 하는 사람들이 있었는데, 바로 8세기 말부터 해양활동을 활발하게 하던 바이킹족이다. 괴혈병을 뜻하는 scurvy는 바이킹족 노르웨이 말에서 유래되었다. 장거리 항해를 떠나는 바이킹 전사들은 괴혈병으로 고통받다가 아메리카 해안가에서 자라고 있는 야생 겨자풀의 일종인 양고추 냉이풀을 섭취한 것으로 보인다. 양고추 냉이풀(scurvy grass; '괴혈병 풀'이라는 뜻)에서 scurvy의 어원이 유래되었음을 짐작할 수 있다. 양고추 냉이풀에 비타민 C가 상당량 함유되어 있어 괴혈병 치료에 사용된 것으로 보이지만 그 치료법은 계승되지 못했고 단절되어 버렸다.

● 비타민 C는 열에 약한 성질이기에 가열하면 파괴된다. 체내에서 비타민 C가 가장 많이 들어있는 조직은 부신이다(혈액의 100~200배). 뇌에도 고농도 비타민 C가 들어있기에 뇌에 비타민 C가 결핍되면 여러 신경질환이 생길 수 있다. 한편, 에스키모 사람들은 사냥한 북극곰의 간은 절대 먹지 않는다. 그들이 북극곰의 간을 먹지 않는 이유는 20세기에 들어와서 과학적으로 밝혀지게 된다. 북극곰은 먹이사슬의 정점에 있기에 곰의 간에는 레티놀 성분의 비타민 A가 대량으로 농축되어 있다. 그래서 북극곰의 간이 들어간 요리를 먹으면 고농축된 비타민를 과잉섭취하게 되어 급성독성으로 죽거나 중병을 앓게 된다. 북극 탐험가들은 사냥으로 잡은 북극곰의 간이 들어간 요리를 먹고 변을 당했지만, 에스키모 사람들은 오랜 세월의 경험을 통해 북극곰의 간의 독성을 알고 있었던 것이다.

02

제임스 린드의 괴혈병 치료 이야기

15세기부터 시작된 대항해 시대 이후, 영국은 왕성한 해상무역과 탐험으로 '해가 지지 않는 나라'의 대영제국을 건설하였다. 그러나 동시에 100만 명 이상의 영국 선원이 괴혈병으로 사망하는 엄청난 대가를 치루었다(세상에는 공짜가 없는 게 분명하다). 1740년대 영국해군 군의관이었던 제임스 린드(James Lind)는 해상에서 감귤류(citrus)를 가지고 괴혈병에 걸린 선원을 치료하면서 임상실험을 통한 체계적인 치료법을 제시하였다. 물론 제임스 린드가 감귤류를 사용하여 괴혈병 치료법을 제안한 최초의 사람은 아니다. 그 전부터 몇몇 사람들이 감귤류를 이용한 괴혈병 치료 가능성을 제안했지만 이를 입증하는 실험까지 하지는 않았다. 1747년 린드 군의관은 체계적인 임상

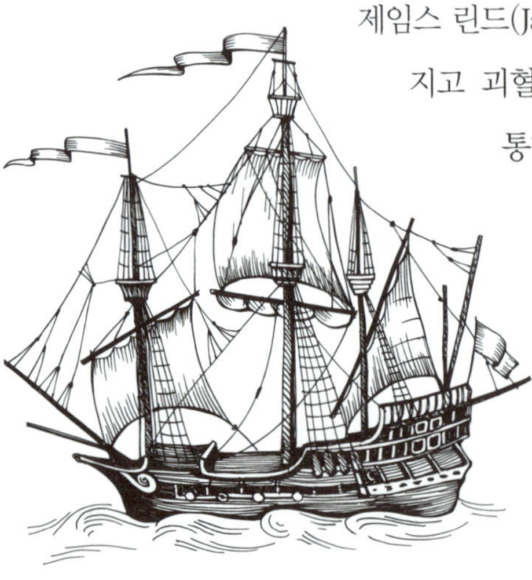

대조 실험으로 괴혈병에 걸린 선원에게 오렌지와 레몬을 먹게 하여 그 효과를 확인할 수 있었다. 1753년 이런 경험적 결과를 토대로 '괴혈병에 관한 논문(A treatise on the scurvy)'을 학계에 발표하였다. 하지만 그는 당시 전문가들을 충분히 설득시키지 못했으며, 결국 그가 제안한 치료법도 받아들여지지 않았다.• 당시 린드 군의관도 괴혈병을 인체의 부패 현상으로 보고 오렌지와 레몬을 이용해서 괴혈병을 치료하는 것으로 생각했기 때문이었다.

무엇보다도 몇백 년 동안 수많은 사람을 죽게 했던 이 무시무시한 괴질이 이렇게 쉬운 방법으로 마법같이 치료된다는 것 자체가 사람들에게는 허황하게 보였기에 받아들여지지 못했다. 당시 비싼 과일이었던 레몬을 구해서 싣는 비용과 장기간 항해하는 좁은 배에 보관 창고를 확보해야 한다는 실제적인 문제들도 있었다. 하지만 무엇보다 이 질병이 왜 발생하는지를 린드 군의관조차 전혀 알지 못했다. 또 하나의 큰 이유는, 몇백 년 동안 겪어온 이 무시무시하고 기괴한 괴질이 무명의 스코틀랜드 에든버러 출신의 제임스 린드 군의관이라는 사람이 해결할 수 있으리라고 여기지 않아 수십 년 동안 그 치료법을 무시한 것으로도 보인다.•• 무명의 린드 군의관과는 비교할 수 없는 동시대 유명한 탐험가였던 제임스 쿡 선장도 여러 차례의 장기항해에서 괴혈병을 치료한 경험이 있었지만, 그의 치료비법(?) 조차 사람들의 인정을 받지 못할 정도였으니 당시의 시대상황을 짐작할 수 있을 것이다.•••

결국 1753년 린드의 논문발표 후 40여 년이 지난 1795년이 되어서야 영국 해군은 린드의 괴혈병 치료법을 공식적으로 인정해 해군 병사의 식사에 레

• 제임스 린드가 발표한 이 논문은 본래 450페이지에 달하지만, 비타민 C에 대한 실험내용은 4페이지 정도로 당시 관련 전문가를 설득할 만큼 설명이 충분치 않다.

몬 또는 라임주스를 배급하게 되었다. 이미 린드 군의관이 죽고 난 다음 해의 일이자 40여 년간 더 많은 희생을 치르고 나서야 이루어진 일이었다. 대항해 시대에 가장 무서운 질병 중 하나로 수많은 사람을 죽음과 공포에 떨게 했던 괴혈병을 간단히 치료할 방법이 있었음에도 불구하고, 그 방법이 40여 년 동안 빛을 보지 못한 것을 영국 내에서도 안타깝게 여기고 있다.

당시는 영국이 대영제국으로 호령하던 시대였기에 비싼 레몬 대신 값싼 라임을 식민지 인도에서 쉽게 조달할 수 있었다. 괴혈병을 예방해주는 라임을 저렴하게 공급할 수 있는 이러한 시대적 배경은 영국해군에게 하늘이 준 기회였다(그 후로 영국 선원과 영국사람을 조롱할 때 라이미[limey]라는 표현을 사용하였는데, 이는 '배에 라임[lime] 같은 것을 싣고 다니는 우스꽝스러운 자'라는 뜻이다). 사실 린드 군의관조차도 괴혈병에 오렌지나 레몬 섭취가 왜 효과적인지 전혀 알지 못했다. 1795년 영국해군이 린드 군의관의 제안

●● 제임스 린드가 괴혈병 치료 연구를 발표했지만 충분한 신뢰를 주지 못해 40여 년 동안 치료법이 채택되지 않았다. 그 이후에 동시대 인물인 18세기 영국의 유명한 탐험가인 제임스 쿡(James Cook) 선장도 괴혈병 문제를 해결하기 위해 많은 노력을 하였다. 제임스 쿡 선장은 사워크라우트(sauerkraut)라는 독일 채소요리를 선원들에게 반강제적으로 먹이는 식이요법으로 괴혈병 사망자 없이 성공적으로 세계 일주를 한 유명한 역사를 남겼다. 당시 장기항해에서 살아 돌아온 사람이 20~30% 정도였고 대부분 괴혈병으로 죽어갔다. 사워크라우트는 독일어로 신(sauer) 양배추(kraut) 뜻을 가진 '신 양배추' 발효음식으로, 양배추에 소금을 절여서 만든다. 이를 '독일 김치', '양배추로 담근 백김치'라 볼 수 있는데 우리나라 김치처럼 독일 발효식품의 대표적 음식으로 알려져 있다. 양배추에 들어있는 비타민 C 성분을 섭취함으로써 괴혈병을 치료했던 것이다.

●●● 사워크라우트 외에도 제임스 쿡 선장은 탐험 중에 뉴질랜드 고유의 유채과에 속한 약초를 찾아 선원들에게 먹여 괴혈병을 치료한 기록도 있다. 그래서 이 약초를 제임스 쿡의 괴혈병풀(Cook's scurvy grass)이라 부른다. 그렇게 여러 차례 괴혈병을 치료하였음에도 불구하고 괴질을 해결할 수 있는 절호의 기회를 놓쳐버린 안타까운 역사가 있다.

을 공식적인 치료법으로 받아들였지만, 당시 인체를 부패시키는 괴질로 알려진 괴혈병의 원인을 알고 전 세계에서 이를 완전히 정복하기까지는 다시 130여 년이라는 오랜 시간이 지나야만 했다. 1920년대 이후에야 과일에 들어있는 비타민 C의 존재가 헝가리 알베르트 센트죄르지(Albert Szent-Győrgi) 교수에 의해 밝혀졌다. 그제야 괴혈병과 해결책에 대한 올바른 정보와 해결책이 제공된 것이다. 비록 미흡하기는 했지만, 제임스 린드는 괴혈병 연구로 해군의학의 아버지로 불리면서 질병과 관련된 보건위생학 분야에서 선구자 역할을 하였다. 미국의 오렌지 선키스트(Sunkist) 기업은 제임스 린드의 감귤류(citrus)를 이용한 괴혈병의 예방의학 공로를 인정하면서 그의 모교인 에든버러 의과대학을 후원하고 있다.

1928년 헝가리 생화학자 알베르트 센트죄르지 교수는 과일이 공기 중에서 산화되어 변하는 갈변현상을 막아 주는 물질을 찾다가 우연히 비타민 C라는 존재를 발견하였다. 소의 부신에서 분리한 이 단일 화합물이 항괴혈병 효능의 수용성 비타민 C임을 발견하였으며, 이것을 처음에는 헥수론산(L-hexuronic acid)이라 명명하였다. 이후 영국 화학자 월터 노만 하워스(Walter Norman Haworth) 교수는 이 비타민 C 화합물을 실험실에서 합성하였다. 두 과학자는 이 물질에 괴혈병을 예방하고 치료하는 항괴혈이란 의미의 아스코르브산(ascorbic acid)이라는 명칭을 붙였다.[••••] 이렇게 비타민 C를 통하여 인류를 무시무시한 괴혈병에서 구하는 공로가 인정되어 1937년 센트죄르지 교수는 노벨 생리학상을, 하워스 교수는 노벨 화학상을 받았다.

•••• 비타민 C 성분인 아스코르브산이라는 단어는 부정(not) 의미의 a와 괴혈병 scurvy가 합쳐서 항괴혈병(anti-scurvy)이라는 의미로 만들어진 합성어이다.

또한 센트죄르지 교수는 '헝가리 고추'라 부르는 파프리카에서 비타민 C를 얻는 방법을 연구함으로써 자신이 살던 헝가리 지역을 파프리카로부터 천연 비타민 C를 공급하는 산업센터로 만들었다(참고로 파프리카의 학술 공식명칭은 '착색단고추'이다. 파프리카 100 g에는 비타민 C가 80~180 mg 들어있는데, 이는 오렌지나 레몬보다 약 2~3배 더 많은 양이다).•

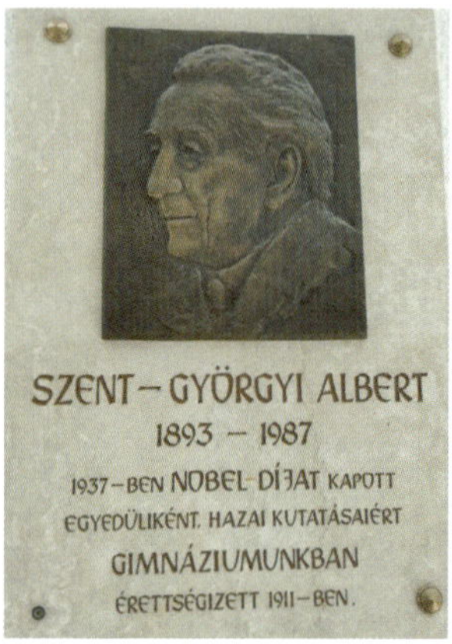
SZENT-GYÖRGYI ALBERT
1893 - 1987
1937-BEN NOBEL-DÍJAT KAPOTT
EGYEDÜLIKÉNT. HAZAI KUTATÁSAIÉRT
GIMNÁZIUMUNKBAN
ÉRETTSÉGIZETT 1911-BEN.

1937년 노벨상을 수상한 알베르트 센트죄르지(Albert Szent-Győrgi; Lónyay Street Reformed High School)

• 오렌지나 레몬 100 g에는 비타민 C가 대략 50 mg 정도 들어있다. 파프리카는 고추(sweet pepper)의 한 종류인 헝가리 고추이며, 국내 학술 공식명칭은 '착색단고추'이다. 일반적으로 고추에는 다른 채소에 비해 훨씬 많은 비타민 C가 들어있다(100 g당 약 70 mg). 서양식 고추라 부르는 파프리카와 피망을 우리나라와 일본에서는 다른 채소로 구분하지만, 서양에서는 동일한 것으로 본다(고추와 오이고추의 개량작물 정도). 실제로 파프리카는 피망과 분류학적으로 동일한 작물에 속한다. 파프리카는 피망을 개량해서 만든 작물로, 색깔별로 다양한 맛과 향을 가졌다. 파프리카(paprika)는 헝가리어와 네덜란드어로 표기되고 피망(piment)은 프랑스어로 표기되지만, 영어로는 파프리카나 피망 둘 다 sweet pepper, bell pepper라 부른다.

03

합성 비타민 C가 대량생산되어 보급되다

1930년대에 처음으로 비타민 C를 실험실에서 합성한 후 스위스의 호프만-로쉬(Hoffmann-La Roche) 회사는 합성 비타민 C를 대량생산하면서 최초로 인공적으로 합성된 비타민 C를 레덕손(Redoxon)이라는 상품명으로 시판하였다(처음에는 스위스 호프만-로쉬 회사에서 판매되었지만, 지금은 독일의 바이엘[Bayer] 회사 제품이다).•• 현재, 인공적으로 합성한 비타민 C는 전 세계적으로 영국과 중국 두 나라에서만 생산하고 있으며 중국산 비타민 C가 전체 95% 정도를 차지하고 있다. 그렇게 두 나라에서 생산된 합성 비타민 C 원료를 각 국가에서 수입하여 제품을 만드는데, 회사마다 특징적인 성분을 추가하기도 하면서 여러 제재 형태의 비타민 C 브랜드로 판매한다(미

•• 스위스 호프만-로쉬 회사가 1934년 처음으로 합성 비타민 C를 레덕손이라는 이름으로 판매한 것이 크게 성공하여 글로벌 회사가 되었고 비타민 시장의 선두주자가 되었다. 현재는 독일 바이엘 제약회사가 레덕손 상표를 인수하여 판매하고 있는데, 주요성분으로 비타민 C, 아연 Zn 미네랄, 중조가 들어있다.

국의 대표적인 건강식품회사인 GNC의 비타민 C 제품도 합성 비타민 C 원료 자체는 미국에서 생산하지 않기에 영국이나 중국 것을 수입하여 자사 제품으로 생산한다).

인공적인 합성 비타민 C는 대부분 아스코르브산 형태로 생산된다. 초기에는 옥수수 전분이나 감자 전분의 포도당(glucose)을 천연원료 출발물질로 사용하다가, 이후 개선된 공정에서는 소르비톨(sorbitol)에서 출발하여 화학적 또는 효소 반응을 시켜 합성 비타민 C를 생산한다. 사실 천연 비타민 C와 합성된 비타민 C는 화학적으로 동일하기에 생리적 효과에서 차이가 없다. 비타민 C의 여러 효능과 중요성이 알려지면서 현재 비타민 C는 여러 제제 형태로 시판되고 있다. 제제 종류로 정제(tablet)나 분말 형태(순수 100% 분말이거나 레모나 제품같이 다른 성분도 함께 있는 혼합형 분말)는 물론이고, 레덕손 같은 발포정, 아이들 입맛에 맞는 츄어블 타입, 드링크 형태의 액체, 고용량의 정맥주사제 등이 있다. 특히 외국에서 많이 시판되는 제품에는 레덕손과 같이 정제형 발포(effervescent) 비타민 C가 있다. 이 성분에는 비타민 C 분말과 아연 성분 외에 중조($NaHCO_3$)가 함께 들어있다. 이 발포비타민 정제에 물을 가하면 순간적으로 이산화탄소 가스가 발생하면서 아스코르브산 나트륨(sodium ascorbate)으로 변화된 비타민 C 염 형태의 수용액이 된다. 이는 약산인 비타민 C와 염기

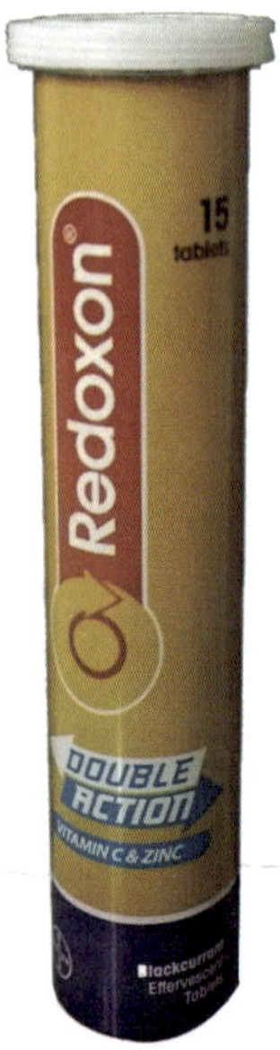

발포 비타민 C 정제로 된 레덕손 제품
출처: Hypersonic man 11, Wikipedia

인 중조와의 매우 간단한 화학적인 산-염기 반응이지만, 눈앞에서 발생하는 가스가 일반인은 물론 아이들의 호기심을 유발하기에도 충분하기 때문에 어린이 학습용이나 마케팅 광고에도 많이 이용된다. 비록 발포비타민 용액이 짠맛을 내지는 않지만, 과다 섭취하면 나트륨 섭취량이 증가하기에 심혈관 질환이 있는 경우 주의가 필요하다.

비타민 C는 영양제 기능 외에도 각종 가공식품, 청량음료, 과일주스 등 다양한 식품에 산화를 억제하기 위한 항산화제의 식품첨가제(food additive)로 유용하게 사용되고 있다(비타민 C의 유럽 식품첨가제 기호는 E300이다). 비타민 C는 산성형 아스코르브산 형태 이외에도 미네랄 아스코르베이트(이를 중성형 비타민 C, 버퍼트[buffered] 비타민 C나 에스터-C[Ester-C]라 부르기도 한다)인 아스코르브산의 나트륨, 칼슘, 칼륨염(salt)(E301-303) 제품, 그리고 비타민 C의 팔미틸 에스터 화합물(palmityl ester [E304]) 등 여러 형태의 비타민 C 화합물도 식이 보충제인 영양제나 항산화제의 식품첨가제로 이용되고 있다.

04

대부분의 동물과 달리 인간은 스스로 비타민 C를 합성하지 못한다

동물의 분류에서 하위 단계에 해당하는 곤충이나 무척추동물, 물고기들은 비타민 C를 만들어내지 못한다. 하지만 이들보다 상위 단계에 속하는 대부분의 동물들은 체내에서 비타민 C를 만든다.• 다만 사람과 원숭이를 비롯한 영장류와 기니피그, 일부 박쥐 등은 예외로 비타민 C를 몸에서 합성하지 못한다. 즉, 물고기는 비타민 C를 몸에서 합성하지 못하지만, 그 상위 단계인 개구리 같은 양서류부터는 몸에서 비타민 C를 만들어낸다. 한편 양서류를 포함해 파충류, 대부분의 조류는 비타민 C를 모두 콩팥에서 만들지만, 포유동물들은 간에서 비타민 C를 합성한다.

참고로, 주요 식재료 가운데 하나인 달걀에는 비타민 C가 들어있지 않지

• 대항해 시대 장기간 항해 생활을 한 선원들은 괴혈병으로 죽어갔지만, 함께 선박 창고에 살던 쥐들은 생존하는 데 전혀 문제가 없었다. 인간은 체내에서 비타민 C를 만들지 못하지만, 선박에 살던 쥐는 비타민 C를 몸에서 만들 수 있었기 때문이다.

만, 젖소 우유에는 0.6 mg/100 g, 건강한 산모 모유에는 5~9 mg/100 g 들어 있는 것으로 알려져 있다. 비타민 C 섭취가 충분치 않을 경우, 모유 내 비타민 C 수치는 더 낮아진다. 젖소 우유는 모유보다 비타민 C 수치가 낮기에, 분유를 만들 때 비타민 C를 반드시 더 추가하여 6 mg/100 g 되게 한다(분유에는 비타민 C만이 아닌 중요 비타민들과 미네랄까지 첨가한다).

성인 염소(70 kg)의 경우 비타민 C를 매일 최대 13 g까지 생산할 수 있다. 그런데 만약 스트레스를 받거나 질병에 걸리면 생물학적 방어 메커니즘으로 그 생산량을 10배 이상까지 증가시킨다. 쥐나 토끼도 스트레스를 받는 조건에서 70 kg의 사람 체중으로 환산해 계산해 보면 하루 10 g이 넘는 비타민 C를 체내에서 만들어낸다. 동물학자들은 야생 동물이 활기차게 건강을 유지하는 이유를 이 같은 비타민 C를 통한 스트레스 대처능력으로 설명하기도 한다.

사람에게도 비타민 C가 스트레스에 효과적이라는 사실은 잘 알려져 있다. 비타민 C가 결핍되면 부신은 제 기능을 발휘하지 못하게 된다. 부신에서 스트레스를 대처하는 호르몬인 코르티솔(cortisol)과 아드레날린(adrenaline; 또는 에피네프린[epinephrine])을 만들 때 비타민 C가 조효소로서 매우 중요한 역할을 하기 때문이다. 만성적으로 비타민 C가 결핍되면 부신에서 스테로이드 종류인 이들 스트레스 호르몬을 만들지 못해 생명을 유지하기 어렵다. 만약 비타민 C가 결핍된 병에 걸리면 이 호르몬들이 만들어지지 않게 되고, 그로 인해 혈당과 혈압유지가 되지 않아 심한 경우 죽음에까지 이를 수 있다. 몸이 감당하지 못하는 극도의 스트레스가 장기간 지속되면 부신 기능이 작동하지 않게 되는데, 그러다 몸이 탈진하면서 갑작스러운 돌연사를 맞게 되는 것이 바로 여기에 해당하는 내용이다. 비타민 C 공급을 완전히 끊으면 사람은 사망하고 만다. 비타민 C를 스스로 합성할 수 없는 생쥐모델 실험에서도 5주부터 죽는 생쥐가 나타났고 끝내는 모두 사망했다.

왜 사람은 스스로 비타민 C를 합성하지 못할까?

영장류 인간이 속해 있다고 하는 포유동물들은 간에서 비타민 C를 합성한다. 포유동물들은 스트레스 상황에 노출되어 비타민 C가 급히 요구되면 빠르게 합성하여 대처하는데, 간에서 포도당(glucose)으로부터 4가지의 효소가 차례로 작용해 합성된다. 그런데 사람에게는 비타민 C를 합성하는 4가지 효소 중 제일 마지막에 필요한 4번째 효소인 굴로노락톤 산화효소(L-gulonolactone oxidase)가 존재하지 않는다. 사람이 체내에서 비타민 C를 합성하지 못하는 이유는 다른 포유동물과 다르게 이 4번째 효소가 결핍되었기 때문이다.

비타민 C가 오랫동안 결핍되면 인간은 결국 죽게 된다. 인간이 다른 동물들보다 생리기능적인 면에서 진보했다고 자만하지만, 한 가지 효소가 결핍되어 몸에서 스스로 비타민 C를 합성하지 못한다는 사실은 참으로 흥미롭다. 이는 오히려 인간이 완벽하게 스스로의 힘으로 살아가는 존재가 아님을 증명하는 것처럼 보인다. 인간을 만물의 영장이라고 부르지만, 실제로는 비타민 C를 공급받기 위해 식물은 물론 동물의 도움까지 받아야 하며 그들과 더불어 공생 공존해야 하는 존재임을 보여주는 것이 아닐까!

05

비타민 C는 전자를 쉽게 내어주는 성질을 가진 환원제이다

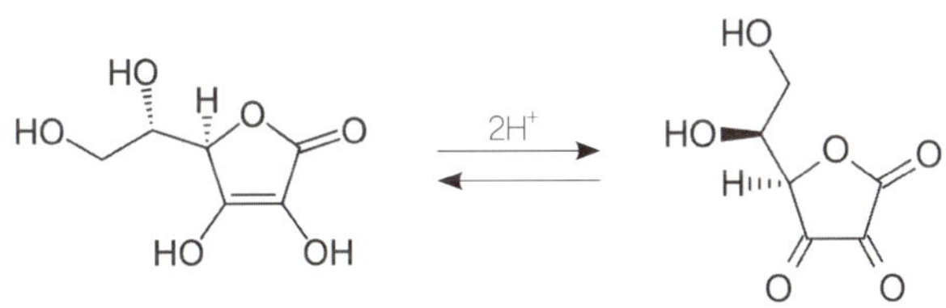

환원형 비타민 C　　　산화형 비타민 C

여러 비타민 중에서 비타민 C의 효능이 가장 많이 알려져 있다. 가장 일반적인 특성으로, 본래 비타민 C는 환원형 아스코르브산의 구조이기에 환원제 역할을 한다. 그런 기능으로 생체 내 비타민 C의 작용은 크게 두 가지이다. 먼저, 비타민 C는 환원제 기능으로 항산화제 기능을 한다. 이러한 성질로 비타민 C는 가공식품의 보존제로 유용하게 이용된다.

위와 같은 성질로 비타민 C의 또 다른 기능은 인체 내에서 여러 가지 물질을 만드는 효소를 돕는 보조인자(조효소)로서의 작용이다. 인체는 생체내에서 효소–조효소가 잘 작동되어야 건강한 상태를 유지한다. 비타민 C를 필요로 하는 효소들은 철이나 구리 같은 전이금속이 환원된 상태로 존재해야 제대로 작동하는데, 비타민 C는 자신의 전자를 쉽게 내어주는 환원력이 있어 전이금속을 환원 상태로 유지함으로써 효소가 제대로 작동하게 만드는 것이다. 대표적으로 콜라겐 합성과정에서 비타민 C는 콜라겐 구성성분과 관련된 수산화효소(hydroxylase)의 철이온을 Fe^{2+} 환원형으로 유지시킴으로써 3중 밧줄구조의 콜라겐 형성에 매우 중요한 역할을 한다(아래 그림에서 결합조직 형성과 기능유지가 콜라겐 효능에 해당된다).

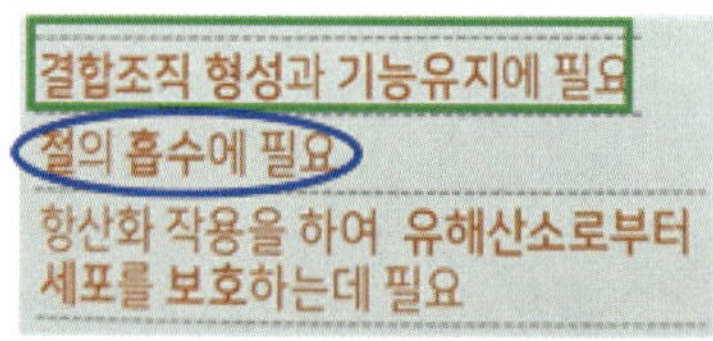

시판되고 있는 비타민 C 주요 효능으로 콜라겐의 결합조직 형성과 기능유지와 철의 흡수에 필요하고 항산화 기능이 있음을 명시되어 있다

이러한 두 기능은 모두 쉽게 전자를 내어줄 수 있는 비타민 C의 특징적인 구조 때문이다. 항산화 효능은 많이 알려져 있으며, 의학 전문가들도 항산화 비타민 C가 건강에 도움이 된다는 사실에 모두 동의한다. 더 나아가, 일부 전문가들은 비타민 C가 면역기능과 함께 질병 예방 또는 치료 효과까지 가지고 있다고 주장한다. 하지만 아직까지도 비타민 C의 이러한 효능들이 의학적으로 완전히 규명되었다고 말하기는 어렵기에, 전문가에 따라서 의견을 달리하기도 한다. 몇 가지 중요하고 실제적인 효능들을 이어서 설명하려고 한다.

빈혈 예방과 치료에 도움이 되는 비타민 C

세계보건기구(WHO)에 따르면 철분결핍은 가장 흔한 영양결핍 중 하나이며, 특히 어린이와 임산부 사이에서 많이 나타난다. 식품 내 존재하는 철의 대부분은 제2 철 이온(Fe^{3+})이다. 하지만 소장에서 철분이 흡수되기 위해서는 제1 철 이온(Fe^{2+})이어야 한다. 여기서 비타민 C는 철분 흡수에 도움을 주는 환원제 기능을 한다. 식품에서 주로 존재하는 Fe^{3+}를 비타민 C가 Fe^{2+}로 환원시킴으로써 소장에서 철분 흡수율을 높이기 때문에 빈혈 예방과 치료에 도움이 된다. 또한 철분제를 비타민 C 영양제와 함께 복용하면 더욱 빈혈에 효과가 좋다. 이때 종합비타민제가 아닌 순수 비타민 C와 같이 복용하도록 한다. 종합비타민에 들어있을 수 있는 칼슘이나 마그네슘 등의 성분이 철분의 흡수를 방해하기 때문이다.

한편 비타민 C의 과량복용을 삼가야 하는 유전 질환이 있다. 철분이 체내에 과잉흡수 및 과잉저장되는 혈색소침착증(hemochromatosis)으로, 북유럽계통 백인에게는 발생빈도가 높지만 동양인에게는 매우 희귀한 유전적 질환이다. 이런 환자나 알코올 중독자, 간부전 말기 환자의 경우, 장기간 비타민 C(또는 철분)를 과다 섭취하면 철분 과부하로 간경화, 관절염이나 심장에서 합병증을 일으킬 수 있다.

06

특히 여성들을 젊게 만드는 비타민 C

비타민 C 역사에서 알 수 있듯이, 오랫동안 괴질로 여겼던 괴혈병은 비타민 C 결핍으로 인한 콜라겐 부족과 직접적인 관련이 있다. 이는 조효소 역할을 하는 비타민 C가 부족하면 콜라겐 합성이 잘되지 않기 때문이다. 비타민 C는 몸을 구성하는 단백질의 30%를 차지하는 콜라겐 생성에 관여하고 있어 피부뿐만 아니라 체내에서 조직세포, 잇몸, 혈관, 뼈, 내장, 힘줄, 관절 생성 등에도 중요한 역할을 한다. 비타민 C가 부족하면 잇몸 출혈, 피하 모세혈관 출혈 등 괴혈병 증세가 나타나고, 이를 넘어 비타민 C가 장기간 결핍되면, 피하출혈, 치아탈락, 빈혈, 감염증, 히스테리, 우울증까지 나타나 사망에까지 이를 수 있다. 피부에 심각한 손상을 입은 화상환자들에게는 비타민 C가 더더욱 중요하다. 손상된 피부의 빠른 회복을 위해 콜라겐이 충분히 공급되어야 하기 때문이다. 그렇기에 콜라겐 구성성분의 공급과 함께 충분한 비타민 C 섭취와 정맥주사는 피부상처, 특히 화상 치료에 매우 효과적인 것으로 알려져 있다.

이처럼 피부 건강과 노화 방지에 직접적으로 관련된 콜라겐의 합성에 비타민 C가 중요한 역할을 한다. 따라서 남성에게도 그렇지만 여성에게는 확실히 중요하다. 미용에도 효과가 있다고 알려졌기에 화장품 성분으로도 많이 사용된다. 비타민 C의 항산화 작용이 피부 세포의 노화를 막아주고, 피부의 기미, 주근깨, 검버섯의 주범인 멜라닌 색소 생성을 억제시켜 피부 미백에도 효과적이다. 비타민 C는 사람을 젊게 만들기에 '비타민 C를 사랑하면 더욱 젊어진다'고 해도 과언이 아니다. 여성들 중에는 만성변비로 고생하는 경우도 많은데, 충분한 양의 비타민 C를 먹으면 만성변비 해결에도 도움이 된다. 유산균처럼 비타민 C는 장내 유익균을 증가시켜 장건강에도 좋다. 나아가 비타민 C 영양제와 함께 채소와 과일의 식이섬유까지 섭취하면 대장의 기능이 더욱 개선되어, 만성변비 해결은 물론 대장암의 예방효과를 가져온다. 현대인들은 미용과 건강을 위해 비타민 C를 피부에 바르기도 하고, 먹기도 하고, 주사로도 몸에 공급하고 있다. 미백효과를 위한 화장품 중 하나인 비타민 C 앰플은 특히 여성들 사이에서 인기가 많은데, 주요 성분은 15~20% 비타민 C와 그 유도체이다.

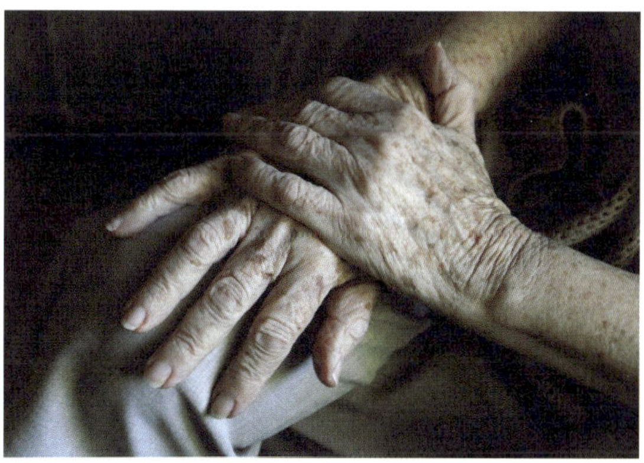

07

항산화 작용으로 매우 유용한 비타민 C

비타민 C는 대표적인 항산화제이다. 항산화 작용이란 우리 몸의 노화를 촉진하는 활성 산소를 제거함으로써 노화를 억제하고 각종 질병을 예방해 주는 작용을 말한다. 본래 활성산소는 세포 내에서 신호 전달물질로 작용하고, 몸에 침입한 세균이나 바이러스를 공격하는 기능도 있어 우리 몸에 꼭 필요한 존재이다. 그래서 몸 안에 활성산소가 부족해도 생명현상이 둔화되어 문제가 발생한다. 하지만 반대로 너무 많은 활성산소는 정상세포를 공격하고 DNA의 손상을 유발한다. 과다한 유해 활성산소는 결국 당뇨병, 동맥경화, 암, 협심증, 백내장 등의 문제를 가져오기 때문에 활성산소의 반응을 억제하는 항산화물질이 필요하다.

대표적인 항산화 물질인 비타민 C의 작용으로 위암, 대장암, 식도암, 구강암 등의 암을 예방하고, 심혈관 질환 및 기타 만성 질환의 발병을 억제하는 효과가 있다는 연구결과도 보고되고 있다. 뒤에서 언급되지만, 비타민 C가 이러한 질병에 직접적인 효과가 있는지는 상당한 논쟁거리이고 과학적인 검증이 필요하다. 항산화 비타민에는 비타민 C 외에도 비타민 E, 비타민 A(베타 카로틴)가 있는데, 이들 모두 노화와 질병으로부터 우리 몸을 보호하는 기능이 있는 것으로 잘 알려져 있다. 이 중에서 비타민 C의 항산화 능력이 가장 약하지만 부작용이 거의 없어 안전하다. 약하기 때문에 그만큼 부작용이 없는 것이다. 만약 항산화 기능이 매우 강했다면 독성도 강해 부작용도 클 것이다. 지용성 성질인 비타민 E와 비타민 A와 달리, 비타민 C는 수용성 성질이기에 과량 복용하더라도 필요한 만큼 체내흡수하고 나머지는 소변으로 배출되는 놀라운 장점이 있다. 그런 면에서 비타민 C를 생체 내에서 가장 이상적인 항산화 물질이라 부르기도 한다. 비타민 C는 노화와 질병 억제에 큰 도움이 되고, 인체의 자연적인 면역력과 회복능력을 높여주기에 비타민 C가 결핍되면 면역력이 떨어지고 감기 등 각종 질병에 걸리기가 쉽다.

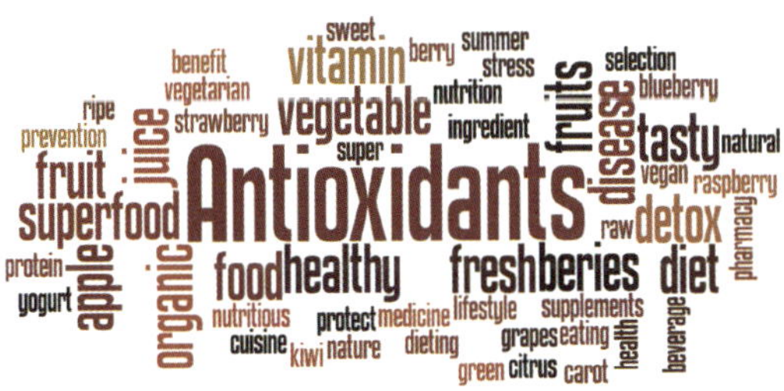

08

감기 바이러스와 비타민 C 이야기

감기는 환절기 때 유행하는 가장 흔한 호흡기 질병이다. 급성 상기도 감염병이라 불리는 감기는 알려진 종류만 해도 백 개 이상이고 실제 바이러스가 변이되어 확인된 것만 수백 가지에 이른다. 변이가 잘 일어나는 RNA 바이러스로 인한 질병이기에 면역이 생기지 않아 1년에 몇 차례 걸릴 수도 있다. 그렇기에, 감기 예방을 위한 백신을 만드는 것은 불가능하고, 다양한 감기 바이러스를 치료하는 약도 만들 수 없다. 만약 어느 과학자가 감기 백신이나 항바이러스 감기 치료약을 개발한다면 그야말로 대박이 날 것이다. 지긋지긋한 감기에서 인간을 해방시키는 공로로 노벨상을 받거나 상당한 돈을 벌 수 있으리라 예상한다. 누구나 감기에 심하게 걸리면 소위 감기약이라는 것을 먹는다. 이 약에는 감기 바이러스 치료약이 아닌 기침, 두통, 발열 등 감기 증상을 완화하는 약물과 2차 감염을 막기 위한 항생제가 들어있다. 만약 종합 감기약을 예방 차원에서 미리 복용한다거나 감기약이 감기 바이러스를 치료한다고 알고 있다면, 이는 과학적 무지이다. 항생제는 세균, 즉 박테리아를 치료하는 것이고, 감기는 박테리아가 아닌 다양한 감기 바이러스를 통해 감염된다.

비타민 C 복용이 감기 예방 및 치료 효과가 있다고 일반 대중에게 많이 알려진 배경에는 유명한 역사적 스토리가 있다. 감기에 대한 비타민 C 효과 이야기는 노벨상을 두 개(화학상[1954]과 평화상[1962])나 받은 유명한 미국 화학자 라이너스 칼 폴링(Linus Carl Pauling) 교수의 실제적이고 파격적인 주장으로부터 시작되었다. 라이너스 폴링 교수는 비타민 C의 아버지라 불린다. 1970년대 폴링 교수는 감기예방을 위해 오렌지 수십 개를 먹으면 된다는 흥미로운 비타민 C 메가도스(mega dose) 요법을 주장하면서 이를 실천하였다. 더 나아가 비타민 C가 항암효과, 심장병, 노화방지에도 효과가 있다고 주장했다. 그는 이러한 내용으로 '비타민 C와 감기(Vitamin C and the Common Cold, 1970)' 그리고 '암과 비타민 C(Cancer and Vitamin C, 1979)' 등 여러 책을 출간했고 이것은 세계적으로 큰 반향을 일으켰다.

당시 암은 정복할 수 없는 것으로 여겨졌기에 비타민 C의 항암효과 주장은 폭발적인 관심을 끌었으며, 감기에 대한 비타민 C 효과 여부도 매우 흥미로운 관심 주제였다. 이에 대해 당시 의학계에서 내린 결론은 비타민 C의 항암효과에 대한 것과 마찬가지로 "감기에 대한 효능이 있다고 보기는 어렵다"였다. 하지만 이후 연구 결과에 따르면, 비타민 C의 항암 효과보다는 좀 더 긍정적으로 받아들이는 측면이 있다. 현재 시점에서 거의 최종적이고 종합적 의견이라고 말할 수 있는 내용을 소개하고자 한다. 2013년 상당히 보수적이고 권위 있는 코크란(Cochrane Review) 학술잡지에서 수십 년간 발표된 방대한 자료를 조사하여 '감기의 비타민 C 효과'라는 주제로 매우 흥미로운 논문을 발표하였다. 거기서 내린 최종결론은 다음과 같다.

1) "비타민 C가 감기의 예방 및 치료에 효과가 있다"라는 주장에 과학적인 근거가 충분하다고 말하기는 어렵다.
2) 하지만 비타민 C를 정기적으로 복용할 경우, 감기를 앓는 기간과 증세를 경감시키는 효과는 어느 정도 보이고 있다.
3) 감기에 대한 비타민 C의 효과를 확신하기 위해서는 더 많은 임상연구가 필요하다.

이것이 1970년대 라이너스 폴링 교수가 감기에 대한 비타민 C 효능을 주장한 이후 40여 년 동안 수많은 연구결과를 종합한 결과, 저명한 학술논문에서 내린 최종적인 결론이다. 간단히 정리하면, 감기 질병에는 변수가 너무 많고 개개인의 상황과 체질도 매우 다르기에 모두에게 비타민 C가 효과적이라고 일반화하기는 어렵다는 것이다. 하지만 비타민 C가 사람에 따라 어느 정도 감기에 효과적일 수 있고 부작용도 거의 없으니 알아서 먹으라는 권고로 받아들일 수 있다. 물론 완전한 효과가 있다고 과학적으로 확실하게 검증된 것은 아니다. 이 논문의 결론을 보면 비타민 C를 의약품처럼 기대하고 복용하면 안 되지만, 아주 쉽고 편리하게 구할 수 있는 비타민 C를 영양제 차원으로 먹는 것은 나쁘지 않다는 의미로 보인다. 감기에 대해 비타민 C 효과를 적극 인정하는 전문가들은 지속적으로 복용하는 비타민 C가 감기 바이러스에 감염된 세포의 복제를 억제하는 효과가 있다고 주장한다. 현재 과학 수준으로는 감기 백신을 만들기가 불가능하기에 비타민 C를 통해 어느 정도라도 효과를 얻을 수 있다면, 부작용이 없는 한 비타민 C 복용을 권장할 수 있을 것이다!

전 세계에 팬데믹 코로나가 대유행일 때 코로나19 바이러스에 대한 비타민 C의 경구나 정맥주사가 효능이 있는지도 큰 관심을 끌었는데, 이 또한 감기의 경우와 비슷하다(코로나19 질병은 분류상으로 독감이 아니라 감기다). 비타민 C와 코로나19의 상관관계를 살펴보면, 코로나19 환자 다수가 비타민 C 결핍증을 보였고, 코로나 중증 단계에서 비타민 C 요법이 여러 긍정적인 영향을 줄 수 있다는 연구결과들이 보고되기도 하였다. 하지만 의학계의 최종적인 결론은 이를 권장 또는 반대할 만한 임상시험 데이터가 충분하지 않다는 것이다. 사실 코로나바이러스도 감기원인으로 나타나는 여러 바이러스 중 하나이기에, 이에 대한 비타민 C 효과도 거의 비슷할 것으로 예상된다.

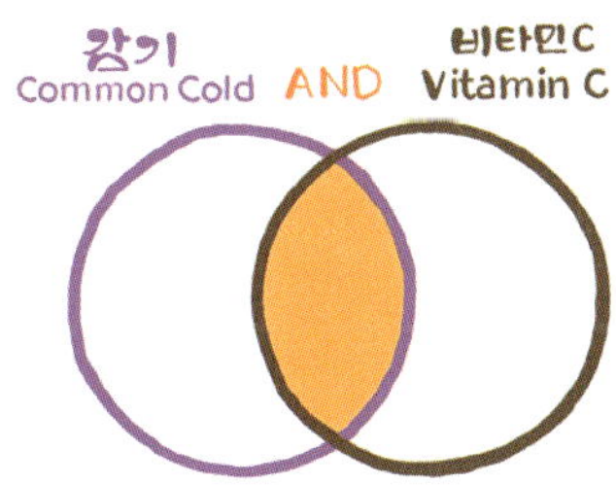

09

감기와 독감(인플루엔자)에 대하여

급성 상기도(코, 인후, 후두) 감염의 감기(common cold) 바이러스에는 여러 종류가 있다. 가장 대표적으로 콧물감기의 원인인 리노바이러스(rhinovirus)(30~50% 정도)와 코로나바이러스(coronavirus), 아데노바이러스(adenovirus) 등이 있다. 감기 바이러스에 처음 감염되었더라도 면역력이 강하면 콧물, 염증, 미열, 두통 등 초기 증상으로 그칠 수 있다. 그런데 그 과정에서 약해진 면역력의 틈을 타고 감염 또는 몸에 있던 박테리아가(감기 바이러스가 아니다!) 약해진 점막에 침입하게 된다. 이들 박테리아(세균)에 의한 폐렴, 인후염, 중이염 등의 2차 감염은 합병증을 유발하여 생명을 위협할 수도 있다. 그래서 병원에서 처방하는 감기약은 주로 해열진통제, 진해거담제, 항히스타민제이지만 여기에 항생제를 추가하기도 한다. 항생제는 2차 감염 문제, 즉 염증이 난 부위로 다른 박테리아(세균) 질병을 막기 위한 약물이지 감기 바이러스를 치료하는 것과는 아무런 관련이 없다(감기약으로 항생제를 먹는 경우, 내성이 생기지 않도록 중단없이 처방된 항생제를 전부 먹는 것이 중요하다). 아직 감기 백신이 없기에 개인위생관리가 중요하다. 가장 중요한 것은 손씻기인데, 아이들의 경우 이것만 잘 지켜도 감기를 상당히 예방할 수 있다. 또한 씻지 않은 손으로 눈, 코, 입 등을 만지지 않기, 감기증세가 있는 사람과 물리적 거리두기, 마스크 쓰기 등과 같은 방역수칙이 최선의 감기 예방책 중 하나이다. 감기에 걸리는 여부는 개인 면역력에 달렸지만, 감기는 주로 겨울철에 유행한다. 추울수록 인간 면역력이 떨어지는 데다, 날씨가 건조해 바이러스가 비말로 공기 중에서 널리 전파되고, 코의 점막도 건조해 바이러스 침입 시 예방도 잘 안 되기 때문이다.

감기약에서 사용하는 해열진통제나 진해거담제 등 기침약 성분들은 두통, 콧물, 기침 증상인 줄이는 대증요법(질병의 원인이 아닌 질병의 증상만을 치료하는 요법)의 처방일 뿐이다. 항생제를 포함하는 감기약을 복용한다고 해서 근본적인 원인이 되는 감기 바이러스를 제거하고 감기를 치료하는 것이 결코 아니다. 현재까지 그런 감기 치료법은 없고, 증상을 줄이는 대증요법과 스스로의 면역으로 감기 바이러스를 이겨나가는 것이 최선의 방법이다. 감기에 걸리면 우리 몸의 면역계가 작용하여 병원체와 싸우게 된다. 감기를 빨리 낫게 하려면 비타민, 미네랄 등의 영양소와 항산화물질이 풍부한 식품을 섭취하면서 따뜻한 물을 많이 마시고(편도가 붓고 염증 등이 있는 경우는 찬물이 좋다) 충분히 휴식을 취하며 잠을 푹 자는 것이 최선이다. 이것이 우리 몸의 면역력을 높이고 감기를 낫게 하는 실제적인 해결방법이다. 이를 전쟁에 비유하자면 다음과 같다. 잘 쉬고 잘 먹고 잘 자는 것을 통해 후방에서 포탄 지원을 하고, 우리 몸의 면역체는 전방에서 후방의 도움을 받아가며 감기와 싸우는 것이다. 이 과정에서 비타민 C 섭취가 바이러스로 인한 감기예방과 치료에 어느 정도 도움이 되기에 권장하는 것이다. 감기

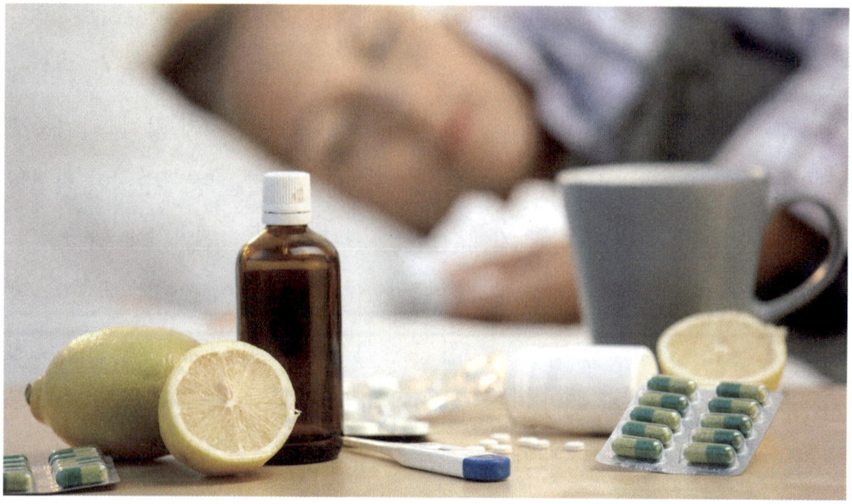

가 오래 지속되는 경우에는(독감도 마찬가지) 비타민 C가 함유된 정맥주사 등으로 몸의 면역력을 보충해주는 것이 도움이 된다.

독감은 감기와 전혀 다른 질병이다

한편, 인플루엔자 바이러스가 유발하는 감염성 질환인 독감(인플루엔자[influenza]; 간단히 플루[flu]라고 한다)은 감기와 전혀 다르다. 독감을 감기의 일종으로 혼동하거나, 독감(毒感)이라는 그 이름처럼 독한 감기로 오해하면 안 된다. 독감의 초기 증상이 감기와 비슷하게 보이기도 하지만, 독감(flu)은 감기(common cold)와 서로 다른 질병이다. 왜냐하면, 두 질병의 원인이 되는 바이러스 자체가 전혀 다르기 때문이다. 그렇기에 감기가 오래 진행되다가 독감이 되는 것이 아니다. 본래 독감이었는데, 독감 초기 증상이 감기와 비슷해서 혼동했을 뿐이다. 두 질병을 조금 쉽게 구분하면 감기는 상기도(코, 인후, 후두) 감염의 호흡기질환이지만, 독감은 상기도 감염에서 하기도(기관지, 폐) 감염까지 가게 되는 전신성 호흡기질환(고열, 근육통, 두통, 오한, 피로감 등까지)이다. 감기 바이러스가 직접적인 원인이 되어 사망하는 경우는 거의 없다. 하지만 감기 바이러스가 1차 원인이 되어 발병한 2차 감염 합병증의 세균감염(폐렴, 중이염 등)으로 사망할 수는 있다(원칙적으로 감기가 저절로 폐렴으로 진행되는 것은 아니다). 그와 달리, 독감은 인플루엔자 바이러스의 강한 전염력으로 유행병이 되어 역사적으로 수천만 명 이상의 사람들이 사망하였다. 이러한 독감이 폐렴이나 뇌수막염 등 심각한 질환의 합병증으로 진행되면 더 높은 사망률을 가져온다.

감기와 독감의 두 질병 모두 변이가 심한 RNA 바이러스가 원인이다. RNA 바이러스 질병은 DNA 바이러스보다 돌연변이 발생확률이 1,000배 정도 높기 때문에 백신을 만들기 어렵고 치료반응도 각각 다르게 나타난다. 그렇기에 RNA 바이러스 질병은 백신 개발만이 아니라 치료 자체도 어렵다. 현재 세계 전염병 주범은 변이가 빠른 RNA 바이러스들이다.* 지금 인류는 바이러스 감염병, 특히 RNA 바이러스 감염병이라는 질병과의 전쟁을 치르고 있다.

최근 발병한 팬데믹 코로나도 RNA 바이러스 질병인데, 바이러스 분류상

* 2020년대 세계보건기구(WHO)에서 사망자 수를 근거로 집계한 10대 전염병은 AIDS, 스페인 독감, 아시아/홍콩 독감, 콜레라, A형 신종 인플루엔자, 에볼라, 홍역, 뇌수막염, SARS(중증급성호흡기증후군), 코로나이다. 이 가운데 콜레라와 뇌수막염을 제외한 8종이 모두 RNA 바이러스로 인한 질병이다. 또한 10대 전염병에서 독감 인플루엔자가 차지하는 비율이 가장 높다. 한편, 대표적인 DNA 바이러스 질병은 '천연두', '수두', 'B형 간염' 등이다.

으로 코로나는 독감이 아니라 감기에 속한다. 감기와 독감은 '변신의 왕'이라고 할 만큼 변이가 심한 질병이고, 특히 독감은 인류 역사상 가장 많은 사망자를 낸 전염병 중 하나이다. 과거에도 여러 팬데믹 독감들이 있었는데, 20세기 들어서는 1918년 창궐하여 4,500만 명 정도의 엄청난 희생자를 낸 스페인 독감부터 시작하여 100여 년 동안 수많은 희생자를 낳았다. 다행스럽게도 독감 전문가들은 독감의 흑역사와 그동안 축적된 정보를 바탕으로 매년 유행할 독감을 예상하여 백신을 제조하고 있다. 그렇기 때문에 독감 예방을 위해서는 건강한 사람이라도 매년 인플루엔자 백신을 맞는 것이 최선이다. 산모나 어린이들은 물론이고 특히 노약자, 당뇨 환자, 천식 환자, 만성질환자 등 기저질환이 있는 사람은 독감에 걸리면 매우 위험하기에 백신 접종이 필수적이다. 그러나 먼저는, 감기와 독감 예방을 위해서 손을 잘 씻는 위생적 생활습관과 방역수칙이 절대적으로 중요하다(아이들은 손만 잘 씻어도 상당히 예방된다). 또한 충분한 영양과 수면 등으로 이들 바이러스에 대한 강한 면역력을 가지게 하는 것도 일상생활의 예방 차원에서 매우 중요하다.

10

비타민 C에 실제로 항암효과가 있는가?

비타민 C의 아버지라 불리는 라이너스 칼 폴링 교수는 앞에서 언급한 것처럼, 1970년대 '비타민 C와 감기' 외에 '암과 비타민 C'라는 책을 출간하면서 비타민 C의 항암효과까지 주장하였다. 그의 이러한 주장은 당시 의학계에서 큰 이슈였기에, 비타민 C가 암치료에 직접적인 효과가 있는지에 대해 과학적인 검증이 필요하였다. 여러 기관에서 검증을 위한 임상연구를 진행하였는데, 미국 메이오(Mayo) 클리닉에서 수행한 임상시험에서 폴링 교수의 비타민 C의 항암효과는 불확실하다고 결론을 내렸다. 그 뒤로도 오랜 기간에 걸친 검증과정에서 쌍방 연구결과 비교와 시험방법, 치료 기간 등에 대해 많은 논쟁과 반박이 있었다. 이후에 다시 한번 최종적인 결론이 내려졌는데, 그것은 바로 '과학적인 근거를 찾기에 신빙성이 없음'이었다. 이에 따라 비타민 C의 항암효과를 인정하지 않는 것이 현재 의학계의 수류 의견이다. 이러한 결론에 비타민 C 복용만이 아니라 주사요법을 통한 항암효과를 주장했던 폴링 교수와 동료들은 반발하며 동의하지 않았다. 폴링 교수의 의견에 동조하

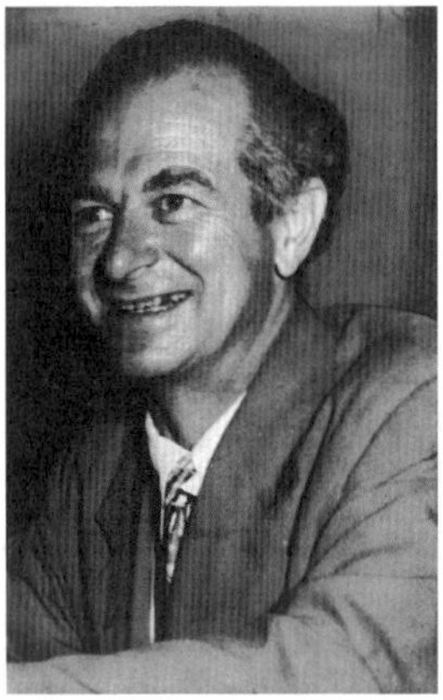

비타민 C의 아버지로 불리는 라이너스 칼 폴링 교수

는 전문가들은 이제까지의 많은 연구결과를 메타 분석으로 종합해볼 때, 고농도 비타민 C의 항암 효과(특히 주사요법에서)가 임상적으로 유의성이 전혀 없는 것은 아니라고 지속적으로 주장하고 있다.[•]

최근 국내 질병통계를 보면, 암은 우리나라 사망원인 1위로 전체 사망자의 26%를 차지하고 있으며 많은 사람들이 여전히 암으로 고통받고 있다. 현재 의학만으로는 암을 완전히 정복할 수 없기에 대체의학이나 보완통합의학을 인정하는 의료전문가들은 비타민 C의 항암효과를 일부 인정할 것을 요청하고 있다. 비록 비타민 C가 항암제 효능은 아니어도 꾸준히 먹으면 항암 보조 기능으로 일부분 유용한 측면이 있고, 특히 일부 말기 암이나 대장암, 유방암, 백혈병 등의 치료에 비타민 C 고농도 주사요법이 어느 정도 효과를 보이는 것이 사실이다(하지만 위에 언급한 암들을 예방하고 치료하는 과정이 과학적이고 임상적 근거가 확실하고 충분하다고 말하기 어렵다는 의사들도 있다). 그래서 비타민 C의 항암효과를 인정하는 국내 여러 병원에서는 의사 처방하에 정맥주사요법을 사용하고 있다.[••]

• 미국 의약계에서 비주류라 할 수 있는 라이너스 폴링 교수는 1973년 식단개선과 영양공급을 통하여 질병을 근원적으로 예방하고 치료하도록 '분자교정의학 연구소'를 설립하였고, 그 후에는 '약이 필요 없는 21세기 의학'을 위해 '라이너스 폴링 과학의학연구소'로 이름을 바꾸어 운영하고 있다.

•• 인터넷에 '비타민 C 고농도 정맥주사 요법'을 검색하면 전국 의료기관에서 비타민 C 메가도스 주사요법을 시행하는 병원을 쉽게 찾을 수 있다.

물론 비타민 C 메가도스 주사요법에 찬성하는 의사들도 비타민 C가 일반적인 암치료 과정을 대체할 수 있다고 보지는 않는다. 병원의 암치료법과 병행하여 비타민 C 고농도 정맥주사가 보완요법이나 기능의학으로 인정할 수 있는 일부 영역이 존재한다고 주장하고 있다. 그러나 암치료가 암 종류, 진행 정도 그리고 환자 상태와 체질 등의 매우 다양한 상황 속에서 진행되기에, 어떤 환자의 긍정적인 결과를 일반화해서 적용하는 것은 무리라 할 수 있다. 그렇기에 환자 개인이 섣불리 결정해서는 안 되고 해당 전문가의 의견이 중요하다.

결론적으로, 아직까지도 비타민 C의 항암효과, 특히 고농도 비타민 C 주사를 이용한 항암효과에 대해서 상반된 두 의견이 존재하고 있다. 그렇기에 항암치료과정에서 전문가의 관리 없이 대체의학이나 민간요법에 의지하여 자기 스스로 치료하려는 것은 매우 위험하다고 할 수 있다. 치료될 수 있는 암환자가 특정 식이요법이나 보완요법에 의지하다가 초기 골든타임이라고 말할 수 있는 치료시기를 놓치면 사망에까지 이를 수 있기 때문이다.

아주 단적인 예가 '21세기 혁신의 아이콘'이자 애플의 공동 창업주인 스티븐 폴 잡스(Steven Paul Jobs)의 경우이다. 그는 췌장암을 초기에 발견하였지만 워낙 자기주관이 강해서 치료와 수술을 거부하였다. 그리고 잘못된 식이요법과 침술 등 민간요법을 고집하며 대처하는 우를 범하다가 결국 치료시기를 놓쳐 56세라는 젊은 나이에 생을 마감하게 되었다. 그의 사후에 알려진 사실이었지만, 췌장암이 일반적으로 치료가 어렵다고 해도 스티브 잡스의 경우는 생존율이 상당히 높은 췌장암이었다고 한다. 그러나 수술을 거부하면서 초기암 대응에 실패했고, 단백질이 필요한데도 극도의 채식주의로 과채만을 고집하는 등 자기방식의 민간요법으로 본인 질병에 대처하였다.* 디지털 시대의 귀재였고 억만장자인 그였지만, 결국 췌장 전체로 암이 전이되어 손을 쓸 기회를 스스로 놓쳐버리고 안타까운 죽음을 맞게 된 것이다. 과학적 증거에 기초한 의학적 치료법을 무시하고 자기가 잘 안다고 믿는 정보의 자가 치료법을 과신하고 고집하여 맞이하게 된 극단적인 결과이다. 이 사례는 질병치료에서 객관적이고 균형적인 자세가 얼마나 중요한가에 대해 큰 교훈을 주고 있다.

* 스티브 잡스는 선불교에 심취하면서, 20세기 독일의 자연요법자 아르놀트 에렛(Arnold Ehret)의 '무점액 식이요법 치유 시스템(Mucusless diet healing system)'과 같은 책의 영향을 강하게 받아 비과학적이고 극단적인 채식주의 식습관을 고수하였다. 이러한 특이한 식습관은 잡스의 자기중심적인 사고, 그리고 같이 일하기 힘든 성격적 결함과도 맥을 같이 하고 있다. 비록 괴팍한 성격으로 문제가 많았다고 알려져 있지만, 디지털 시대의 선구자로서 21세기 혁신의 아이콘으로 평가받는 독보적인 인물이다.

11

비타민 C를 얼마나 섭취하는 것이 좋은가?

사람은 비타민 C를 체내에서 합성할 수 없으므로 반드시 외부에서 공급해주어야 한다. 비타민 C는 체내에 저장되지 않기에 매일 과채를 통해 섭취해야 한다. 과일 중 오렌지, 레몬, 귤이 비타민 C를 함유한 대표적인 식품이다(약 50 mg/100 g). 채소에서는 고추 종류가 비타민 C를 상당히 많이 가지고 있는데, 일반 고추는 오렌지보다 비타민 C가 1.4배 더 많고, 고추 종류인 파프리카나 피망은 오렌지보다 2~3배 이상 더 많이 함유하고 있다. 100 g당 함유된 비타민 C의 양(mg)을 살펴보면, 비타민 C 함량이 매우 높은 식물은 카무카무(2,800), 아세로라(1,700), 비타민 산자나무(700), 로즈힙(430)으로 알려져 있다. 그중에 브라질 주산지인 아세로라 열매가 천연유래 비타민 C 원료로 가상 많이 쓰인다(벚나무과에 속한 아세로라 체리 열매에 비타민 C가 약 1.7% 들어있다). 그 외 과일과 채소의 경우, 파프리카(피망)(180), 파슬리(130), 브로콜리(100), 고추/딸기/키위(71), 시금치(60), 오렌지/레몬/귤(50), 양배추/감자(36), 라임/자몽(30), 토마토/포도(10), 사과/당근(6) 순이다. 과일과 채소가 주요 비타민 C 공급원 식품이지만, 식이 보충제 형태로 비타민 C를 풍부하게 섭취할 수 있다.

과채를 통해 음식으로 먹는 비타민 C의 흡수율이 50% 정도 되긴 하지만, 괴혈병은 비타민 C를 하루 10 mg 정도만 섭취해도 예방할 수 있다. 우리나라 보건복지부나 한국영양학회에서 설정한 비타민 C 1일 섭취량은 성인 100 mg, 임산부와 흡연자는 140 mg, 1일 상한 섭취량은 2,000 mg (2 g)이다. 비타민 C 보충제로 하루 2~10 g을 복용하는 것이 고용량(high dose)이고, 질병의 예방 차원에서 하루 10 g 이상 비타민 C를 복용하는 것이 초고용량(메가도스; mega dose)이다. 상당히 큰 용량의 비타민 C를 복용할 경우 질병의 예방이나 치료효과를 일부 기대할 수 있지만, 2 g 이하의 일반 섭취의 저용량 복용으로는 그런 효과를 얻지 못한다.

복용 방법	비타민 C 1일 섭취 용량	기타
일반 섭취용량	1일 권장섭취량 – 성인: 100 mg, – 임산부 또는 흡연자: 140 mg 1일 최적 섭취량: 1,000 mg(정제 1알) 1일 상한 섭취량: 2,000 mg(정제 2알)	식사 중이나 식사 직후에 복용한다. 부형제에 민감한 체질을 가진 사람이 메가도스를 하는 경우 분말 형태를 권한다.
고용량	1일 2 g~10 g	
초고용량	1일 10 g 이상	

• 비타민 C 함유량은 동일 과일에서도 품종, 산지, 숙성도 등에 따라 달라지기에 절대적인 함유량보다 전체적인 흐름을 보는 것에 초점을 맞추어야 한다. 파프리카(피망을 개량한 것)는 색깔에 따라 차이가 크게 나는데, 노란색(183) 〉 빨간색(128) 〉 녹색(80)으로 노란색 파프리카의 비타민 C 함량이 제일 많다. 감도 비타민 C가 풍부한 과일로 많이 알려져 있지만 품종에 따라 매우 다르다. 미국산 감에는 비타민 C가 100 g당 66 mg 함유되어 있으나 한국 및 일본의 동아시아 감에는 100 g당 7.5 mg으로 약 9배 적게 들어있다. 재래종 딸기에는 개량종 딸기보다 15% 정도 더 비타민 C가 들어있다.

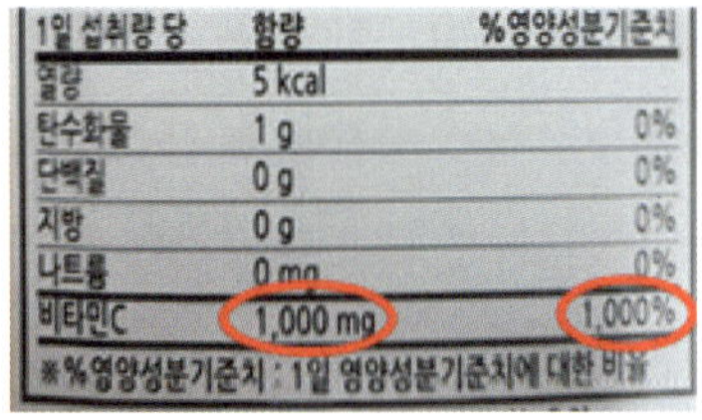

성인의 비타민 C 하루 권장섭취량은 100mg이기에 비타민 C 정제 제품 1알(1,000 mg)을 섭취할 경우, % 영양성분 기준치는 1일 권장섭취량의 1,000%(10배)를 섭취하는 것으로 표기하고 있다.

비타민 C 복용 시, 혈중농도는 섭취 후 2~3시간 후가 가장 높고, 6시간 정도 지나면 비타민 C가 소모되기에 6시간마다 한 번씩 그러니까 하루에 4번씩 나누어 섭취하는 것이 이상적이다. 그러나 이것은 너무 불편하기에 하루에 3번 정도 섭취하는 것을 권장한다. 사람마다 체질과 상황이 다르기에 적정섭취량의 기준을 정하기 어렵지만, 하루 상한 섭취량인 2 g 정도를 복용하는 것은 큰 무리가 없어 보인다. 만약 성인이 하루 2 g(정제 2알) 복용한다면 두 차례로 나누어서 복용하고, 특별한 어려움 없이 하루 정제 3~5 g을 복용한다면 세 차례로 나누어 복용할 수 있다.

비타민 C를 경구로 고용량 또는 메가도스로 복용하는 경우, 개인이 복용할 수 있는 한계량을 알아야 한다. 비타민 C를 소량 섭취할 경우(180 mg은 70%) 소장에서의 흡수율은 높지만, 과량 섭취할 경우 그 흡수율이 낮아지고(1.5 g은 50%, 12 g은 16%), 나머지 여분의 비타민 C는 대장으로 이동한다. 하루 복용량을 2 g부터 점차 늘리다가 장에서 비타민 C를 더이상 흡수하지

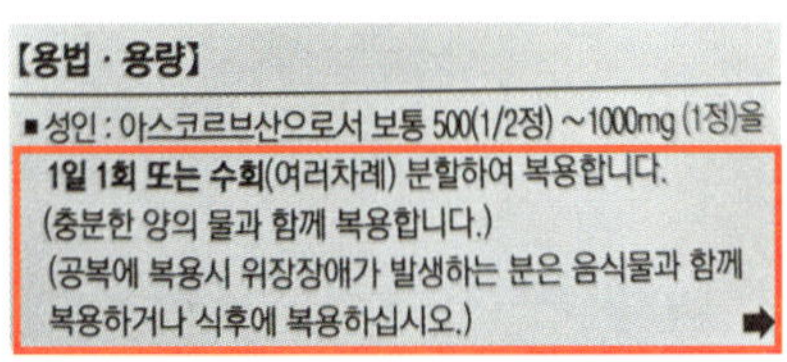

비타민 C 복용 용법으로 복용 시 충분한 물을 마시도록 하고, 공복 섭취는 피하도록 표기하고 있다.

못하는 시점부터 삼투압성 설사가 일어나게 된다(비타민 C 독성이 있어서는 아니다). 이 시점이 본인 체내에서 비타민 C를 최대로 복용할 수 있는 양이다. 이 최대 복용량의 70~80%를 적절한 비타민 C 메가도스 복용량으로 정할 수 있다. 사람마다 개인차가 있기에 전문가와 상의 후 복용용량을 결정하고 아래 주의사항를 따르도록 한다. 단, 콩팥 기능이 좋지 않거나 신진대사가 약한 노인의 경우, 메가도스를 권장하지 않는다.

1. 위장 기능이 약하다면 속 쓰림이 나타날 수 있으므로 공복 섭취는 피하고 식후나 식사 중간에 복용한다.
2. 수용성 비타민이기에 물을 충분히 마셔야 체내에서 높은 비타민 C 농도를 유지할 수 있다.
3. 수분을 충분히 섭취하면서 마그네슘과 비타민 B6의 영양소를 같이 복용하는 것이 만약을 위한 결석 예방에 효과적이다.

비타민 C를 메가도스로 복용할 경우, 비타민 C 분말이나 정제를 사용하는데, 정제를 사용하는 경우 부형제 비율이 높은 정제 제품은 피하는 것이 좋다. 한 예로, 정제 한 알 1,080 mg 무게에 비타민 C 1,000 mg이면 부형제 비율은 7.4%(80/1080×100%로 계산)로 제품 내 용량에 표기되어 있어 이를 쉽게 계산할 수 있다. 고함량을 복용할 경우 부형제 비율이 높을수록 민감 체질은 알레르기 등 문제를 줄 수 있음을 고려해야 한다. 여기서 천연유래 비타민 C는 메가도스 용도로 권장하지 않는다. 아세로라 체리나 로즈힙 등에서 얻은 천연유래 비타민 C에는 자연추출물도 포함되어 있어 메가도스 복용 시 이들도 몸에 과량섭취되기 때문이다.

합성 비타민 C 형태로 비타민 C 정제나 분말 타입 외에, 최근에 개발한 리포좀(리포조말) 비타민 C가 있다. 비타민 C는 친수성 성질을 가지고 있어 친유성 성질의 세포막을 통과하여 흡수되기 어렵기에 이 문제를 해결하기 위해 리포좀 비타민 C가 개발되었다. 비타민 C를 인지질로 감싼 형태의 리포좀 비타민 C는 지용성 성질을 가지고 있어 일반 비타민 C보다 훨씬 높은 흡수율을 보이고 체내에서 오래 지속되는 효과를 가진다. 리포좀 비타민 C의 경우 높은 생체 이용률로 하루 섭취 권장량은 보통 500 mg이다. 이것은 일반 비타민 C보다 고가이고, 크게 부작용은 없다. 다만 신장질환을 가진 자나 특이체질이나 알레르기가 있는 자는 전문가와의 상담이 필요하다.

12

부형제와 비타민 C 정맥주사 요법

비타민 C를 분말 타입로 만들 때는 부형제 첨가물이 필요 없지만, 정제(tablet; 알약)로 만들기 위해서는 반드시 부형제(먹기 쉽도록 알약을 일정한 형태로 만들기 위해 주성분에 첨가하는 물질)를 사용해야 한다. 분말 타입에는 정제를 만들 때 주로 사용되는 미결정셀룰로오스, 이산화규소(콜로이드성 무정형 실리카겔), HPMC(히드록시프로필 메틸셀룰로오스), 스테아린산 마그네슘 등과 같은 부형제 첨가물이 들어있지 않기에, 이런 것에 민감한 사람은 분말을 복용하면 부형제의 부작용 가능성을 줄일 수 있다.* 물론 이 부형제들은 모두 사용 한도 내에서 안전하게 합법적으로 이용되는 물질이다. 이런 화학부형제 또는 합성부형제 첨가물을 사용해도 아주 극도로 민감한 사람을 제외하고는 큰 문제는 없다. 정제의 경우, 화학부형제 대신에 건

---

* 이 책의 1장 〈23 비타민 제품에 사용되는 부형제 등 첨가물에 대하여〉을 참고하기 바란다. 개별포장된 분말 타입이 정제에 비해 비싸긴 하지만, 국내에서도 3 g 분말 타입의 개별포장 비타민 C 제품이 시판되고 있다.

조효모, 쌀겨 추출물, 치커리 화이바 같은 천연성분 부형제를 이용하기도 한다. 하지만 천연 부형제를 사용한 제품만이 안전하고 독성이 없는 완전한 제품이라고 선전한다면, 그것은 지나치게 상업적인 의도에서 나온 것이라 볼 수 있다. 민감한 사람에게 화학(합성)부형제를 사용하지 않는 제품이 좋다는 것이지 이런 제품을 사용한다고 해서 소비자 건강에 큰 문제가 생기지는 않는다. 그런데도 마치 안전하지 않은 부형제 물질을 사용하는 것처럼 강조한다면 지나친 공포 마케팅이다. 보통 정제(알약)의 경우 흡수율이 낮지만, 분말 형태는 2~3배 이상의 흡수율을 보이는 것으로 알려져 있다. 분말이 정제보다 효과는 빠르지만, 상당히 신맛이 나기 때문에 먹기에는 정제 타입이 편하다(비타민 C 분말을 물에 녹여 먹는 경우, 그 용액이 치아 에나멜층을 조금씩 부식시킬 수 있는 산성 성질이기에 치아에 닿지 않게 빨대를 사용하는 것이 좋다).

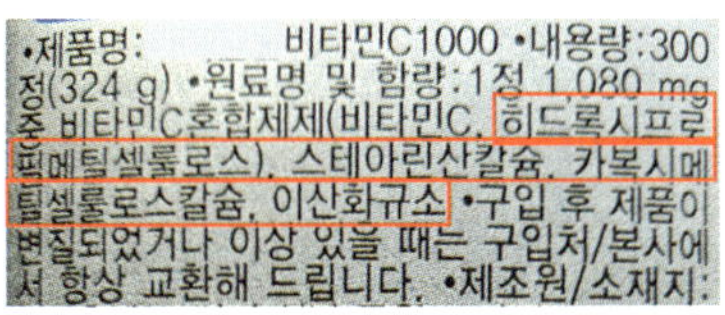

위 비타민 C 정제에는 부형제로 히드록시프로필메틸셀룰로스, 스테아린산칼슘, 카복시메틸셀룰로스칼슘, 이산화규소가 사용되었다(이 제품은 정제 한 알 1,080 mg 무게에 비타민 C 1,000 mg이기에 부형제 비율은 7.4%이다).

비타민 C는 수용성 성질을 가지므로 과량을 섭취하더라도 남은 양은 모두 소변으로 배출되기에 안전하다. 어떤 전문가들은 독성이 거의 없는 비타민 C를 감기, 혈관질환의 예방과 돌연사 위험으로부터 건강을 지켜주는 예방 차원에서 하루 4~6 g 이상의 고용량 또는 10 g의 초고용량 경구복용을 주장하기도 한다.

질병치료 목적으로 메가도스 비타민 C를 사용할 경우에는 경구복용보다 정맥주사가 훨씬 효과적인데, 이는 반드시 의사의 지도하에 수행되어야 한다. 경구복용의 비타민 C 작용과 정맥주사용 비타민 C의 작용 메커니즘은 다르다. 항암 목적의 정맥주사 요법은 정상인 혈중농도(0.3~2.5 mg/dL)보다 200배 정도 높은 비타민 C 혈중농도로 H_2O_2를 생성하여 정상세포는 파괴하지 않고 암세포를 사멸하는 일종의 표적항암 치료법이라 말할 수 있다. 실제 30~50 g 이상의 고농도 비타민 C 정맥주사 요법(High-dose vitamin C intra-venous therapy)이 말기암, 혈액암, 뇌암에서 효과적이고 유방암, 대장암, 위암 등에서도 효과가 있어 현재 일부 대학병원에서도 항암주사요법으로 사용되고 있다. 하지만 이 치료법은 임상적으로 완벽하게 증명되지 않은 측면이 있다(라이너스 폴링 교수는 경구복용만이 아니라 장기간 정맥주사를 함께 해야만 함암효과가 있다고 주장하였으며, 상대편은 대조군 실험방법을 문제 삼아 서로 논쟁을 벌이기도 하였다).

모든 전문가들이 동의하듯이, 야채가 풍부한 식단이 각종 암, 특히 위암, 구강암, 대장암 및 폐암 등의 위험을 낮출 수 있는 것은 분명하다. 하지만 비타민 C를 식이보충제로 섭취한다고 해서 위암이나 대장암 등을 예방할 수 있다고 말하기는 어렵다. 일부분 항암예방과 치료 효과를 보이는 결과도 있지만, 과학적 검증이 필요하므로 모든 사람에게 일반적으로 적용되는 효능이라 말하기는 어렵다. 한편, '비타민 C가 들어있는 건강식품으로 과채를 먹는 것'과 '건강기능식품으로 순수 성분의 비타민 C를 복용하는 것'은 동일하지 않다. 또한 순수 합성 비타민 C 제품보다는 과채 추출물의 혼합물로 되어 있는 천연원료(유래) 비타민 C 건강기능식품이 건강에 유용할 수도 있다. 비타민 C 성분 측면에서 볼 때 건강에 좋은 야채 식단의 일반식품과 건강기능식품(순수 합성 비타민 C 또는 천연원료[유래] 비타민 C) 사이에 공유되는 공통영역이 있지만, 이들을 통한 비타민 C의 효능이 동일하지는 않다. 이것이 건강에 좋은 일반 식품, 건강기능식품과의 차이이다. 한편, 영양제 용도의 건강기능식품의 비타민 C와 의약품 용도의 비타민 C도 다르다.

기본적으로 이러한 용어에 따른 개념과 용도를 구분할 필요가 있다. 비타민 C의 경구복용은 영양제 차원이지만, 일부 암치료에서 사용하는 비타민 C 주사요법은 부분적으로 의약품 측면의 모습이 있다. 실제 만성피로 회복을 위해서만이 아니라 급성호흡 및 바이러스 감염의 항염효과와 면역기능을 높이기 위해서, 그리고 항노화 같은 항산화 효과를 위해서 비타민 C 주사요법이 많이 사용되고 있다. 병원에서 많이 이용되고 있는 비타민 주사는 비타민 C에 비타민 B군 또는 미네랄 등까지 넣어 활력을 주는 영양주사로 사용된다. 더 나아가 대상포진이나 아토피, 알레르기, 통풍, 협심증, 고혈압, 고지혈증, 뇌졸중, 습진, 천식 등 많은 만성질환에 비타민 C 주사액을 기본으로 하고 관련 질병 치료 수액을 함께 이용한 치료제 또는 영양제로 상당한 효과를 보기도 한다. 고농도 비타민 C 주사요법 또한 일부 긍정적인 항암효능을 보이기도 하지만, 이것은 결코 방사선치료나 치료법이 알려진 특정 암치료를 대신할 수 없다. 다만, 다른 항암치료법과 비교했을 때 비타민 C 주사요법은 부작용이 거의 없는 편이기에 기존의 암치료법과 병용치료하는 방법을 고려할 수 있다.

13

가장 쉽고 가장 저렴하게 건강 선물을 주는 비타민 C

괴혈병을 예방하기 위해서는 앞에서 언급한 대로 비타민 C를 하루 10 mg 정도만 섭취해도 충분하다. 2020년 한국인 영양섭취기준에서 설정된 비타민 C 하루 성인 권장섭취량은 100 mg(미국 성인 남성은 90 mg, 성인 여성은 75 mg)이다. 그리고 상한 섭취량은 2,000 mg (2 g)이다. 성인 하루 권장섭취량 100 mg은 백혈구 내 비타민 C의 최대 농도와 소변 배설량 등 여러 변이계수를 고려한 수치이다. 오염된 자연환경에 노출되어 있고 활동적인 현대인들에게는 대체로 권장섭취량 100 mg과 상한섭취량 2,000 mg의 중간 정도인 최적 섭취량 1,000 mg (1 g)을 권한다. 하루 100~140 mg보다 많은 양의 비타민 C를 복용하면 우리 신체의 조직은 비타민 C로 포화되기에, 이보다 많이 섭취된 비타민 C는 소변으로 배설된다.

소변으로 여분의 비타민 C가 배설되는 것은 건강에 좋은 역할을 하기도 한다. 한 예로, 소변에 존재하는 비타민 C가 요로감염을 예방하고 방광암을 예방할 수 있기 때문이다. 비타민 C를 자체생산하는 동물의 소변에서도 필요량의 5~50배에 달하는 비타민 C가 소변으로 빠져나가는데, 이는 자기를 보호하는 자가예방 차원으로 보인다. 실제로 권장량 이상의 비타민 C를 충분히 복용하여 대장에 남은 여유 비타민 C는 용종(polyp) 성장을 조절하여 대장을 건강하게 만든다. 일부 전문가들은 감기나 암 같은 질병 예방을 위해 하루 상한섭취량 2 g보다 훨씬 더 많은 메가도스 사용을 주장하기도 한다.

사람마다 체질과 상황이 다르기에 이를 모든 사람에게 무리하게 일반화해서 적용하기는 어려울 수 있다. 하지만 흡연이나 임신 외에도 많은 가공식품 섭취, 육식 그리고 오염된 자연환경에 노출된 현대인들에게 더 많은 비타민 C가 필요하다. 수술이나 방사선치료를 받을수록 체내에서 비타민 C가 고갈되어 환자들은 더 힘들어한다. 특히 스트레스를 받는 상황에서는 더 많은 비타민 C를 필요로 한다. 야생에 사는 동물들은 충분한 비타민 C 덕분에 더 활기차게 야생성을 유지할 수 있다. 스트레스가 많은 환경에 속한 쥐나 토끼 같은 동물의 경우 사람의 70 kg 체중으로 환산해서 계산해 보면 하루 10 g이 넘는 비타민 C를 스스로 몸에서 생산하여 이용하고 있다.

14

어떤 사람에게 비타민 C가 많이 필요한가?

1) 스트레스를 많이 받거나 만성피로를 많이 느끼는 사람

우리 몸은 위험한 상황에서 스트레스를 받으면 긴급상황에 대처하도록 에너지가 많이 필요해지기에 부신 피질에서 코르티솔이 분비된다. 따라서 혈중 포도당 농도가 높아지고 혈압도 높아진다. 그런데 스트레스 상황이 지속되면 뇌에서 비상신호를 보내 부신에서 스트레스 호르몬인 코르티솔(cortisol)과 아드레날린(adrenaline)을 과다하게 생성하도록 한다.• 일반적인

• 생체 내 스트레스 호르몬에는 두 종류가 있다. 부신 피질에서 만드는 코르티솔(cortisol)과 부신 수질에서 만드는 아드레날린(adrenaline; 또는 에피네프린[epinephrine])이다. 특히 코르티솔은 대표적인 스트레스 호르몬이고, 아드레날린은 활성과 흥분 호르몬으로 알려져 있다. 이 두 호르몬은 우리 몸에서 긴급한 위험상황이 벌어질 때, 이를 대처하는 방어 메커니즘과 관련되어 중요한 역할을 한다. 이들이 과도하게 분비 또는 고갈되면 건강에 심각한 문제를 일으키는데 코르티솔의 경우 심장마비나 돌연사까지 이를 수 있다. 코르티솔이 계속 과다 분비되는 질병은 쿠싱증후군(Cushing syndrome), 코르티솔이 충분히 생산되지 않는 질병은 애디슨병(Addison's disease)이다.

스트레스의 경우 부신 피질에서 코르티솔이 적절한 수치만큼 분비되었다가 정상치로 돌아오지만, 극도의 스트레스 상태가 지속되면 스트레스 호르몬인 코르티솔이 과도하게 분비된다.[••] 이때 비타민 B군과 특히 비타민 C가 고갈 상태이거나 코르티솔의 과잉분비로 만성피로 원인인 부신 피로를 지나 부신 고갈상태가 되면 탈진 끝에 사망에 이를 수 있기에 비타민 C가 반드시 보충되어야 한다.[•••]

한편, 스트레스 호르몬인 코르티솔이 많이 분비되면 식욕이 촉진되어 많이 먹게 된다. 코르티솔은 지방세포에도 작용해서 지방의 분해를 억제하여 지방이 쌓이게 된다. 결국, 스트레스를 많이 받을수록 많이 먹게 되고 지방

•• 만성적인 스트레스나 극도의 스트레스가 만병의 원인이 되고 사망에까지 이르게 한다. 비타민 C는 스트레스 호르몬 대사의 조효소로 작용한다. 스트레스 상태가 되면 사람의 혈중농도에서 비타민 C가 고갈된다. 부신이나 대뇌(4~10 mM)에는 혈중농도(40~60 uM)의 100~200배 정도의 고농도 비타민 C가 존재하여 작용한다. 스트레스를 받는 시간이 장기적으로 계속 지속되면 코르티솔이 과다 분비되는데, 일시적인 고혈당, 고혈압 과정을 지나 지속적으로 혈당과 혈압이 높아져 있는 부신 저항(resistance) 단계가 된다. 과다한 코르티솔은 염증을 유발하고 불안하고 수면장애를 일으킨다. 그러다가 과도한 스트레스가 장기간 더 극도로 지속되면, 나중에는 부신에서 코르티솔을 만들어 낼 수 없는 부신 고갈(exhaustion) 단계로 접어들게 된다. 이런 부신피로 증후군을 치료할 때 메가도스의 비타민 C가 이용되기도 한다.

••• 심한 스트레스 상태라 해도 비타민 C의 충분한 항산화 작용이 있으면 스트레스를 이겨내어 질병으로 진행되지 않는다. 만약 코르티솔을 더이상 만들어 낼 수 없는 부신 고갈(exhaustion), 즉 번아웃(burn out) 단계가 되면 우리 몸은 탈진 상태가 되어 죽음에 이를 수 있다. 비타민 C가 완전 고갈되어 부신 기능이 작동하지 않으면 돌연사까지 이를 수 있는데, 이를 전문적 용어로 부신기능 부전증(adrenal insufficiency)이라 한다. 이 질병치료를 위해 스테로이드 주사가 이용되고, 비타민 C 외에 비타민 B군이 유용하게 사용된다. 한편, 만성피로 회복을 위한 영양제로 소위 '보약'이 사용되는데 홍삼, 동충하초, 마카, 홍경천 등 생약들이다. 이들은 스트레스 호르몬인 코르티솔 농도를 낮추는 효과적인 항스트레스성 천연 강장제로 널리 알려져 있다.

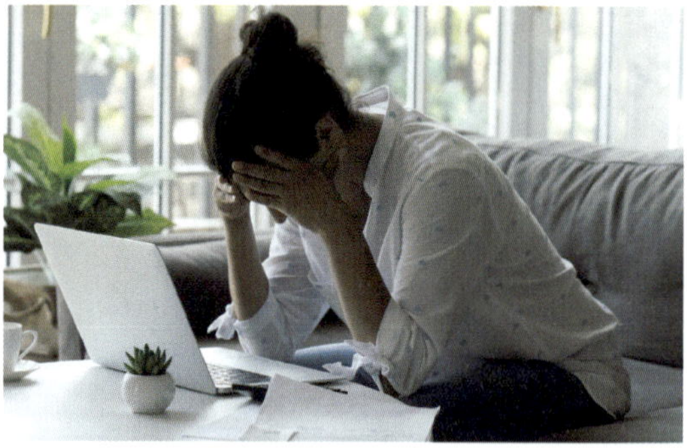

이 쌓여 비만이 될 가능성이 매우 높다(스트레스가 비만의 원인이 되는 이유가 바로 이것이다). 임상실험에서 스트레스가 많은 상황에 노출되기 전에 비타민 C를 미리 체내에 많이 공급해주면 스트레스 호르몬인 코르티솔 수치와 혈압을 포함한 스트레스 지표가 비타민 C를 공급받지 않은 사람들보다 현저히 낮게 관찰된다.

또한, 스트레스를 많이 받으면 부신 수질에서 또 다른 스트레스 호르몬인 아드레날린이 분비되어 심장박동이 빨라지고 혈압이 오르게 된다. 아드레날린도 코르티솔과 같이 혈당량을 증가시키는 호르몬 중 하나이기에 높은 농도의 포도당이 온몸에 퍼지며 에너지를 신속하게 공급해준다. 만성적인 스트레스 때문에 코르티솔과 아드레날린이 계속 분비되면 비상 에너지를 얻기 위한 고혈당과 고혈압 상태를 자주 경험하게 되는데, 이런 스트레스가 장기간 지속되면 건강이 악화된다. 그리고 많은 비상 에너지를 발생시키기 때문에 그만큼 유해한 활성산소를 많이 만들게 되고, 이는 다시 노화와 질병의 원인이 된다. 결국 스트레스를 지속적으로 받게 되면 부신에서 두 스트레스 호르몬을 많이 만들어야 하기에 비타민 C가 많이 소모되고, 에너지 발생으로 유해 활성산소까지 생성되기에 항산화제인 비타민 C를 더 많이 필요로 하게 된다.

정상적인 상황에서는 비타민 C를 권장량만 복용하더라도, 피곤할 때에는 의사들도 비타민 C 고용량 복용을 추천하기도 한다. 스트레스가 많을 때나 피곤할 때만이 아니라 면역력이 떨어져 컨디션이 안 좋은 경우, 공부하거나 뇌를 많이 쓰는 경우, 피부 트러블이 생긴 경우에도 정상적인 경우보다 비타민 소모량이 훨씬 많아지기에 아주 단기간이라도 고용량 복용을 권장하기도 한다. 우울증 치료의 중요한 신경전달물질인 세로토닌의 생성에도 비타민 C는 필수적이다. 결론적으로, 과도한 업무로 각종 스트레스에 노출되고 만성적으로 피곤한 현대인들에게 비타민 C는 많이 필요하다. 부신에서 스트레스 호르몬 생성을 위해서만이 아니라 뇌에서 산화적 스트레스를 줄이는 데도 비타민 C가 많이 소모되기 때문이다. 면역 체계의 다양한 세포기능을 지원함으로써 면역방어에 기여하고 백혈구 생성을 도와 바이러스 감염의 위험성에서 몸을 보호하는 역할을 하기도 한다.

2) 흡연하는 사람

담배를 피우면 혈중에 세포를 손상시키는 유해 활성산소가 많이 생기는데, 이를 제거하기 위해 항산화 작용을 하는 비타민 C가 많이 소비된다. 따라서 흡연자는 비흡연자보다 비타민 C를 더 많이 필요로 한다. 직접흡연이 아닌 간접흡연에 노출된 경우에도 마찬가지로 비타민 C를 더 보충해주어야 한다. 한 연구보고에 따르면, 흡연자의 혈중 비타민 C 농도는 비흡연자의 1/3에 불과하다고 한다. 미국 국립의학아카데미(NAM)는 흡연자의 비타민 C 하루 섭취량을 일반인 권고량(남자 90 mg)보다 35 mg 더 많은 양으로 권장하고 있다. 흡연을 하면 체내 코르티솔 농도가 평균 35% 증가한다는 연구결과도 체내에서 비타민 C를 많이 소모하고 있다는 증거이다. 앞에서 언급한 대로, 코르티솔이 체내에 많이 분비되면 식욕을 촉진시키고 지방분해는 억제시킨다. 그래서 만성적인 흡연자는 복부비만으로 뱃살이 찔 가능성이 높다.

3) 육식이나 초가공식품을 좋아하는 사람

현대인들이 좋아하는 햄, 소시지, 핫도그, 베이컨, 훈제육 등의 초가공식품에는 아질산염 같은 방부제 및 발색제를 많이 사용한다. 아질산염은 가공육의 아민(amine) 성분과 반응하여 니트로사민(nitrosamine) 같은 강력한 발암물질을 만든다. 니트로사민은 위암이나 대장암 등의 원인으로 알려져 있는데, 항산화제인 비타민 C를 섭취하여 니트로사민의 발암물질 생성을 억제할 수 있다.

또한 육식 위주의 식습관은 활성산소를 체내에 많이 가져오게 만든다. 특히 기름으로 튀긴 음식을 많이 섭취하면 더욱 그러하다. 과도한 유해 활성산소가 면역세포에 작용하면 자가면역 질환을 일으키고, 신경세포에 작용하면 신경질환을 일으킨다. 유전자에 작용하면 유전자 염기에 변형을 일으켜 암세포로 자라나게 만들기도 한다. 이런 유해한 활성산소를 제거하는 가장 효율적인 방법은 항산화 물질이 풍부한 식품을 꾸준히 섭취하는 것이다. 색깔을 띤 과일과 채소, 즉 컬러푸드에는 비타민 C를 포함한 여러 항산화 물질이

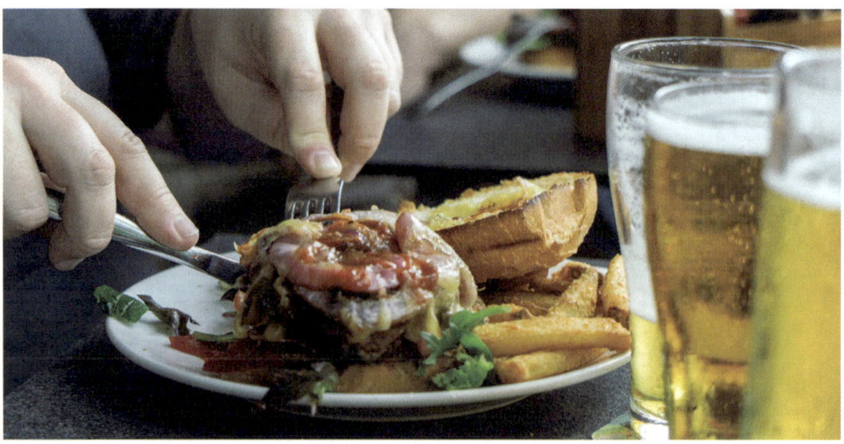

많이 들어있다. 비타민 C는 유해한 활성산소의 작용을 억제하는 대표적인 항산화 물질이기에 신선한 과채를 통해서뿐만 아니라 비타민 C 식이보충제를 통해서라도 충분히 공급하는 것이 좋다.

15

비타민 C 복용 시 부작용이 있다고 하는데!

1) 비타민 C를 복용할 때 속이 쓰린 경우

비타민 C인 아스코르브산은 본래 강산이 아닌 약산의 성질(pKa=4.1로 약한 초산보다는 강하다)을 가지고 있다. 그렇지만 비타민 C 복용 시 사람에 따라 속이 쓰린 약간의 위장 통증을 경험하기도 한다. 알약보다 가루로 먹을 경우 더욱 그렇다. 이는 위장이 비어 있을 때 비타민 C를 복용하기 때문이다. 이럴 때는 식사 중간이나 식후(食後)에 바로 비타민 C를 복용하면 거의 문제가 되지 않는다. 아니면, 아예 다른 형태의 비타민 C를 이용할 수도 있다. 미네랄 아스코르베이트(또는 버퍼트[buffered] 비타민 C나 에스터-C[Ester-C])인 아스코르브산칼슘(calcium ascorbate), 아스코르브산나트

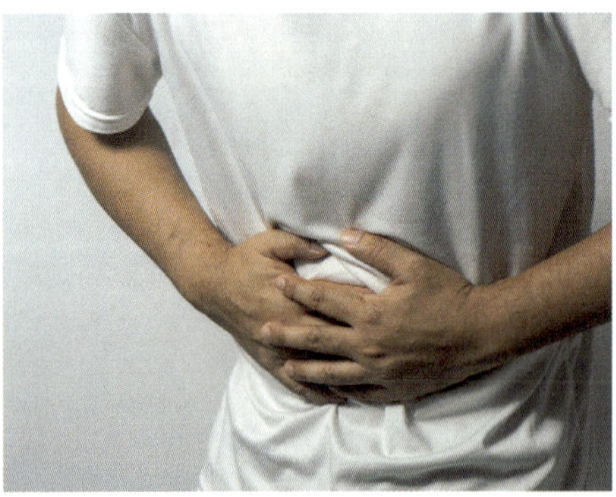

륨(sodium ascorbate) 등을 예로 들 수 있다. 또는, 흡수율이 높고 체내에 오래 머물도록 개발한 지용성 비타민 C 형태의 아스코르브산 팔미테이트(ascorbyl palmitate)나 아스코르브산 스테아레이트(ascorbyl stearate)가 있다. 이들은 빈속에 복용해도 괜찮다. 그러나 지용성 형태의 비타민 C는 비싼 가격이 문제이고, 미네랄 아스코르베이트는 칼슘이나 나트륨염이어서 미네랄을 동시에 섭취하게 되기에 또 다른 문제를 일으킬 수 있다. 산성 성질을 가진 비타민 C 아스코르브산과 대조하여 이런 타입을 중성형 비타민 C라고 부르기도 한다. 하지만 정제형이든 분말형이든지 간에, 오리지널 비타민 C인 아스코르브산을 식후(食後)에 바로 복용하기만 한다면 속 쓰림 문제는 발생하지 않는다.

2) 비타민 C 메가도스 복용 시 나타나는 설사 문제에 대하여

사람마다 체질이 달라 비타민 C의 체내 작용이 동일하지는 않겠지만, 일반적으로 비타민 C는 하루에 몇 g 정도를 복용하더라도 놀라울 만큼 부작용이 거의 없다(혈중농도를 고려해서 하루 2~3차례 나누어 복용한다). 여기서 설사 문제라고 한 것은 하루 10 g 이상의 초고용량 메가도스 복용했을 때 생기는 문제이지(사람마다 다르기 때문에 메가도스 양을 정하기는 어렵지만), 그 이하인 경우는 설사가 문제되지 않는다. 이런 설사 같은 위장 장애는 비타민 C가 주는 독성 때문에 나타나는 문제가 아니다. 단지 몸에 흡수되지 않고 장에 남아 있던 비타민 C가 삼투압 효과를 나타내 수분을 끌어당김으로써 생기는 일시적인 증상으로, 사실 심각한 문제는 아니다. 일부 장이 민감한 사람들이 부형제나 활택제 등의 화학첨가물을 사용하여 만든 비타민 C 정제 타입을 메가도스로 고용량 복용하는 경우, 비타민 C 분말 타입을 복

용하는 것보다 더 설사를 유발할 가능성이 있다.•

비타민 C를 필요로 하는 양은 사람마다 체질과 상황에 따라 다르기에 분명히 개인차가 있다. 같은 사람이라도 몸이 건강할 때와 그러지 못할 때 설사를 보이는 용량이 다르게 나타나기도 한다. 개별적으로 자기 몸에 자가시험해서 비타민 C 상한 복용량을 정할 수 있다. 자신의 몸이 견딜 수 있는 비타민 C 최대용량을 초과하여 복용하면 설사를 보이기 때문이다. 비타민 C가 투여되면 장(腸)운동이 촉진되기에, 개인의 허용량을 넘겨 비타민 C를 섭취하여 오히려 변비에서 해방되는 사람들도 있다. 하루 10 g의 초고용량 비타민 C 분말을 경구복용 시 설사를 하던 사람이 감기나 독감에 걸리면 그 이상의 비타민 C를 섭취해도 설사를 하지 않는 경우를 본다. 야생동물도 그렇지만 사람도 강한 스트레스를 지속적으로 받거나 질병 등으로 몸에 이상 상태가 되면 많은 비타민 C를 필요로 한다.

3) 신장결석의 가능성에 대하여

비타민 C가 체내에서 대사되어 생기는 최종 화합물은 옥살산(oxalic acid; 수산[蓚酸])이다. 그런데 신장결석의 성분이 주로 옥산산 칼슘(calcium

---

• 합성 비타민 C의 경우 화학첨가물인 부형제를 사용하여 만든 비타민 C 정제 타입이 비타민 C 분말 타입보다 설사를 유발할 가능성이 더 많다. 따라서 10 g 이상의 메가도스 경구복용 시에는 비타민 C 분말 타입을 사용하는 것이 좋다. 알약 정제를 만들 때 사용되는 미결정셀룰로오스, 히드록시 프로필 메틸셀룰로오스, 이산화규소(콜로이드성 실리카겔) 등과 같은 화학적 합성 부형제나 스테아린산마그네슘이나 스테아린산칼슘 같은 활택제 첨가물을 사용하기 때문에 이런 것에 민감한 사람들은 설사나 위장장애의 가능성이 더 크다. 메가도스 용량 복용 시에는 혈중농도를 고려하여 한꺼번이 아닌 여러 차례 양을 나누어 복용해야 한다.

oxalate; 수산 칼슘)이기에, 비타민 C 복용 시 신장결석이 생길 수 있다고 말한다(결석이 신장에서 빠져나가는 과정에서 요로결석이 되기도 한다). 시판되는 비타민 C 제품 설명서에 이런 내용이 적혀 있다. 여러 연구결과를 가지고 말하는 것이겠지만, 이것에 대해서 다른 의견을 가진 전문가들도 상당히 많다. 그들은 '고용량 비타민 C 복용으로 체내 옥살산의 양이 늘어나는 것은 사실이지만, 고용량을 복용할지라도 복용량 일부만 대사가 되고 또한 그것이 신장결석을 일으키는 수치까지 도달하지는 않는다'라고 말한다. 실제로 신장결석이 생기는 이유는 비타민 C 섭취로 인해 옥살산 농도가 증가하기 때문이라기보다는, 사람들의 생활습관 때문이라는 주장이 더 설득력 있다. 신장결석 발생의 가장 큰 요인은 충분한 물을 마시지 않는다는 것이기 때문이다. 물을 충분히 마시지 않으면 결석이 형성되는 농도가 높아진다(하지만 탄산음료나 알코올 섭취는 결석 위험성을 높인다).

실제로 비타민 C 섭취 여부와 관계없이 더운 날씨에 충분한 수분공급을 하지 못하거나 책상 앞에 오래 앉아 있는 사람, 비만 등으로 운동 부족인 사람들에게 결석이 많이 발생한다. 그래서 신장결석은 운전기사들이 가장 많이 걸리는 직업병이다. 결석전문가들은 칼슘 결석 예방과 치료를 위해 레몬즙을 권하는데, 레몬즙을 짜서 마시면 생긴 결석도 서서히 녹거나 결석이 형성되는 것을 예방한다(직접 레몬즙을 짜지 않고 시판하는 레몬즙을 구매하여 편리하게 이용할 수 있는데, 결석예방 용도가 아니더라도 이를 적절히 섭취하는 것은 건강에 유익하다). 또한 전문가들은 서구사회에서의 과다한 동물 단백질 섭취가 신장결석의 큰 이유

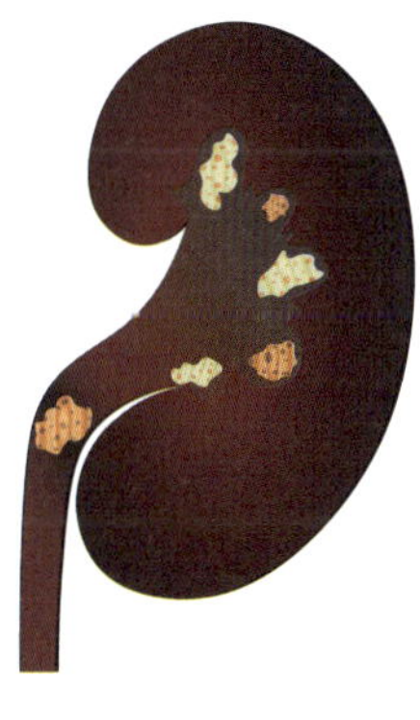

라고 지적한다. 미국은 매년 1,000명당 1명꼴로 결석 때문에 입원할 정도이다. 이 외에 세균 감염, 대사장애, 칼슘보충제, 항생제 같은 약물복용이 원인이 되기도 한다. 여러 연구결과를 종합해 볼 때, 건강한 사람들에게서 비타민 C 고용량 복용과 신장결석과의 연관성이 명확하다고 보기는 어렵다. 이는 일반인과 고용량 비타민 C 복용자 사이의 신장결석 발생률에 큰 차이가 없어 보이기 때문이다. 따라서 비타민 C 복용이 신장결석에 간접적인 영향을 줄 가능성은 있지만, 직접적인 영향을 미치기는 어렵다고 말한다.

그렇지만 신장결석 가족력이 있는 사람이나 신장기능에 이상이 있는 사람들, 혈액 투석을 받는 사람들에게는 비타민 C 고용량 복용을 권장하지 않는다. 결론적으로 "유전적으로 신장기능에 이상이 있거나 체내에 옥살산 생성량이 증가한 가족력을 가진 사람들을 제외하고는 비타민 C는 신장결석을 유발하지 않는다"고 말할 수 있다.• 또한 항응고제, 항혈전제를 복용하는 사람들도 비타민 C 고용량 복용을 피하는 것이 좋다. 사람마다 체질과 건강상태가 다르기에 비타민 C 복용기준을 정하기 어렵지만, 건강한 사람의 경우 우리나라와 미국에서 정해진 하루 상한 섭취량 2 g 정도의 비타민 C 복용은 큰 무리가 없어 보인다(하루 2차례 나누어 복용한다). 물론 신진대사가 느린 노인들에게는 더 적은 용량을 권장할 수 있다. 다른 질병으로 복용하는 약물이 있는 경우, 비타민 C와 약물 간의 상호작용도 살펴보아야 하기에 관련 의료전문가의 자문을 받아야 한다.

• 신장기능 이상의 한 예로 고옥살산뇨증(hyperoxaluria)이 있다. 이 희귀질환은 유전성 대사 이상으로 생기며, 소변에 다량의 옥살산이 포함되어 결석이 쉽게 형성될 수 있다. 이는 콩팥 석회증을 일으키고, 심한 경우 신부전으로 진행되기도 한다. 이러한 경우 구연산염 약물을 투여하거나 옥살산 합성 억제제인 비타민 B6를 복용하여 치료한다.

종합적인 의견으로, 비타민 C를 복용할 때, 특히 하루 상한섭취량(2 g)보다 더 많은 양을 복용하는 경우 수분공급에 한층 더 신경 쓸 필요가 있다. 또한 〈11 비타민 C를 얼마나 섭취하는 것이 좋은가?〉에서 언급한 것처럼, 신장결석 방지를 위한 영양제로 잘 알려진 마그네슘을 이용할 수 있다. 적절한 마그네슘 제재(산화마그네슘[Magnesium oxide], 하루 300 mg)와 비타민 B6(하루 10 mg)를 비타민 C와 함께 복용하면 신장결석을 효과적으로 예방할 수 있다(마그네슘 영양제 복용도 필요하기 때문이다). 실제로, 동물실험에서 신장결석을 인위적으로 유발하는 가장 쉬운 방법으로 동물에 마그네슘을 뺀 식이요법을 사용한다.

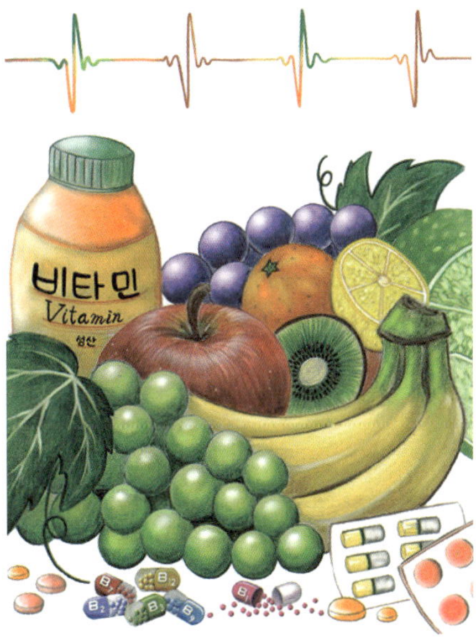

3장

비타민 D와 건강

햇살 비타민 또는
항암 비타민이라고 부르는 비타민 D

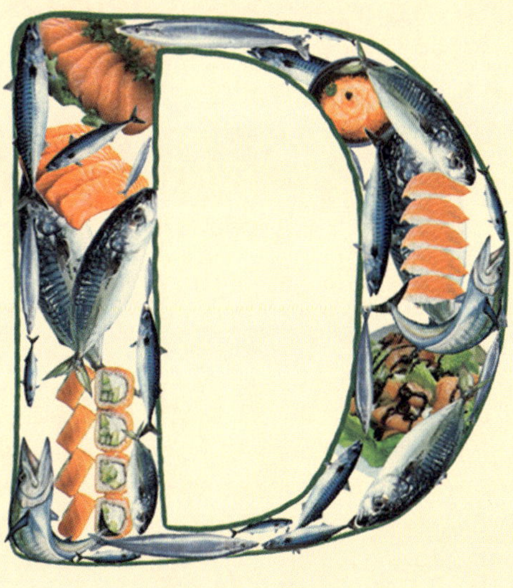

비타민D

01

영국 산업화 질병인 구루병과 비타민 D 발견 이야기

비타민 D는 생명체가 살아가는 데 꼭 필요한 물질이다. 사람을 포함한 많은 생물들은 햇빛을 통해 비타민 D를 공급받는다. 비타민 D가 부족해지면 나타나는 대표적인 질병은 뼈 질환의 구루병(구루[佝僂]는 곱추라는 뜻)이

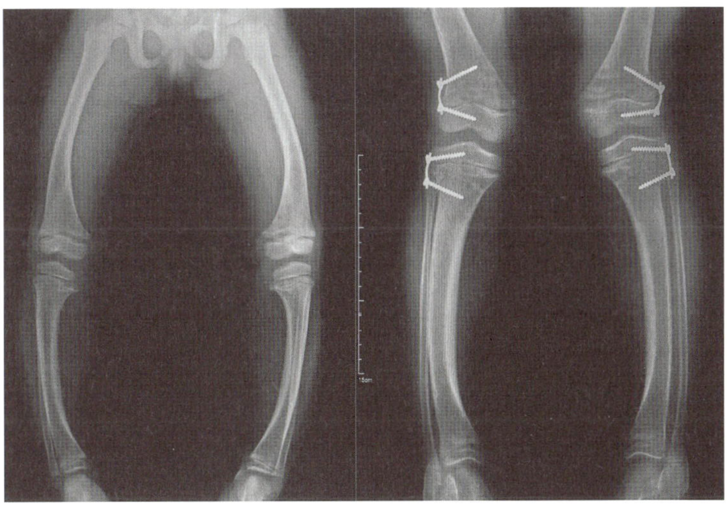

다. 과거 로마 시대에도 구루병 의심 질병이 관찰되긴 했지만, 17세기 중반 영국 의사에 의해 구루병 질병의 임상증상이 자세히 알려지게 되었다. 영국을 중심으로 18세기 중반 산업혁명이 일어난 이후부터 도시에서 구루병이 기하급수적으로 증가하였다. 농사나 목축 등으로 밖에서 일하던 시대와 달리 사람들이 실내에서 일하기 시작하자 구루병은 심각한 사회문제가 되었다. 산업화의 여파로 도시에 거주하는 사람들이 공장 안에서 일하게 되고 뿌연 석탄 연기와 스모그의 대기오염으로 햇볕이 차단되어 충분한 비타민 D를 생성하지 못했기 때문이다. 물론 당시에는 햇볕을 쬐어 체내에서 생성된 비타민 D로 구루병이 치료된다는 사실을 전혀 알지 못했다. 산업화 이후로 도시에서 급격하게 증가하는 미스테리한 이 구루병이 햇볕 부족과 식단문제일 수도 있다는 주장이 조금씩 나오고 있을 뿐이었다.* 1820년대 어느 폴란드 의사는 햇빛 노출이 적은 바르샤바 공장 지역 도시의 구루병 아이들을 햇빛이 충분한 시골로 데려가 치료하면서 햇빛 부족이 구루병의 원인임을 제시하기도 하였다. 그 후 100여 년이 지나고 나서야, 햇빛의 자외선을 쬠으로써 구루병이 치료되는 메커니즘이 과학적으로 밝혀졌다. 사실 구루병은 산업혁명의 기수였던 영국에서 가장 문제가 되었기에 영국 질병(the English disease)이라 불렸다. 영국은 스코틀랜드 공업지역에서 구루병 발병률이 가장 높았고,

---

* 공룡이 멸종한 것은 지구에 거대한 소행성이 떨어지면서 나타난 기후변화와 함께 비타민 D 결핍 때문이라는 가설이 있다. 소행성이 떨어진 격변 상황에서 지구 전체가 두꺼운 먼지층으로 덮여 햇빛이 차단되었기에 공룡이 극심한 추위를 견디지 못했고, 이뿐 아니라 비타민 D 결핍으로 구루병과 골연화증, 면역력 약화로 멸종되었다는 가설이다. 공룡멸종의 이유 중 하나로 꼽힐 만큼 비타민 D가 중요하다는 뜻이다. 실제로 집에서 반려 파충류를 기를 때 햇볕을 쬐지 않으면 구루병이나 골다공증에 걸리기에 반드시 비타민 D 합성을 위한 UV-B 램프를 설치해야 한다.

미국에서는 구루병이 북동부 공업지역의 풍토병으로 알려지기도 하였다.

한편, 전통적으로 북유럽사람들에게 아이들의 구루병을 위한 민간치료법이 있었는데, 그것은 대구 간에서 추출한 기름인 대구 간유를 먹이는 것이었다. 하지만 1920년대가 되어서야 대구 간유를 가지고 연구한 과학자들에 의해 비로소 근대 산업화 질병인 구루병 문제의 원인과 해결책을 찾게 되었다. 1922년 영국 의사 에드워드 멜란비(Edward Mellanby)는 대구 간유와 버터를 가지고 구루병 질병에 걸린 강아지를 대상으로 연구하던 중에 새로운 물질(비타민 D)의 존재를 발견하게 된다. 사실 비타민 A가 많이 들어있는 대구 간유나 버터가 야맹증 치료만이 아니라 구루병 치료에도 효과가 있었기에, 처음에는 비타민 A가 구루병 치료에 효능이 있는 것으로 생각하였다. 이를 실험적으로 밝히기 위해 두 식품 각각에 열을 가하고 산화시킨 후 섭취하도록 동물실험을 하였다. 비타민 A 성분을 가지고 있는 대구 간유와 버터 각각을 가열하고 산화시키면 비타민 A 성분은 파괴된다. 그런데 비타민 A 성분이 산화되어 파괴된 버터는 항구루병 효과가 없어지지만, 동일조건에서 비타민 A 성분이 파괴된 대구 간유는 항구루병 효과를 그대로 가지고 있음을 발견하였다. 이 과정에서 대구 간유에 구루병 치료를 위한 새로운 성분(비타민 D)의 존재를 확인할 수 있었다.

간유 오일에서 비타민 A를 발견하여 유명해진 미국 생화학자 엘머 맥컬럼(Elmer McCollum) 교수도 같은 해인 1922년 에드워드 멜란비 의사가 했던 것과 비슷한 실험을 진행하였다. 그리고 대구 간유를 이용한 여러 실험을 통해서 항구루병 효과를 주는 성분은 비타민 A와 전혀 다른 새로운 물질이라는 결론 내리게 되었다. 버터와 간유에 들어있는 중요 영양소가 2개임을 알게 된 것이다(비타민 A와 또 다른 새로운 성분). 이 새롭게 발견한 성분을 나중에 비타민 D라고 명명했는데, 비타민 중에서 4번째로 발견했기 때문이다. 영양 식단과 비타민에 대한 지평을 넓히며 당시 비타민 최대 전문가로 유명세를 펼친 맥컬럼 교수는 독자적인 연구로 비타민 A, B를 포함하며 비타민 D도 발견하고 그 효능을 알아내는 등 상당한 공헌을 했지만 노벨상을 받지는 못했다.• 하지만 비타민과 관련된 영양과 식이요법으로 미국 보건건강과 정책에 탁월한 업적을 이루는 보건건강의 선구자 역할을 하였다.

• 엘머 맥컬럼 교수는 유아기 시절에 비타민 C 결핍의 괴혈병으로 죽을 뻔하였다. 심한 괴혈병 후유증으로 40대 후반에 모든 치아를 빼고 틀니를 해야만 했다. 그는 왜소하고 유약한 몸에 왼쪽 눈도 실명하였으며 건강상의 어려움을 많이 겪었다. 그러한 개인적인 건강의 어려움이 겪었기에 영양과 질병에 관련된 비타민 연구에 전념한 것으로 보인다.

02

자외선을 통한
비타민 D 합성과 노벨상 이야기

위스콘신 대학의 엘머 맥컬럼 교수가 영양과 관련된 비타민 연구를 하고 있을 때, 해리 스틴복(Harry Steenbock)은 그의 연구실 조교로 일하면서 현대 영양과학의 새로운 영역을 공부하였다. 그 후 위스콘신 대학의 교수로 일하던 해리 스틴복은 1923년 식품과 영양을 연구하던 중 아주 놀라운 실험결

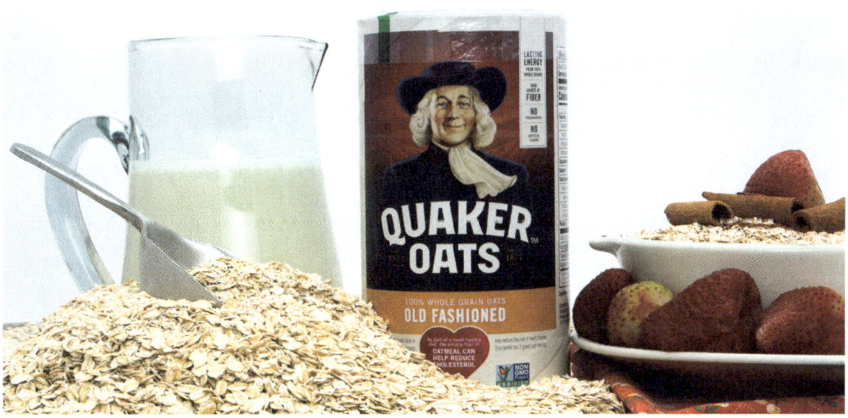

과를 발견하였다. 바로 어떤 식품에 자외선 빛을 쬐면 그 안에서 비타민 D가 생성되는데, 이를 섭취하면 사람과 동물의 구루병을 치료할 수 있다는 매우 획기적인 발견이었다. 이렇게 비타민 D를 생성하는 자외선 조사(照射)기술로 스틴복 교수는 특허를 얻었으며, 퀘이커 오트밀(Quaker Oats) 시리얼 회사와 맺은 특허 로열티를 자신의 모교인 위스콘신 대학 연구재단에 기부하였다(스틴복 교수에 의해 위스콘신 동문연구재단 WARF[Wisconsin Alumni Research Foundation]가 1925년 설립되었다).

그가 개발한 자외선 조사를 통한 비타민 D 생성기술은 식료품, 특히 우유에 사용되었으며 미국에서 구루병이 사라지는 계기가 되었다. 가공식품 등에 비타민 D 함량을 강화하는 이 자외선 조사기술은 매우 혁신적인 아이디어였고, 지금도 시판하는 우유, 요거트, 시리얼 등에 이 기술을 유용하게 이용하고 있다. 버섯류의 연구에서는 버섯에 존재하는 어떤 물질(이는 나중에 에르고스테롤[ergosterol]로 밝혀졌다)이 햇빛을 쬐면 비타민 D2로 합성된다는 사실을 발견하였다. 버섯을 햇볕에 말리면 비타민 D2 함량이 증가하지만, 열풍으로 말리면 그런 효과가 없다. 자외선 UV-B를 쬐어도 같은 효과가 나기에 버섯 생산농장에서는 비타민 D2가 합성되도록 자외선램프를 사용한다.

당시 스틴복 교수의 연구를 통해 특정 식품에 햇볕을 쬐어주면 식물성 비타민 D가 생성된다는 사실을 밝혀내기는 했지만, 식품 내 어떤 성분이 어떻게 비타민 D를 만드는지 그 과학적 원리에 대해서는 전혀 알지 못했다. 자외선 조사를 통해 식물성 식품에서 비타민 D2가 생성되는 과정과 사람의 피부에서 비타민 D3가 만들어지는 합성과정 및 메커니즘을 과학적으로 밝힌 사람은 독일 화학자 아돌프 오토 라인홀트 빈다우스(Adolf Otto Reinhold

Windaus) 교수이다. 1920년대 후반 빈다우스 교수는 식물성 식품 성분에서 자외선으로 비타민 D2가 되는 선구물질이 에르고스테롤이라는 사실을 밝혀낸다. 효모나 버섯류에 많이 들어있는 식물성 에르고스테롤은 햇볕(자외선 UV–B)을 받아 최종적으로 식물성 비타민 D2인 에르고칼시페롤(ergocalciferol)로 합성되는 것이다. 빈다우스 교수는 비타민 D1, D2, D3 물질을 처음으로 발견했고, 식물성 스테롤인 에르고스테롤과 비타민 D와의 관계를 밝혀낸 공로로 1928년 노벨 화학상을 받았다.•

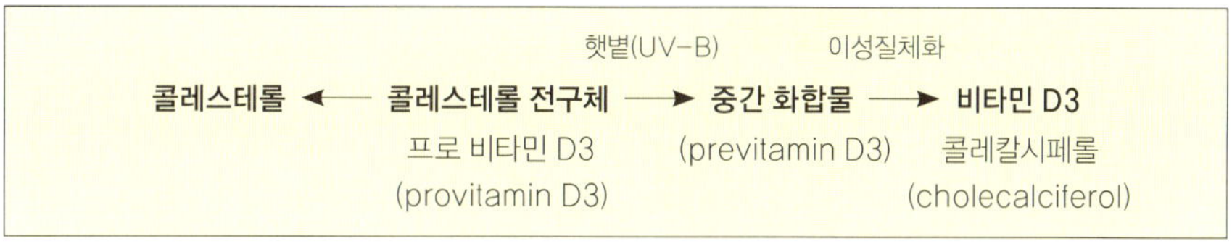

콜레스테롤 전구체로부터 자외선 UV–B를 통한 동물성 비타민 D3 합성과정

그 후, 빈다우스 교수는 피부에 있는 콜레스테롤 전구체인 7–디하이드로콜레스테롤(7–dehydrocholesterol; provitamin D3)이 햇볕(UV–B)을 받아 광화학 반응을 일으켜 중간 화합물(previtamin D3)로 생성되고, 이것이 다시 이성질체화되어 동물성 비타민 D3(콜레칼시페롤; cholecalciferol)로 합성되

• 비타민 연구로 많은 노벨상 수상자가 나왔는데, 그중 빈다우스 교수는 비타민 연구로 1928년 노벨상을 받은 최초의 인물이다. 자외선이 조사된 에르고스테롤 5 mg은 양질의 대구 간유 1 L에 해당할 정도로 놀라운 비타민 D 효능을 보였다. 빈다우스 교수의 연구 이후로 다른 과학자들이 비타민 D7까지 발견하는데, 그중 생물학적 활성이 높은 것은 비타민 D2와 D3뿐이다. 참고로 비타민 D1은 단일 물질이 아닌 혼합물이어서 더 이상 비타민 D1이라는 용어는 사용되지 않는다.

는 과정을 밝혀냈다. 구루병과 뼈로 인한 질병 치료를 위해 비타민 D3를 섭취하면 과거에 알려진 생선 간유를 섭취하는 것보다 훨씬 탁월한 효과를 보였다. 빈다우스 교수는 사람이 햇볕을 쬐면 체내에서 비타민 D3가 생성되는 메커니즘을 밝혀내어 구루병과 같은 시대적 질병에서 인류를 구하는 중요한 과학적 성취를 이루었다.

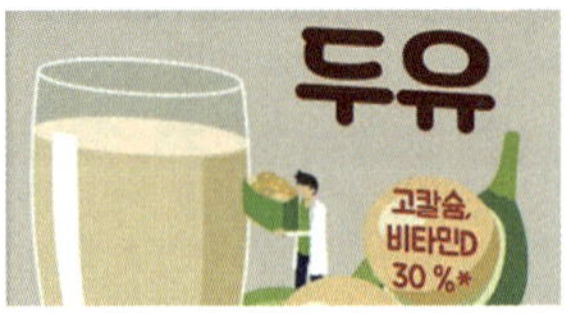

콜레스테롤 0 mg 0%	단백질 6g 11%
비타민B_1 0.17 mg 14%	비타민B_2 0.17 mg 12%
비타민B_1 0.2 mg 13%	비타민C 11 mg 11%
비타민D 3 μg 30%	나이아신 1.9 mgNE 13%
엽산 38 μg 10%	칼슘 200 mg 29%
인 75 mg 11%	철 0.71 mg 6%

비타민 D 함량이 강화된 식품의 예

03

새롭게 발견된 비타민 D의 효능

비타민 D는 장에서 섭취한 칼슘과 인이 우리 몸에 잘 흡수되도록 도와주는 역할을 한다. 비타민 D가 없으면 칼슘과 인이 잘 흡수되지 않지만, 비타민 D가 체내 흡수율을 높이고 뼈 성분인 인산칼슘 형태로 뼈에 저장해서 뼈를 튼튼하게 하는 역할을 한다. 그래서 비타민 D가 부족하면 구루병(성인의 경우 골연화증[osteomalacia])이 생기고, 비타민 D와 칼슘이 부족하면 골다공증이 생긴다.• 비타민 D가 결핍되면 구루병이나 골다공증을 유발하기에 비타민 D는 단지 뼈를 건강하게 만드는 데 관여하는 필수영양소 정도로만 알려졌으며, 햇빛으로 쉽게 얻을 수 있기에 그 중요성이 많이 간과되어왔다.

• 구루병은 성장판이 닫히기 전에 뼈의 골화작용에 문제가 생겨서 발생하는 일련의 뼈 장애를 말한다. 주로 비타민 D가 부족하여 생기며, 뼈에서 칼슘과 인이 점차 소실되어 뼈가 약해지고 부러지기 쉬운 상태가 된다. 뼈가 완전히 자란 성인에게 발생하는 것은 골연화증이라고 한다. 뼈 건강과 치아 건강을 위해서는 비타민 D와 칼슘성분 둘 다 필요하다.

그러나 21세기 들어 비타민 D에 대한 연구결과들이 발표되면서 뼈 건강 외에 또 다른 의학적인 중요성이 새롭게 재조명되고 있다. 단지 "비타민 D 부족 = 구루병" 정도로만 알고 있다면 오산이다.•

2007년 12월 미국의 유력주간지 타임지는 10대 의학혁신(Top 10 Medical Breakthroughs)을 선정하여 발표하였는데, 그중 하나가 바로 비타민 D였다. 비타민 D가 부족한 사람들에게서 당뇨, 면역 장애와 관련된 질환들이 발생하고 유방암, 대장암, 전립선암 등 암 발병률이 증가하는데, 비타민 D가 이러한 질병을 예방할 수 있다는 것이었다. 미국 국립암연구소(NCI)도 비타민 D 수치가 높은 사람이 대장암으로 사망할 위험이 적다는 결과를 발표하면서 하루 1,000 IU 이상의 비타민 D를 섭취하도록 권고하기에 이르렀다.

기본적인 뼈 건강 외에 새롭게 이야기하는 비타민 D 효과를 크게 정리하면 두 가지이다. 첫 번째는 아래에 정리한 자가면역 질환이고, 두 번째는 암 발생에 대한 것이다.

- 비타민 D는 선천면역과 후천면역 모두에게 중요한 역할을 한다.
- 비타민 D 결핍(<20 ng/mL)은 류머티즘 관절염, 다발성 경화증, 루푸스와 크론병 등으로 이어져 자가면역 질환의 위험인자로 알려져 있다.
- 후천면역 반응은 사이토카인과 면역 글로불린을 분비하는 T세포와 B세포에 의해 일어나며, 비타민 D는 후천 면역계를 조절하는 작용이 있다.

특히 암 예방을 위해서, 많은 의료전문가들은 비타민 D를 충분히 섭취할

• 이 내용에 더 관심 있는 독자는 다음 논문을 참고하기 바란다. 강인희, 이원재; 햇빛 비타민 D의 건강효능에 대한 고찰; 약학연구지, Vol. 44, p23, 2023.

필요가 있다고 주장한다. 그래서 매일 비타민 D 800~1,000 IU를 복용하도록 하는데, 이 양은 비타민 보충제를 먹지 않고는 충족시킬 수 없다(의료기관이나 관련 전문가, 국가에 따라 하루 비타민 D 섭취량 기준이 다르다). 비타민 D가 어떤 종류의 암을 직접적으로 예방하고 얼마나 큰 도움이 되는지는 아직도 연구 중이지만, 몇몇 증거들이 비타민 D가 전립선암, 대장암, 그리고 여러 악성 암의 위험을 줄여줄 수 있음을 보여준다. 이에 반해 다른 비타민 종류의 복용이 비타민 D만큼 항암효과를 준다고 말하기는 어렵다.

2007년 미국 타임지 외에 디스커버리 잡지에서도 2007년 상위 100개 과학 이야기(Top 100 Science Stories of 2007)라는 주제 중 하나로 '생명을 살리는 비타민 D'가 언급되었다. 이후 의학계뿐만 아니라 신문, 방송 등 일반 미디어에서도 비타민 D를 다루기 시작하자 전 세계에서 관심이 급증하게 되었다. 더욱이 우리나라뿐만 아니라 전 세계 사람들 대부분이 비타민 D가 부족하다는 사실까지 알려지면서 비타민 D를 향한 관심은 더욱 커졌다.

의료 전문가들도 이 같은 비타민 D의 효능을 인정하고 있다. 임상의사에게 의료정보를 제공하는 의학전문 사이트인 메드스케이프(Medscape) 설문조사에 따르면, 건강관리를 위해 미국의 내과 전문의가 가장 많이 복용하고 있는 건강기능식품 1위가 비타민 D로 조사되었다(2위는 종합비타민, 3위는 칼슘, 4위는 오메가3, 5위는 비타민 B군과 비타민 C이다). 건강 전문가인 내과 의사가 많은 건강기능식품 중에서도 비타민 D를 가장 많이 선택한 데에는 그 이유가 있을 것이다. 미국인들이 가장 많이 복용하는 건강기능식품에서도 비타민 D는 2위를 차지하였다. 시판되는 순위로 1위는 종합비타민이고, 3위 비타민 C, 4위 칼슘, 5위 비타민 B군이다. 이 순위에서, 3, 4위만 서로 바뀌는 정도이고 비타민 D의 순위는 거의 바뀌지 않고 있다.

근대 역사에서 18세기 산업화의 질병인 구루병이 세상에 알려지고, 1922년 미국 생화학자 맥컬럼 교수에 의해 구루병을 치료하는 비타민 D가 발견된 지 100여 년이 지났다. 비타민 D 부족은 아래 그림에서 보는 바와 같이 자가면역 질환 등 여러 질병과 관련된 것으로 보고되고 있다. 특히 암 질병의 예방과 치료, 노인성 질환인 치매 등의 비타민 D 효능에 대한 연구는 아직도 진행 중이다.•

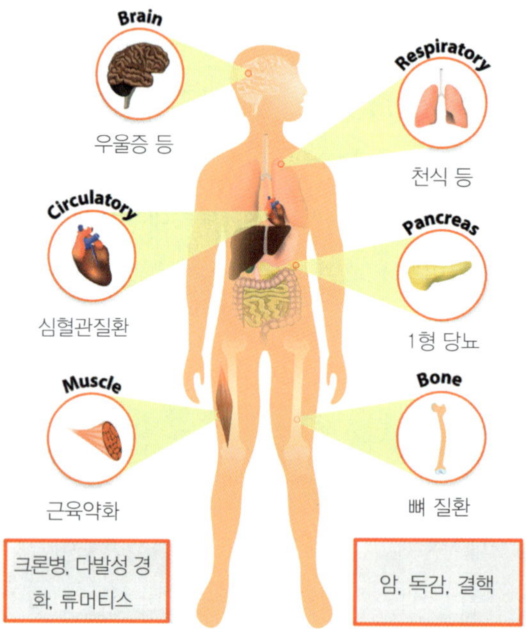

비타민 D의 부족 증상
출처: Nutrients, 15(3) 593, 2023.

• 더 많은 정보를 위해 아래 인터넷 사이트 〈비타민 D 정보센터〉를 참고할 수 있다. http://www.vitamindinfo.co.kr

04

태양의 선물인 비타민 D

- 천연항균과 항바이러스 단백질 합성에 중요한 비타민 D -

비타민 D는 천연항균 단백질(antimicrobial protein)인 카테리시딘(cathelicidin) 합성에 중요한 역할을 하는데, 이 카테리시딘은 박테리아에 대한 항균 효능뿐만 아니라 항바이러스 효능도 있는 놀라운 단백질이다. 본래 항생제는 박테리아 감염의 치료 및 예방에는 효과가 있지만 바이러스에는 무력하고, 항바이러스제는 바이러스만을 타깃으로 한다. 하지만 우리 몸이 만들어내는 이 천연항균 단백질은 박테리아는 물론 바이러스까지 물리치는 전천후 선수와 같은 효능이 있다.

1903년 노벨의학상은 덴마크인 최초로 닐스 라이버그 핀센(Niels Ryberg Finsen)에게 돌아갔다. 핀센은 심상성 낭창(Lupus vulgaris)이라 불리는 피부결핵에 인공광선을 쏘여 치료하는 광선치료법(phototherapy, heliotherapy)을 개발하여 당대 의학발전에 새로운 지평을 열었다는 공로를 인정받았다. 자외선을 쬐어 피부결핵을 치료한다는 핀센의 치료법을 당시에는 자외선 광선으로 결핵균을 직접 죽이는 것으로 생각하였다. 그러나 실제로는 결핵 환자에게 자외선을 쬐어 비타민 D 생성이 활발해지게 함으로써 체내 항균물질을 만들어 결핵에 유효한 치료법이 된 것으로 설명한다. 고대에도 햇빛을 이용한 광선치료가 있었는데, 의학의 아버지라고 불리는 히포크라테스는 폐결핵 치료를 위해 광선치료법을 문서로 체계화했다고 한다. 역사적으로 결핵 치료를 위한 일광요법은 결핵 치료약이 개발되기 전에 널리 사용되어왔다. 결핵의 원인이 밝혀지기 오래전부터 결핵 치료를 위해 비타민 D가 풍부한 대구 간유를 먹인 것도 같은 맥락으로 이해할 수 있다. 실제로 비타민 D 결핍은 결핵의 위험을 증가시킨다. 흑인들은 백인보다 더 폐결핵에 잘 걸리는데, 흑인들의 혈액에는 혈중 비타민 D 농도가 낮고 카테리시딘의 유전자 활성도 효과적으로 나타나지 않는다고 보고되고 있다. 또한 비타민 D가 면역 기능을 높이기 때문에 감기와 독감 바이러스 예방에도 효과적일 수 있다는 임상연구 결과도 계속 나오고 있다.

모든 암 환자에게서 환자의 영양 상태와 관계없이 비타민 D가 부족하다는 사실이 밝혀지고 비타민 D의 암 억제 효과에 대한 연구결과가 보고되면서 암 환자에 대한 비타민 D 보충이 시급하다고 관련 전문가들은 지적하고 있다. 비타민 D의 항암 효과를 위해서는 뼈 건강에서 필요로 하는 것보다 높은 수치가 필요하다. 비타민 D 결핍과 연관된 질병이 많기에, 햇빛 노출과 그 선물인 비타민 D, 그리고 각종 질병과의 관계에 대해 다면적으로 연구할 영역들이 아직도 많이 남아있다.

05

면역력을 높이는 비타민 D는 항암 비타민이다

기본적으로 비타민 D의 결핍은 구루병, 골연화증, 골다공증을 가져온다. 비타민 D의 주요기능은 뼈의 주성분인 칼슘의 항상성 유지와 인의 대사 조절이기 때문이다. 이 외에도 비타민 D의 의학적 기능으로 면역력 증가가 있다. 면역작용을 일으키는 세포인 백혈구는 비타민 D의 도움으로 염증 물질을 억제하고 바이러스와 세균을 죽이는 면역 효과를 발휘한다. 아이들이 여름철에 햇볕으로 피부가 검게 타면 그해 겨울 감기에 걸리지 않는다는 옛 어른들의 이야기도 비타민 D 때문으로 설명할 수 있다. 실제로 비타민 D가 감기나 독감 등 감염질환에 효과가 있음을 보여주는 연구결과들이 많다.

비타민 D는 항암 비타민이라 불린다. 비타민 D는 암이 생길 가능성은 물론 암으로 사망할 확률도 떨어뜨리는 것으로 보고되고 있나. 2014년 하버드대 연구에서 비타민 D 영양제를 매일 2년에서 7년간 복용한 경우 암 사망률이 12%나 줄어드는 것으로 밝혀졌다. 임상연구의 메타분석에서 매일 비타민 D 영양제를 복용한 결과 사망률이 7% 떨어졌다는 연구결과도 있다. 사망률

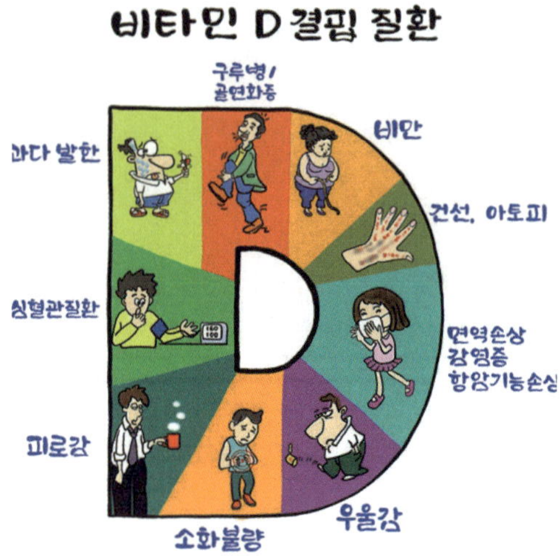

비타민 D 결핍은 구루병과 골연화증 외에 비만, 건선, 아토피, 면역기능 손상, 항암기능 손상, 우울감, 소화불량, 피로감, 고혈압 등과 같은 증상을 가져올 수 있다•

은 가장 조절하기 어려운 종합적 건강지표인데, 이런 분석결과는 비타민 D가 전체적으로 우리 건강을 놀라울 정도로 보호해 주고 있다는 통계 지표이다. 암치료보다는 암 예방에 더 도움이 된다.

비타민 D가 면역력을 증가시키고 항암 비타민이라고 불리는 이유는 다음과 같다. 비타민 D는 핵 내에서 종양세포에서 많이 관찰되는 비타민 D 수용체(Vitamin D receptor: VDR)와 결합해 여러 가지 유전자 전사에 관여함으로써 혈압조절, 혈당조절, 암 발생 억제와 같은 신체 면역증진 등 다양한 역할을 한다. 특히 비타민 D는 세포성장을 조절하는 가장 강력한 호르몬 중의 하나이다. 활성형 비타민 D3인 1,25(OH)2D3(칼시트리올[calcitriol])은 혈

• 더 많은 비타민 D 정보를 위해 다음 사이트를 참고하라. www.top10homeremedies.com

관 신생 감소, 세포 분화 증가, 암세포의 자멸사 촉진, 암세포의 증식과 전이 감소 등 여러 가지 기전으로 세포 성장을 조절하고 암의 진행을 방지하는 역할을 한다. 혈중 활성형 비타민 D 농도가 낮을수록 암 발생이 높아지고 질병이 더욱더 악화되는 등 비타민 D 혈중농도가 유방암, 대장암, 전립선암 등의 악성종양 등 질병들의 발병 상관관계가 매우 높기에 비타민 D를 항암 호르몬이라 부르는 것이다.

간략하게 요약하면, 활성형 비타민 D 1,25(OH)2D가 비타민 D 수용체(VDR)와 결합하여 세포핵 안으로 이동하여 세포와 관련된 200여 개 이상의 다양한 유전자의 발현을 조절한다. 암세포가 아닌 정상세포에서는 성장을 유도하지만, 암세포에는 자연사를 유도함으로써 암이 예방, 치료되는 것으로 알려져 있다. 이뿐만이 아니라 고혈압을 비롯한 심혈관질환, 여러 자가면역질환(다발성 경화증, 건선과 아토피, 류머티스 관절염, 제1형 당뇨, 비염, 크론씨 병 등)과 결핵 질환, 우울증 등에도 관련되어 비타민 D 결핍 시 이들 질병 위험도가 증가하는 것으로 보고되고 있다. 그렇기에, 현대인의 건강을 위해 비타민 D의 중요성이 더욱 강조되고 있다.

국내 연구보고에서도 비타민 D의 혈중농도가 낮을수록 성인병이라 일컫는 당뇨병, 뇌심혈관질환 등의 대사증후군 발병률이 높은 것으로 알려지면서 낮은 비타민 D 혈중농도가 이러한 질병들의 독립적 위험인자임이 밝혀지고 있다. 현재 비타민 D가 한국인에게 가장 부족한 조절 영양소라는 통계는 국민 건강에 심각한 문제가 되고 있다. 각종 조사결과에 따르면, 우리나라 인구의 90% 정도는 비타민 D가 부족한 상태이다. 어떤 비타민 D 전문가는 대한민국의 대장암 발생률이 전 세계 1위이고 30대 젊은 여성의 유방암 발생률이 높은 이유도 바로 비타민 D 부족과 직접적인 연관이 있다고 주장한다.

06

면역력을 높이는 자신만의 방법을 개발하라!

면역력은 몸 안으로 들어온 병원체에 저항하는 힘이다. 병원체나 독소 등의 항원이 몸으로 들어오는 것을 외부에서 막거나 내부로 침투한 병원체를 제거할 수 있는 능력이 면역력이다. 외부 병원체에 대항하기에 몸에서 염증과 발열이 생긴다. 염증과 발열 증상은 자연적인 방어현상으로, 면역세포가 작동하고 있다는 증거이다. 면역기능이 떨어지면 질병에 걸릴 수 있다. 물론 면역력은 개인마다 다르기에 동일한 질병조건에 노출되어도 사람에 따라 질병에 걸릴 수도 걸리지 않을 수도 있다.

면역력이 떨어지면 우리 몸에서 면역력 저하 증상으로 3가지 빨간불 신호가 나타난다. 첫째, 배탈이나 장염 등 소화기에 자주 문제가 생긴다. 우리 몸의 면역세포 약 70%는 장에 위치하는데, 장내 유해균이 많아지면 면역력이 떨어져 결국 장 기능 약화로 설사, 복통 등 소화기 질병에 잘 걸린다. 둘째, 염증이 잘 생긴다. 특히 구내염, 혓바늘 등의 구강 질환에 쉽게 걸린다. 셋째, 감기 등 호흡기 질환에 잘 걸린다. 면역력을 높이는 7가지 방법을 아래에 소개하였다. 개인마다 다른 여러 여건에서 면역력을 높이는 좋은 방법을 잘 습득하여 건강하고 행복한 삶이 되기를 기대한다.

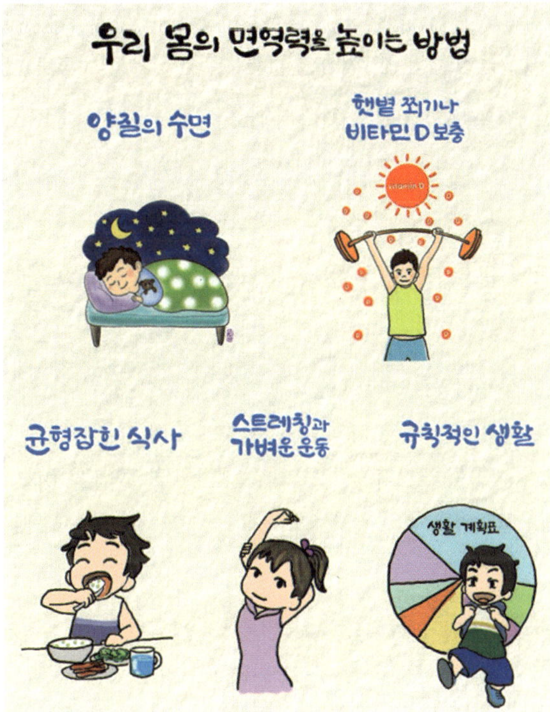
우리 몸의 면역력을 높이는 방법
양질의 수면
햇볕 쬐기나
비타민 D 보충
균형잡힌 식사
스트레칭과
가벼운 운동
규칙적인 생활
생활 계획표

일상에서 면역력을 높이는 7가지 방법

1. 햇볕 쬐기, 비타민 D 보충제로 면역력 높이기

- 햇볕을 쬐면 체내의 세로토닌 생성을 돕고 비타민 D가 합성된다.
- 비타민 D는 림프구를 활성화하여 면역체계를 강화하는 데 필수적이다.

2. 수면으로 면역력 높이기

• 잠이 보약이다. 충분한 수면은 스트레스를 해소하고 면역력을 높인다.

3. 균형 잡힌 영양식으로 면역력 높이기

• 건강한 음식을 골고루 먹는 것도 매우 중요하다. 야채와 과일, 발효식품과 견과류는 항산화에 도움이 되어 면역체계를 강화시킨다. 마늘과 양파도 면역력에 좋다.

4. 운동으로 면역력 높이기

• 적절한 운동과 스트레칭, 림프절 마사지는 면역체계를 활성화시킨다.

5. 규칙적인 생활로 면역력 높이기

• 불규칙적으로 생활하면 생체리듬이 무너지고 면역력이 저하되어 만성피로에 시달린다.

6. 스트레스/감정 관리로 면역력 높이기

• 스트레스는 면역을 떨어뜨린다. 따라서 스트레스 관리는 곧 건강관리이다. 짜증과 화병 같은 감정을 다스려야 한다. 대표적으로 웃음은 보약이다. 웃음은 정신건강에 좋고 면역력을 높여 건강하게 한다. 가짜로 웃어도 진짜 웃음과 같은 효과를 낸다.

7. 감사로 면역력 높이기

• 감사는 삶에 긍정적인 태도를 가지게 해 면역력을 높이는 아주 좋은 방법이다.

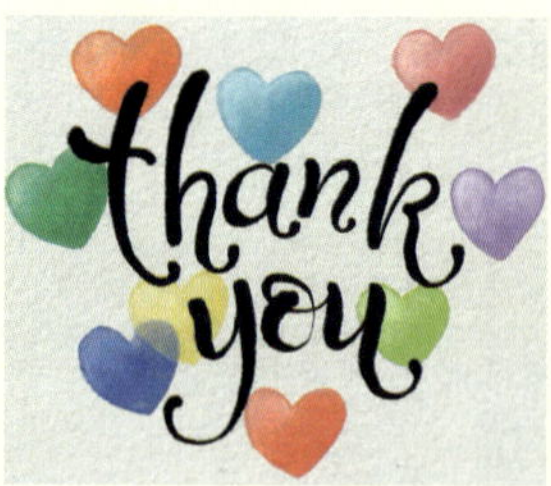

07

비타민 D 종류에 대하여

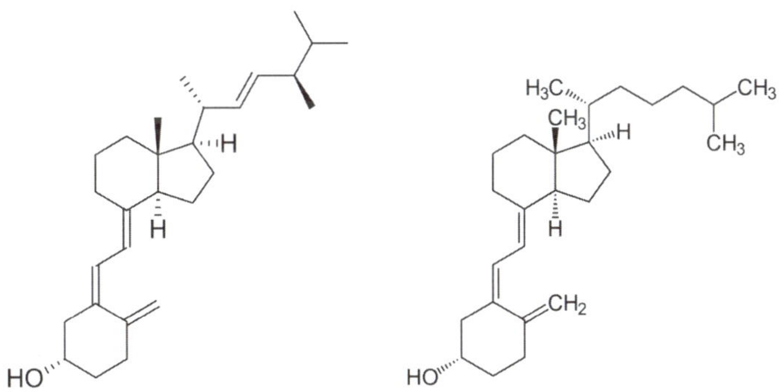

비활성 형태로 공급되는 식물성 비타민 D2 에르고칼시페롤(왼쪽)과 동물성 비타민 D3 콜레칼시페롤(오른쪽)의 화학구조

비타민 D의 종류로 비활성형과 활성형이 있다. 그런데 비타민 D는 반드시 체내에서 최종 활성형 비타민 D 형태가 되어야만 기능을 발휘한다. 비활성 비타민 D는 동물성 비타민 D3(콜레칼시페롤; cholecalciferol)와 식물성 비타민 D2(에르고칼시페롤; ergocalciferol) 두 종류가 있다. 이들은 햇볕(비타민

D3)이나 음식(D3와 D2), 영양제(D3와 D2), 주사제(D3)를 통해서 공급된다. 비활성 형태의 비타민 D3 또는 D2가 몸에 공급되지만, 이들은 체내에서 수산화효소에 의해 최종 활성형 비타민 D인 1,25(OH)2D3 또는 1,25(OH)2D2로 바뀐 후에 실제 호르몬과 같은 기능을 하게 된다. 다른 비타민과 달리 비타민 D3는 햇볕을 받아 피부에서 합성될 수 있고 작용기전이 스테로이드와 유사하여 프로 호르몬으로 분류되기도 한다. 또한 동물성 비타민 D3는 연어, 계란 노른자, 등푸른생선 등 동물성 음식에서 섭취할 수 있고, 식물성 비타민 D2는 버섯이나 효모 등의 식물성 음식을 통해 섭취할 수 있다. 하지만 음식으로 비타민 D를 섭취하기는 충분하지 않다. 근육주사를 이용하여 고용량 비타민 D3를 공급하기도 한다. 보통 비타민 D는 이같이 비활성 형태로 체내로 공급하지만, 간 또는 신장문제로 몸에서 중간형 또는 활성 비타민 D로 전환하지 못하는 예외적인 경우에만 중간형 또는 활성형 비타민 D를 직접 경구복용한다.

다음 그림에서 보는 바와 같이, 인체 피부 내 콜레스테롤 전구체인 프로(Pro) 비타민 D3 (7-디하이드로콜레스테롤[7-dehydrocholesterol])가 햇빛의 자외선 영역 UV-B (UV 280~320 nm 파장) 아래에서 프리(Pre) 비타민 D3가 되고, 이는 다시 비타민 D3(콜레칼시페롤)로 변환된다. 이렇게 피부조직에서 합성된 비타민 D3는 간으로 이동한 다음, 중간활성형 비타민 D3인 25(OH)D3로 먼저 합성된다(중간활성형 비타민 D도 비활성 형태). 이들은 다시 신장으로 이동한 후 신장세포에 의해 최종 활성형 비타민 D3인 1,25(OH)2D3로 합성된다. 이렇게 신장에서 생성된 1,25(OH)2D3 물질을 칼시트리올이라 부른다. 이 최종 활성형의 비타민 D3가 되어야만 온몸의 각 조직 세포로 가서 비타민 D의 본래 기능을 할 수 있다.

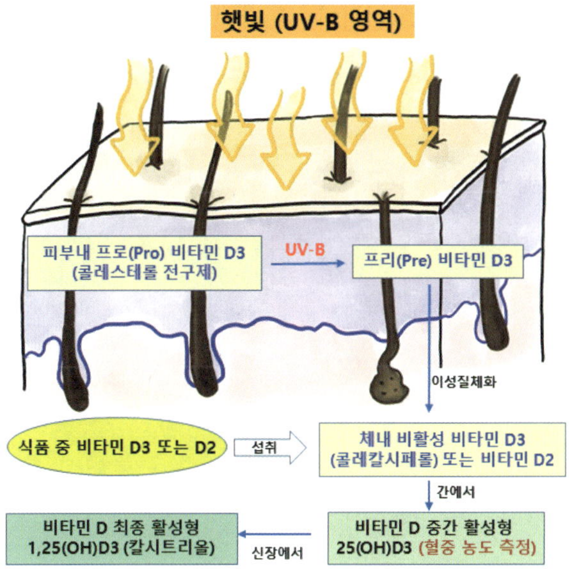

피부 내 콜레스테롤 전구체(프로비타민 D3) —햇빛 (UV-B)→ 체내 비활성 비타민 D3(콜레칼시페롤) —간에서→ 비타민 D 중간 활성형 25(OH)D3 —신장에서→ 비타민 D 최종 활성형 1,25(OH)D3 (칼시트리올)

인체 피부 내 콜레스테롤 전구체에서 햇빛에 의한 비활성형 비타민 D3 합성과 체내에서 최종 활성형 1,25(OH)D3(칼시트리올) 합성과정

혈액에는 비타민 D 중간활성형 25(OH)D3가 99.95% 존재하며, 최종활성형 1,25(OH)2D3는 0.05% 존재한다. 중간활성형 25(OH)D3의 반감기는 2~3주이며 최종 활성형 1,25(OH)2D3의 반감기는 5~6시간 정도이다. 그렇기에 보통 비타민 D 혈중농도는 주성분이면서 일정한 농도 값을 가지는 중간활성형 25(OH)D3를 측정하여 비타민 D 지표로 삼는다(D3가 D2보다 대사적

으로 더 중요하기 때문에 그러하다). 비타민 D 혈중농도 측정은 25(OH)D3에 한정되기 때문에 동물성 식사를 하지 않는 엄격한 채식주의자의 경우, 햇볕에서 생성된 25(OH)D3와 식물성 식품에서 온 25(OH)D2, 이 두 개의 농도 모두를 측정해야 정확할 것이다.

08

한국인의 비타민 D 수치는 매우 부족하다

병원에서 비타민 D의 혈중농도를 측정한다고 할 때, 혈액에 99.9% 이상 존재하면서 반감기가 긴 비타민 D 중간활성형 25(OH)D3 화합물 수치를 측정하여 지표로 삼는다(미국 마이클 홀릭[Michael Holick] 교수는 이 분석법을 최초로 개발하였고 현재 비타민 D 세계적 전문가이다). 그런데 혈중 비타민 D 중간활성형 25(OH)D3의 적정농도에 대한 공식적인 기준이 국가 또는 관련 기관에 따라 다르다(햇빛을 통해 비타민 D를 얻는 정도가 지리적인 영향을 받기에 그러하다). 미국 내분비학회(2011)의 권장 혈중농도는 40~60 ng/mL이고 국내 골다공증학회와 산부인과학회(2011)의 권장 최소혈중농도는 30 ng/mL이다. 적정 혈중농도가 기관에 따라 다르기에 하루 권장 복용량도 다를 수 있는데, 우리나라에서 일반적으로 제시하는 비타민 D 혈중농도 가이드라인 수치는 다음과 같다. 어린이에게서 5 ng/mL 이하의 농도로 측정된다면 구루병 위험이 높다. 국내 영양전문가들은 20 ng/mL를 건강한 성인의 골격 건강을 유지하는 임계수준으로 보고 있다. 그러나 비타민 D가 골격 건강 이외의 다른 효과가 있음을 고려한다면 이보다 기준을 높일 필요가 있다.

비타민 D 중간활성형 25(OH)D3 혈중 농도 가이드라인
- 10 ng/mL 미만: 심한 결핍
- 10~20 ng/mL: 결핍
- 21~29 ng/mL: 상대적인 부족
- 30 ng/mL 이상: 충분한 상태

국내 2012년 식약청 연구자료에 따르면, 한국인의 혈중 비타민 D 평균 농도는 18.4 ng/mL로 '결핍' 수준이며, 2009년에 비해 2013년 결핍증 환자 수가 8배 이상 증가하였고 결핍증 환자 수도 여성이 남성보다 약 6배 이상 많은 것으로 보고되었다. 우리나라는 OECD 국가 중에서도 비타민 D가 매우 부족한 국가로 보고되어 있으며, 대한의사협회가 주관하는 2008년 제4차 국민건강영양조사에서 한국 남성은 87%, 여성은 93%가 비타민 D 부족 현상을 겪고 있다고 보고되었다. 이러한 대한민국 국민의 비타민 D 부족 및 결핍상황을 고려하여 국내 2015년 영양소 섭취기준으로 비타민 D 하루 충분섭취량을 성인의 경우 5 ug (200 IU)에서 10 ug (400 IU)으로, 65세 이상의 경우 10 ug (400 IU)에서 15 ug (600 IU)로 상향조정하였다.•

국가나 의료기관, 관련 전문가에 따라 하루 비타민 D 섭취량 기준은 다르지만, 건강한 성인에게 보통 1일 1,000~2,000 IU (25~50 ug)를 권장하고 있으며, 자라나는 아이들에게도 뼈 건강을 위해서 1일 1,000~2,000 IU를 권

• 참고로 비타민 D의 IU (International unit)에서 1 IU = 0.025 ug = 25 ng이므로, 400 IU는 10 ug, 1,000 IU는 25 ug에 해당한다.

장하기도 한다.[••] 한편 비만한 사람은 권장 용량의 3~4배를, 임산부는 많게는 4,000 IU까지 복용할 수 있다. 비타민 D는 정상인의 경우는 간에서만 저장되어 사용되지만, 비만한 사람은 비타민 D의 상당량이 복부지방에도 저장된다. 복부지방에 저장되는 비타민 D는 이용되지 못하고 변질되어 배설되므로 비만한 사람 중에는 비타민 D 부족 상태가 매우 많다.

건강을 위해 권장되는 비타민 D 혈중농도(중간활성형 25[OH]D3 농도로 측정)는 30 ng/mL 이상이 되어야 하는데, 우리나라 비타민 D 혈중농도로 그림과 같이 '결핍' 수준이다(평균 18.4 ng/mL). 만약 충분하게 햇볕을 쬐는 생활을 하거나 개인적으로 비타민 D 보충제를 복용하지 않는다면 비타민 D가 '결핍'일 가능성이 매우 높다. 또한, 비타민 D 보충제를 섭취한다고 해도 각자의 체질, 질병이나 복용하는 약물에 따라서 정확한 농도를 예상하기 어렵기 때문에 비타민 D 혈중농도를 주기적으로 점검할 필요가 있다. 혈중 비타민 D 수치는 동네 병원이나 보건소에서 혈액검사를 통해 측정할 수 있다.

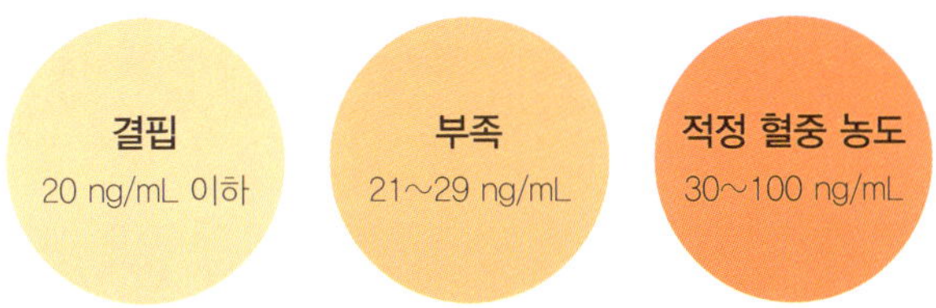

한국인 평균 혈중 비타민 D 농도: 18.4 ng/mL

*10세 이상 대상 22,043명의 혈중 비타민 D 농도(2008~2010년까지 국민 건강영양조사 자료)

•• 유럽식품안전청(EFSA)과 미국 국립의학아카데미(National Academy of Medicine)에서는 18~70세 성인 하루 비타민 D 복용량을 600 IU, 하루 최대 복용량을 4,000 IU로 정하고 있지만, 미국 내분비학회에서는 성인 하루 복용량을 1,500~2,000 IU, 최대 복용량을 10,000 IU로 하고 있다.

비타민 D 수치 검사만 단독으로 하는 것보다는 혈액검사에서 혈당이나 콜레스테롤, 간 수치 등을 측정하면서 추가로 비타민 D 수치를 같이 검사하도록 권한다.

09

비타민 D를 어떻게, 얼마나 공급하는 것이 좋은가?

-동물성 비타민 D3가 식물성 비타민 D2보다 더 좋다-

1. 햇빛에 의한 비타민 D3 공급
2. 식품을 통한 섭취
   - 비타민 D3(콜레칼시페롤): 연어, 등푸른생선 등 동물성 식품
   - 비타민 D2(에르고칼시페롤): 버섯이나 효모의 식물성 식품
3. 경구용 보충제: 동물성 비타민 D3, 식물성 비타민 D2
4. 비타민 D3 근육주사

비타민 D를 체내에 공급하기 위한 여러 방법이 있다. 먼저, 햇빛이 비타민 D3의 주된 공급원이다. 햇볕을 충분하게 쬔다면 피부에서 비타민 D3가 합성되어 체내에서 필요로 하는 비타민 D를 어느 정도 얻을 수 있다(전체의 80~90% 정도). 햇빛으로 얻어지는 비타민 D3의 양은 노출된 햇빛의 강도와 노출 시간에 비례하고, 위도와 계절에 영향을 받기도 한다. 비타민 D 연구자들에 의하면, 건강한 성인은 여름철 일주일에 두 번 정도, 오전 10시

에서 오후 3시 사이에 10~30분 동안 자외선 차단제를 사용하지 않고 얼굴, 팔, 다리 등에 햇빛을 노출하면 충분한 양의 비타민 D를 공급받을 수 있다고 한다. 비타민 D의 영양제 과다복용은 독성 위험성이 있을 수 있는 반면에 햇빛을 통해 비타민 D3 공급은 부작용이 없다. 햇빛에 오래 노출되었다고 해서 비타민 D3가 필요 이상으로 초과 합성되어 독성을 나타내지는 않는다. 햇빛을 많이 받을 경우 피부에서 분해하기 쉬운 중간물질로 합성되기 때문이다. 그렇기에 햇빛을 통한 비타민 D3 공급이 가장 좋은 방법이며 야외활동으로 햇볕을 쬐기만 하면 효과를 볼 수 있다. 문제는 사람마다 지역이나 국가마다 처한 상황이 달라 햇볕 쬐기의 일반적인 지침을 정하기 어렵거나, 야외활동 자체가 어려운 경우이다. 자연광 햇빛 대신에 UV-B만을 인공적으로 쬐는 선램프(Sun lamp)나 형광 램프를 이용할 수도 있는데 효과는 동일하다.

둘째, 비타민 D는 식품을 통해 일부 섭취할 수 있다. 비타민 D가 함유된 식품은 5% 정도로 매우 제한적이다. 동물성 비타민 D3(콜레칼시페롤)는 대구 간유, 연어, 계란 노른자, 등푸른생선 등 식품을 통해서 얻는다. 식물성 비타민 D2는 버섯이나 효모 등 식품을 통해서 얻는다. 곡류, 채소 및 과일 등에는 비타민 D가 거의 없다. 식품으로 섭취하는 비타민 D 흡수율은 50% 정도이므로 음식을 통해 섭취하는 비타민 D의 양은 보통 1일 100 IU 정도이다. 성인의 하루 최적 비타민 D 섭취량이 1,000 IU (25 ug) 정도이기에, 이것으로는 충분하지 않은 양이다(기관에 따라 다르지만, 대체로 하루 최적 섭취량이 400~4,000 IU [10~100 ug]로 되어있고, 하루 권장 섭취량[필수 섭취량에 해당]은 400 IU [10 ug]로 되어있다). 비타민 D가 첨가된 여러 제품이나 주스, 시리얼 등으로 1일 200~400 IU까지 섭취량을 증가시킬 수 있다. 만약 적절한 최적 섭취량을 1,000 IU (25 ug)이라고 가정할 때, 이 정도 비타민 D

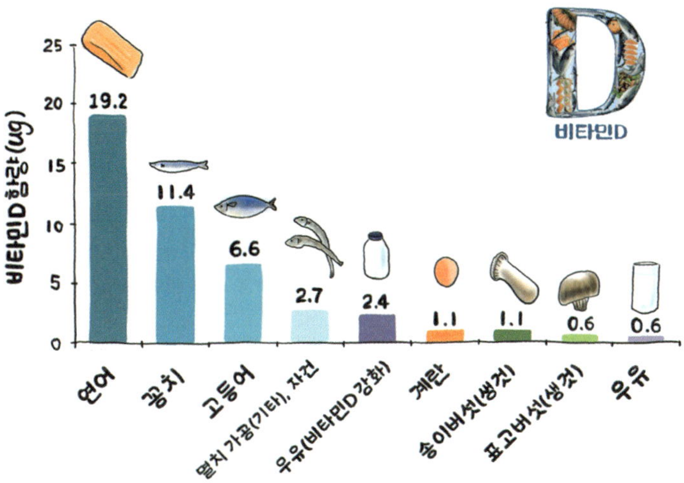

식품별 1회 분량당 비타민D 함량

참고: 삼성서울병원 [비타민 탐구] 자료, 비타민 D 25 ug=1,000 IU이다.

를 얻기 위해서는 비타민 D가 충분히 함유된 식품을 매일 상당량 먹어야 한다(그림처럼 1회 분량으로 연어 75 g 또는 목이버섯 100 g 이상). 더구나 비타민 D 흡수율까지 고려한다면, 음식을 통한 비타민 D 섭취는 충분하지 않고 최적 섭취량의 10~15% 정도로 보인다.

셋째, 식품으로 비타민 D를 충분히 섭취하기 어렵다면, 가장 쉬운 방법으로 비타민 D 보충제 복용을 권장한다. 경구 비타민 D 보충제는 비타민 D 부족을 해결하는 데 가장 효과적이다. 기름기가 있어야 장에서 흡수가 잘 되므로 공복보다 식사 시 복용을 권장한다(지방이 많은 식품과 함께). 그러나 식이지방 흡수장애나 간부전 등 질환이 있는 경우에는 보충제 복용 대신 주사요법을 권한다. 비타민 D 단일 제제에는 비타민 D3와 비타민 D2의 두 종류가 있다. 산업적으로 비타민 D3는 생선의 간에서 추출하여 시판하거나 또는 라놀린(lanolin)의 양털 기름 성분 내 천연물질 7-디하이드로콜레스테롤

(7-dehydrocholesterol)에서 자외선으로 광반응 합성시킨 후 정제하여 비타민 D3 보충제로 생산한다(참고로, 양털 기름 라놀린 성분이 화장품 보습제인 니베아 또는 라메르 스킨 크림에 들어있다). 비타민 D2는 효모나 버섯의 에르고스테롤로부터 시작하여 비슷한 방법으로 생산한다. 비타민 D3와 D2 중에서, 동물성 비타민 D3가 식물성 비타민 D2보다 2배 정도 더 효과적인 것으로 알려져 있다(비타민 D3가 활성형 비타민 D로 전환효율도 강하고 결합단백질과 친화력도 강하기 때문이다). 또한 비타민 D3가 바이러스 및 세균성 질병에 대항하는 면역체계에도 비타민 D2 보다 더 강한 효과를 보이고 있다. 그래서 같은 조건이라면 식물성 비타민 D2보다 동물성 비타민 D3를 권장한다.

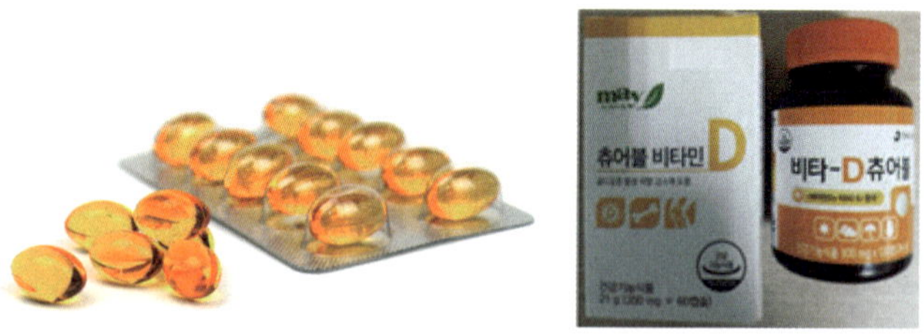

일반적으로 연질캡슐, 츄어블 형태나 정제형으로 비타민 D를 섭취한다

대략 100 IU의 비타민 D 제제는 1 ng/mL의 혈중 비타민 D 농도를 높인다고 알려져 있다. 혈중농도가 20 ng/mL일 경우 30 ng/mL까지 10 ng/mL를 더 올리려면 비타민 D3 1,000 IU를 2~3개월 복용하도록 권장한다. 비타민 D 섭취량 가이드가 자료마다 조금씩 다르긴 하지만, 경구용 비타민 D 보충제로 하루 권장 섭취량은 200~400 IU (5~10 ug)이고, 최적 섭취량은 400~4,000 IU이다. 상한 섭취량은 대체로 4,000 IU(100 ug)이기에 하루 4,000 IU 이상

을 권장하지는 않는다. 하루 비타민 D 정제 한 알로 1,000~2,000 IU(25~50 ug)을 복용하는 것이 일반적이다. 햇볕을 잘 쬐는 생활습관을 가지고 있다면 400 IU(10 ug) 정도만 섭취해도 충분하다. 고용량으로 비타민 D 영양제를 지속적으로 복용할 경우, 비타민 D가 지용성 비타민이라 체내에서 저장, 축적되기에 독성을 일으킬 수 있다. 급성 및 만성적으로 비타민 D를 과량 섭취할 때 나타나는 대표적인 부작용은 고칼슘혈증(hypercalcemia)으로 칼슘대사에 이상을 초래하여 신장 쪽에서 독성을 일으킨다. 미국 국립의학회에 따르면 비타민 D 독성이 나타나는 기준은 하루 10,000 IU 이상을 장기간 섭취하는 경우로 혈중농도 200 ng/mL 이상으로 보고 있다. 한편 비타민 D는 지용성 비타민이기에 지방이 많은 식품(올리브, 코코넛오일, 견과류 등)이나 오메가3 영양제 등과 함께 섭취하면 비타민 D의 흡수율이 높아진다. 또한 비타민 D는 뼈 건강을 위한 칼슘의 흡수율을 높이기에 칼슘도 함께 섭취하면 좋다.

넷째, 비타민 D 근육주사를 통해 장기적인 비타민 D 공급이 되도록 할 수 있다. 이는 소화기 흡수 장애가 있거나 경구 복용이 적절하지 않을 때 유용한 방법으로 이용된다. 비타민 D 주사는 3~6개월에 1회 비타민 D3 100,000~200,000 IU (2.5~5.0 mg)를 체내 지방조직에 공급한다. 그러나 반드시 연간 총 비타민 D3 양을 600,000 IU (15 mg) 이하로 해야 한다. 비타민 D3의 근육주사를 맞으면 당장 필요치 않은 지용성 비타민 D3는 지방조직에 저장하고, 저장된 비타민 D3를 조금씩 방출하게 한다. 보통 200,000 IU의 근육주사를 맞으면 비타민 D 혈중농도를 평균 20 ng/mL 정도 올릴 수 있다.

비타민 D 수치가 심각하게 낮을 경우에는 비타민 D 주사를 맞는 것이 효과적일 수 있다. 비타민 D 보충제 복용으로는 비타민 D 수치를 올리는데 상당한 시간이 걸리기 때문이다. 그러나 비타민 D 주사는 적절한 방법이 없거나 긴급성을 요구하는 경우에만 사용하는 것이 좋다. 몇 개월에 한 번씩일지라도 주사를 통해 비타민 D 수치를 높이는 방법은 가능하면 피하는 것이 좋다. 대신에 비타민 D 보충제를 복용할 것을 권장한다. 비타민 D 주사를 통한 비타민 D 수치의 긴급한 변동은 체내에 엄청난 스트레스를 주고 우리 몸의 항상성을 깨뜨려 내분비계 교란이 일어날 가능성이 있기 때문이다.

10

달걀 하나로 비타민 D를 얼마나 섭취할 수 있을까?

우리가 주로 소비하는 식품 중 가장 손쉬운 비타민 D 공급원 중 하나는 달걀이다. 그런데 문제는 식품에 포함된 비타민 D 함량 결과가 국가나 연구기관에 따라 매우 다르다는 점이다. 미국 국립원의 비타민 D 급원식품 자료에 의하면 달걀 한 개(60 g)에 포함된 비타민 D의 양은 42 IU (1.1 ug)이고(앞에서 말한 달걀의 비타민 D 함량은 이 자료에 따른다), 미국의 '건강 솔루션 비타민 D'에는 20 IU (0.5 ug)로 되어 있다.

몇 년 전 한국식품커뮤니케이션포럼(KOFRUM)은 달걀의 비타민 D 함량에 대한 분석결과를 발표했다. 분석한 5종의 우리나라 달걀류 중 흰자를 제외한 4종에서 달걀노른자의 비타민 D 함량이 100 g당 44.7 ug (1,790 IU)으로 최고치라 보고했다. 외국 달걀노른자의 비타민 D 함량이 100 g당 7.8 ug (312 IU)인 것에 비하면 훨씬 높은 농도로 나온 것이라 한다(5.7배). 차이가 이처럼 크게 나는 까닭은 달걀을 낳는 닭의 품종·사육조건·사료 차이 등에 의한 결과라고 설명했다. 노른자 100 g에 대한 위 결과를 보통 달걀 한 개 결과와 비교하기는 매우 어렵다. 이 수치를 다시 계산하면 국내산 달걀 한 개(60 g)에는 비타민 D가 약 400 IU (10 ug), 외국산 달걀 한 개에 비타민 D가 약 70 IU (1.8 ug)가 들어있는 셈이다. 한편, 2017년 〈국가표준식품성분표〉에는 달걀 한 개(60 g) 분량의 비타민 D 양이 500 IU (12.5 ug)로 되어 있다. 이를 종합해서 정리하면, 국내산 달걀 1개 내 비타민 D 양은 400~500 IU (10~12.5 ug)이고, 외국산 달걀은 20~70 IU (0.5~1.8 ug)이다. 조사기관 등에 따라 차이가 많이 나는데, 국내산 달걀 1개 비타민 D 함량이 외국산 달걀보다 최소 6~25배 정도 많은 것으로 보인다. 이제 어떤 자료에 기초하느냐에 따라 서로 다른 결론을 내릴 수 있다.

이에 따라 국내 연구팀은 "달걀 하나면 한국인에게 가장 부족한 영양소 비타민 D 걱정 끝"이라며 달걀 1개만 먹어도 비타민 D 400~500 IU 섭취는 충분하다고 말한다(권장 섭취량 400 IU는 필수량). 한편, 국가나 관련 기관에 따라서 하루 최적 섭취량을 400~4,000 IU (10~100 ug)로 다르게 설정되어 있는 측면도 고려해야 한다. 만약 적절한 성인 하루 최적 섭취량을 1,000 IU (25 ug)으로 할 경우, 외국에서는 비타민 D 보충을 위해 매일 달걀 40개를 먹어도 부족하다고 말한다. 식품, 특히 달걀을 통한 비타민 D 섭취 여부는 이제 독자가 선택할 몫이다. 하여튼, 국내산 달걀 내 비타민 D 함량이 외국산 달걀보다 매우 높다는 점을 선전하면서, 품종이나 사육 조건도 더욱 개발해야 할 것이다(국내산 달걀은 껍질에 있는 난각번호를 통해 유기농/ 방사/ 축사/ 케이지의 사육환경 등 산란 정보를 알 수 있다).

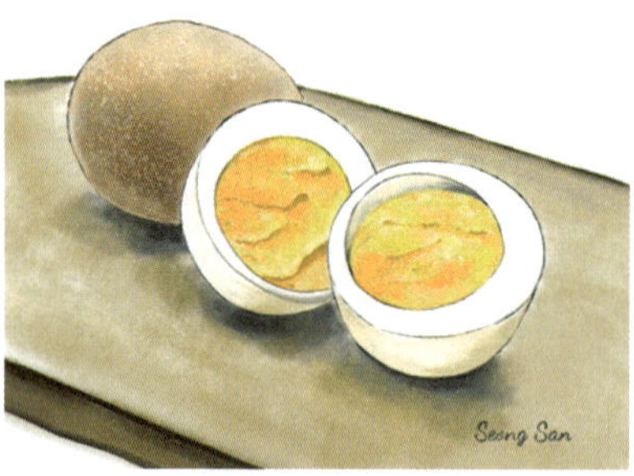

11

비타민 D3 합성에 유용한 자외선 UV-B

일반적으로 여성들은 하얀 피부를 선호하기에 미백 화장품의 인기가 높고, 화장품 회사의 적극적 홍보로 자외선의 위험성이 많이 강조되었다. 사실 햇빛과 관련된 피부 건강은 백인이 가장 좋지 않다. 자외선 노출은 백인들에게 더 위험한 일이기에 연구결과가 서구 백인에게 맞추어진 경향이 있다. 실제로 흑인의 피부암 발생률은 백인의 4%라고 한다. 백인들이 피부암에 잘 걸리는 이유는 흰 피부가 태양 빛에 약하기 때문이다. 여러 보건기관이나 건강자료에서 말하는 '피부암 발생을 막기 위해 햇빛을 피하라'라는 권고는 맞는 이야기지만, 한쪽만 강조하는 측면이 있다. 비타민 D 합성을 포함한 햇빛의 순기능을 외면하여 다른 질병에 걸릴 위험이 커진다면 이는 '건강 측면에서 햇빛에 대한 균형을 잃은 것'이라 할 수 있다.

햇빛 내 자외선으로 피부 노화나 검버섯 등의 위험성도 조심해야겠지만, 햇빛이 주는 순기능으로 비타민 D 합성과 함께 천연항균물질 생성, 항암 효과, 면역기능 향상, 베타 엔돌핀 증가, 행복호르몬인 세로토닌 증가 등 건강

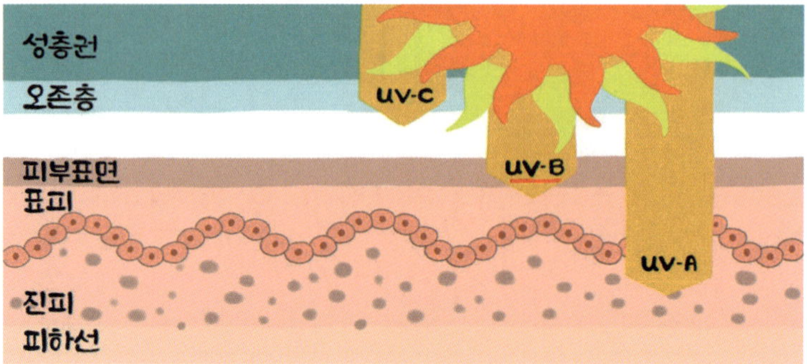

햇볕의 UV-A는 파장이 길어 진피층까지 침투하고, UV-B는 파장이 짧아 표피층에 도달하여 체내에서 비타민 D3를 합성한다

효과가 매우 크다는 사실도 반드시 기억해야 한다. 자외선으로부터 얼굴보호를 위해 선크림을 바르더라도 팔이나 다리는 햇볕에 직접 노출하는 것이 좋다. 그래야 건강에 유익한 효능을 놓치지 않고 얻을 수 있다. 자외선에는 UV-A, UV-B, UV-C 3종류가 있다. 실용적인 면에서 1) 장파장 UV-A 자외선은 선탠으로 건강한 구릿빛 피부를 만들어 주는 '생활 자외선', 2) 단파장 UV-B 자외선은 비타민 D3 합성으로 유용한 '야외 자외선', 3) 더 짧은 단파장 UV-C 자외선은 방역에 효과적인 '살균 자외선'이라 부른다. 다음 장에 이들 각각에 대한 건강과 관련된 내용을 기술하였다.

햇볕에서 인체에 직접적인 영향을 주는 자외선은 장파장 UV-A와 단파장 UV-B 영역이다●

1) 장파장 UV-A (320~400 nm) 자외선

장파장 UV-A 자외선은 '생활 자외선'이라 부르며 자외선 중에서 비교적 에너지가 약하다. UV-A 자외선은 지표에 도달하는 햇볕 자외선의 90% 이상을 차지하고 다른 자외선과 달리 유리창을 어느 정도 통과한다. 가시광선 바로 인접파장에 있는 UV-A 자외선은 유리창에서 약 70% 정도 차단되고 30% 정도 통과한다. 그렇기에 차량 운전을 오랫동안 하는 직장인은 반드시 UV-A 자외선을 차단하는 선크림을 사용해야 한다. 물론 UV-A 자외선을 적당히 쬐어주면 선탠으로 건강해 보이는 구릿빛 피부를 만들어 주는 장점이 있다. 하지만 세 가지 자외선 중에서 UV-A는 파장이 제일 길어 피부 진피층까지 깊이 침투하는데, 산소와 반응하여 생긴 자유 라디칼로 피부의 콜라겐과 엘라스틴을 파괴함으로써 주름을 만들고 피부노화를 촉진한다. 또한 UV-A는 각막을 통과하여 수정체까지 흡수되어 백내장을 유발하고, 장시간 노출 시 망막에도 악영향을 주어 황반변성까지 일으킬 수 있다. 선크림 같은 자외선 차단제에 적힌 정보 중 PA (protection grade of UV-A)는 UV-A를 차단하는 수치이

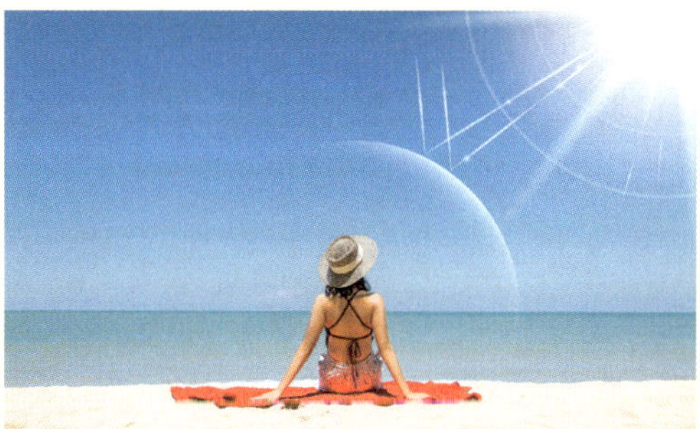

● 국제암연구소(IARC)에서는 모든 영역의 자외선을 암을 유발하는 발암물질 1군으로 분류하고 있다. 자외선으로 선탠하는 기구도 동일하게 발암물질 1군에 속해 있다.

다. PA는 '+' 4단계로 설정되어 있는데 '+' 값이 클수록 UV-A를 더 잘 차단한다. 참고로 블랙 라이트(black light)는 자외선을 차단할 목적이 아닌 UV-A를 방출하기 위해 설계된 램프이다.

2) 단파장 UV-B (280~320 nm) 자외선

단파장 UV-B 자외선은 '야외 자외선'이라 부르며 장파장 UV-A보다 에너지가 강한 자외선이다. UV-B 자외선은 UV-A보다 파장이 짧아 피부 표피층에 도달하여 화상(burning)으로 피부 홍반을 가져다준다. UV-B는 주근깨 같은 잡티와 검버섯의 원인이며, 심한 경우 DNA 손상으로 세포암이나 흑색종 같은 피부암까지 가져온다(자외선에 약한 백인들이 한국인보다 피부암 가능성이 5배 높은 것으로 알려져 있다).• 자외선 UV-B는 눈의 각막에 흡수돼 각막염의 원인이 되기도 한다. 자외선 차단제에 적힌 정보 중에서 SPF (Sun protection factor)는 UV-B를 예방하는 수치로, 1~50까지의 수치가 설정되어 있다. SPF 15이면 자외선을 93% 차단하고, SPF 30이면 97%를, SPF 50은 98%를 차단하기에 일상생활에서는 SPF 15~30이면 충분하다. 한편, UV-B 영역의 자외선을 사용해서 비타민 D 생성을 돕는 자외선 건강의료기기와 아토피나 백반증 등 피부 질환을 위한 의료용 자외선 기기가 있다. 하지만 UV-B는 유리창에 흡수되기에, 유리를 통과한 햇볕으로는 우리 몸에서 비타민 D를 생성할 수 없다. 그렇기에 창문을 통과한 햇볕을 차 안이나 집 안에서 아무리 많이 쬔다고 하더라도 우리 몸을 건강하게 하는 비타민 D를 생성할 수 없다는 사실을 기억해야 한다.

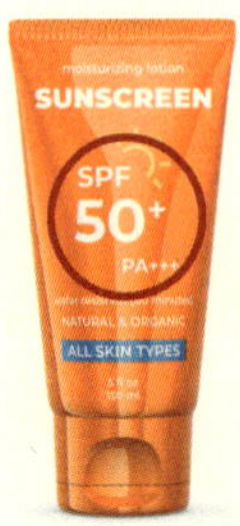

• 동양인의 피부암 전체 발생률은 백인의 20% 정도이고 흑인은 더 낮아서 백인의 4% 정도이다. 옛말에 '봄볕에는 며느리를 내보내고 가을볕에는 딸을 내보낸다'라는 표현(?) 이야기가 있다. 며느리보다 딸을 더 위하는 시어머님 속마음이 숨겨져 있는 내용이다. 오랜 경험에 의한 지식은 놀랍게 과학적이다. 실제로 봄철의 일사량도 그렇고 봄의 자외선은 가을보다 두 배 정도 강하다. 봄볕에서 주름이나 기미가 더 잘 생긴다는 경험적인 지식이다.

3) 더 짧은 단파장 UV-C (100~80 nm) 자외선

UV-B 자외선보다 에너지가 더 강한 단파장 UV-C는 일반적으로 '살균 자외선'이라 부른다(UV 100~200 nm 영역을 더 세분하여 진공[vacuum] UV라 부르기도 한다). UV-C는 3가지 영역의 자외선 중 파장이 가장 짧아 에너지가 가장 크기에 피부암을 일으킬 정도로 건강에 매우 해롭다. 하지만 대부분이 오존층과 대기에 흡수되기에 지표에는 거의 도달하지 않는다. 투과력도 가장 약해 대부분 투명한 유리와 플라스틱에서 흡수된다. 에너지가 가장 큰 단파장 UV-C 자외선은 그 자체로 박테리아, 곰팡이, 효모 등을 살균·소독할 뿐만 아니라 UV 222 nm 또는 254 nm를 흡수하여 바이러스의 DNA까지 99% 이상 파괴한다(바이러스 사멸을 위해서는 박테리아보다 2~3배의 UV 조사량 필요하다). 이러한 원리를 이용하여 UV-C 영역의 자외선은 식품소독, 상하수 소독, 공기청정기 등 자외선 살균기에 매우 효과적으로 사용되는데, 화학제품을 사용하지 않는 환경친화적인 방법으로 유용하다. 특히 코로나바이러스의 경우, UV 222 nm 전자기파의 LED로 짧은 시간 내에 효과적으로 바이러스 구조를 파괴시켜 이를 박멸할 수 있다. 이러한 원리를 이용하여 코로나 시절에 공기청정기같이 LED를 이용한 'UV-C 방역기'가 개발되기도 하였다. 하지만 바이러스가 일단 인체에 침범한 이후에는 이런 효과를 기대하기 어렵다.

특히, UV 185 nm 파장의 UV-C 자외선은 공기 중의 산소와 반응하여 오존(ozone)을 발생시키기에 그런 UV-C 살균 램프를 오존 램프라고 한다. 비릿한 냄새가 나는 오존가스는 강력한 산화작용을 하기에 식품과 공기의 살균과 탈취에 사용된다. 하지만 과다하게 노출되면 인체에 해롭기에 피부나 눈에 쪼이지 않도록 주의하고 환기에 신경 써야 한다. 한편, 오존수(오존가스가 물에 1 ppm 녹아있는 물)는 단체급식 시설, 원예, 양식장, 축사 등에서 살균목적으로 사용되고 코로나바이러스 박멸에도 사용된다. 오존과 산소를 혼합하여 사용하는 오존 요법(ozone therapy)은 여러 나라에서 코로나바이러스 중증환자 치료에 사용되었다. 다음 그림을 통해 UV-A, UV-B, UV-C가 인체에 미치는 영향을 볼 수 있다.

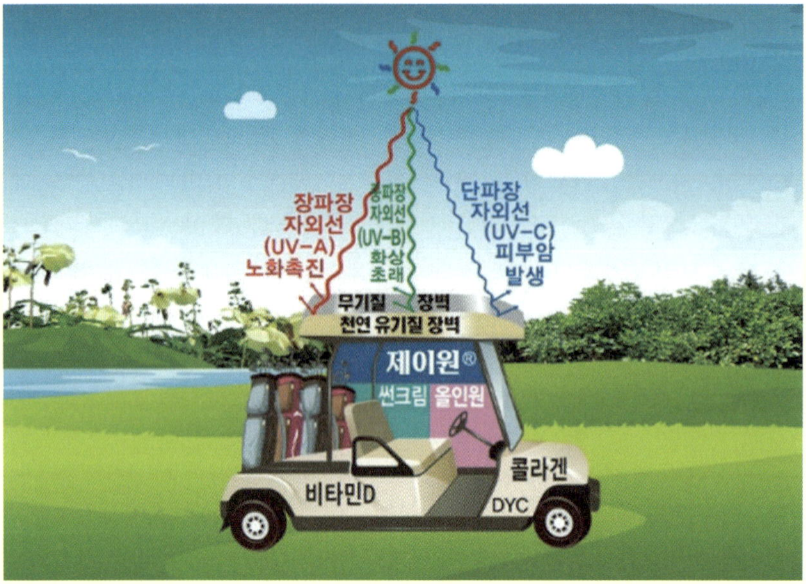

출처: 동양화학

전망대 인공선탠, 그리고 비타민 D와 관련된 헬스케어 기기에 대하여

동양은 백옥같은 피부를 선호하고 과거 서양에서도 까무잡잡한 피부를 하층민의 상징으로 여겼지만, 지금은 건강미 넘치게 그을린 구릿빛 피부를 선호하는 추세이다. 선탠(suntan)은 건강과 미용을 목적으로 한다. 과다한 햇볕 노출로 인한 피부암 위험성을 피하고자 국내에서도 실내에서 미용을 위한 인공선탠이 유행하고 있다. 태양광에 의한 자연선탠은 자외선 UV-A와 UV-B가 이용되지만, 미용 목적의 인공선탠은 주로 자외선 UV-A가 이용된다. 피부 DNA를 손상시키는 자외선 노출(UV-A 및 UV-B)이 흑색종을 발생시키는 주요인이기에, 태양광만이 아니라 인공선탠도 자주 하면 흑색종 위험성이 증가한다. 국제암연구소(IARC)에서는 인공적으로 자외선을 방출시키는 선램프

(sunlamp) 및 선베드(sunbed)의 태닝 기구를 자외선, 흡연 및 석면과 같은 수준으로 인체에 암을 유발하는 위험 1등급 레벨로 분류하고 있다(미국에서는 18세 미만의 경우 사용금지). 안전기준을 준수하는 것이 중요하므로 인공선탠을 하고자 한다면 의료용 자외선 선탠기기를 갖춘 병원에서 하는 것이 안전하다.

장기입원 환자를 위해 자연 햇빛을 대신하여 자외선 UV-B로 비타민 D를 합성하는 LED 조명기기도 상업적으로 개발 중인데, 안전성이 가장 중요한 문제가 될 것이다. 나아가 일상생활 중 시계처럼 차고 다니거나 웨어러블 복장 타입으로 착용하여 비타민 D를 합성하는 헬스기기도 개발되리라 본다. 최근에는 인공지능을 이용하여 실시간 태양에 노출되는 것을 모니터링하여 비타민 D를 적절히 얻도록 하는 웨어러블 헬스기기도 개발되었다. 스마트폰과 연결되는 웨어러블 기기로 자기 몸에서 합성된 비타민 D에 대한 정보를 제공받을 수 있다.

12

비타민 D 결핍의 이유

1) 피부에 햇볕(자외선 UV-B 영역만이 유효하다)을 쬐는 것이 체내에 비타민 D를 공급하는 가장 좋은 방법이다. 그렇기에 비타민 D가 결핍되는 가장 큰 이유는 실내생활을 하느라 햇빛에 직접 노출되는 시간이 부족하기 때문이다.

또한 햇볕을 쬔다고 해도 피부를 보호하기 위해 자외선 차단제(선크림

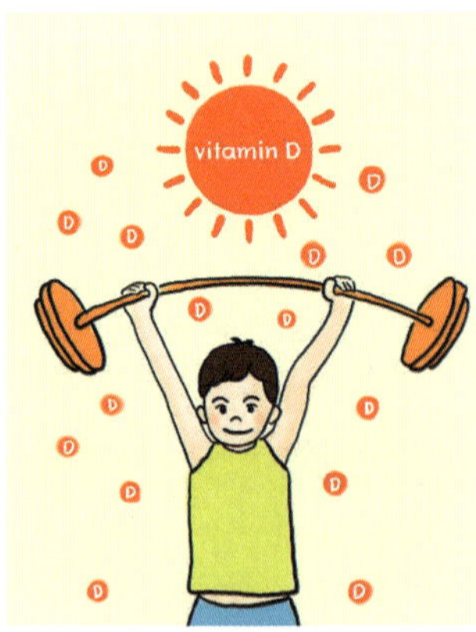

등)를 사용하면 비타민 D가 합성되지 못한다. 양산을 쓰거나 옷으로 피부를 덮은 경우에도 마찬가지이다. 그리고 UV-B는 유리나 물 등을 통과하지 못하기 때문에 자동차 안이나 실내에서 창문을 통과한 햇볕으로는 비타민 D를 얻을 수 없다. 그래서 실내생활을 주로 하는 도시 생활패턴을 가진 사람은 비타민 D가 부족할 가능성이 매우 크다.

2) 비만한 사람일수록 비타민 D 결핍의 위험성이 크다. 비타민 D는 지용성 성질을 가지고 있기에 체내의 지방세포에 흡수되어 신체 각 조직에서 비타민 D 이용을 낮추어 버린다. 실제로 '비타민 D가 부족하면 뚱뚱한 체형이 된다'라는 연구결과도 있다.
특히 비타민 D가 부족한 여성은 피하지방이나 내장지방이 많은 것으로 보고되고 있다. 그렇기에 비만한 사람은 일반인 비타민 D 권장용량의 3~4배를 필요로 한다. 지방 흡수에 문제가 있는 만성 췌장염, 소장 질환, 간 질환 등의 질병인 경우, 음식섭취를 통한 비타민 D 흡수가 방해되기에 비타민 D 결핍증상이 나타날 수 있다.

3) 노화로 인해 70세 이상에서는 피부에서 비타민 D3를 합성하는 능력이 75% 감소한다. 더구나 실외 활동시간이 적은 고령자 또는 요양 시설에 장기 입원하는 경우 햇볕을 충분히 쬐지 못해 비타민 D가 부족해질 가능성이 더욱 크다.

4) 햇볕의 자외선은 지역의 고도와 위도, 계절에 상당한 영향을 받는다. 대기가 자외선을 흡수하기에 고도가 낮은 지역은 높은 지역보다 자외

선 B를 덜 쪼이게 된다. 위도의 경우, 북위 35도 이상 지역(부산과 광주광역시보다 북쪽)에서는 10월부터 3월 사이에는 햇빛을 통한 비타민 D3 생성이 부족해진다. 실제로, 위도가 높아 햇볕이 부족한 북유럽 사람들에게 암 발병률이 높다는 통계는 햇빛 노출과 비타민 D 결핍 및 질병과의 관계를 연구하는 중요한 시발점이 되었다. 자외선 지수가 3 이상이어야 피부에서 비타민 D가 생성된다는 사실도 참고하기 바란다.

5) 피부색이 짙은 사람들은 피부색이 연한 사람들만큼 효과적으로 비타민 D를 생성하지 못한다. 피부 속 멜라닌이 비타민 D 생성을 차단하기 때문이다. 서구에 사는 흑인들의 경우 혈중 비타민 D 농도가 낮다. 비타민 D 부족이 대장암 발병의 원인 중 하나라는 의학계 주장이 있는데, 서구에 사는 흑인이 백인보다 대장암에 많이 걸리는 이유 또는 각종 질병에 더 많이 시달리는 이유를 이것으로 설명하기도 한다.

6) 임산부나 암환자에게도 비타민 D가 중요하다. 비타민 D 부족으로 태아 뇌세포가 파괴되어 자폐증의 원인이 되기도 한다. 암환자는 항암치료 중이라도 비타민 D를 충분히 공급해야 한다. 암뿐만 아니라, 다발성경화증, 부갑상선기능항진증, 갑상선기능항진증, 간부전, 신부전 등 질환이 비타민 D 결핍을 가져오기도 한다. 이 외에도 크론병, 낭포성섬유증, 셀리악병과 같이 장에 문제가 있는 질환을 앓고 있는 경우에는 음식에 들어있는 비타민 D 흡수를 어렵게 한다. 또한 여러 연구를 통해 밝혀진 바, 비타민 D 수치가 낮으면 치매 위험성이 상당히 높다. 실제로 우리나라를 포함하여 전 세계적으로 약 30~50%의 65세 이상 고

령 인구가 비타민 D 결핍상태에 있다고 알려졌는데, 많은 수의 인지기능 저하 및 치매가 비타민 D 부족과 관련된 것으로 추정된다. 물론 비타민 D 부족이 무조건 치매로 이어진다는 것은 아니다. 하지만 비타민 D를 충분히 복용함으로써 특정 변이유전자를 가진 사람의 치매예방이나 지연에 효과를 보이는 연구결과가 계속 보고되고 있다.

7) 복용하는 약물이 비타민 D를 체내에서 훔쳐 가기도 한다. 이를 전문용어로 드럭 머거(drug mugger)라 한다. 라니티딘이나 오메프라졸 등으로 대표되는 위산분비 억제제, 모든 제산제, 덱사메타손 같은 스테로이드제, 암로디핀 등의 칼슘채널 차단제(혈압약), 리팜핀의 결핵치료제, 마그네슘을 포함하는 변비약 등이 비타민 D의 드럭 머거이다. 이런 약물들은 특정 수용체와 결합하여 비타민 D를 대사시키기 때문에 이를 복용하는 사람은 일반인보다 비타민 D를 더 섭취해야 한다. 구체적인 정보와 안내를 위해 관련 전문가와 상담해야 한다.

미국 비타민 D 카운실(Vitamin D Council)이라는 비영리단체와 비타민 D 연구의 대가인 미국 로버트 히니(Robert Heaney) 교수는 많은 질환에서 건강을 지키려면 비타민 D 혈중농도가 40~60 ng/mL 되어야 한다며 "비타민 D 실천운동"에 앞장서고 있다. 체내 비타민 D 활성형을 분리하여 비타민 D 혈중농도 분석법을 최초 개발하면서 비타민 D의 세계적 권위자로 알려진 보스턴 의대 마이클 홀릭(Michael F. Holick) 교수도 동일한 주장을 하고 있다. 마이클 홀릭 교수는 2007년 타임지가 선정한 10대 과학자로, 비타민 D 결핍으로 암과 다양한 질병을 유발하는 기전을 밝혀내면서 수십 년 동안 비타민 D

연구를 하고 있다. 비타민 D가 결핍되면 임신 미숙아 출산이나 각종 암(유방암, 대장암, 전립선암 등)뿐만 아니라 고혈압, 당뇨병, 심장병, 신장병, 비염, 천식, 아토피 등 만성질환 그리고 우울증과 만성피로에 시달리는 것으로 보고되었기 때문이다. 현대의학에서 비타민 D 결핍과 질병과의 관계는 아직도 연구 중이다. 비타민 D 부족이 직접적인 암의 발병 원인이라 말할 수 없지만, 비타민 D 결핍 정도와 암 발병률의 상관관계가 높다는 것은 분명한 사실이다. 물론 비타민 D가 만병통치약은 아니고 필수 영양소 중 하나이다. 하지만 비타민 D 전문가들은 이 영양소 결핍으로 많은 사람이 걸리지 않아도 될, 예방가능한 질병으로 고생하고 있다고 주장하는데 이에 귀 기울일 필요가 있다.

첨단과학의 시대에 살고 있지만, 아직도 현대과학이 질병 문제를 완전히 해결해주지 못한다. 질병에 대한 완벽한 정보도 부족하다. 비타민 D와 질병에 대한 것도 마찬가지다. 인간은 자신이 알고 있는 정보의 지배를 받게 되는 불완전한 정보적 존재임이 분명하다. 그렇기에 열린 마음과 균형 잡힌 관점으로 정보를 대하는 것이 중요하다. 그리하고 나서 진인사대천명(盡人事 待天命)의 자세로, 최선을 다한 후에 하늘의 뜻을 겸손히 기다려야 할 것이다.

건강을 위한

부록

수면과 노화에 대하여

01 건강을 위한 삼쾌(三快)에 대하여

잘 먹고 잘 자고 잘 배변하는 것은 인간의 원초적 행복이다

대학 캠퍼스에 있기에 학생들과 만나서 대화하거나 상담할 기회가 많다. 학생들마다 중요한 결정이나 시험을 앞두고 있거나 인생의 어려운 상황들로 엄청난 스트레스를 받고 있어 괴로움을 호소할 때 아래 두 가지 질문을 던지곤 한다.

- 식사는 잘하고 있는지?
- 잠은 잘 자고 있는지?

만약 이 두 가지 질문에 답하는 데 큰 문제가 없다면, 심각한 인생문제는 아니라고 얘기한다. 분명 힘들고 어렵겠지만, 삶의 성장통처럼 받아들이도록 권면한다. 지금 처한 상황을 너무 걱정하지 말고 심호흡도 해보고, 멀리 있는 산도 한번 쳐다보면서 주어진 일을 하나씩 차분하게 해보라고 격려하

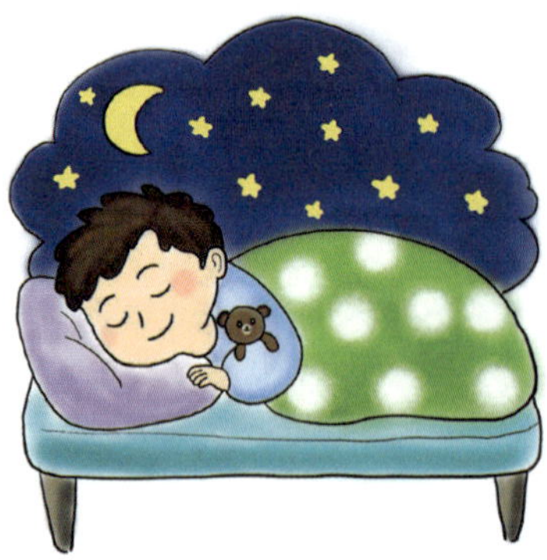

는 것이다. 수많은 일로 스트레스를 받고 걱정이 태산 같아도 첫째로 음식을 먹고자 하는 식욕에 문제가 없고, 둘째로 잠자는 것에도 그리 큰 어려움이 없다면 인생의 95% 이상은 큰 문제가 없다고 얘기해준다. 사실이 그러하다.

우리는 어떤 염려와 근심 때문에 고민하는데, 이는 다시 스트레스로 이어진다. 그런데 가만 살펴보면 미래에 일어나지도 않을 일을 미리 끌어와서 염려하는 경우가 많다. 사실상 주어진 현재 일에 대한 부담보다 미래에 일어나지도 않을 일을 앞당겨 가불(假拂)하여 염려하는 스트레스가 의외로 크다. 심리학 전문가에 따르면, 이러한 가불염려(假拂念慮)가 우리 인생에서 염려하고 걱정하는 것의 40%나 차지한다고 한다.* 그래서 지금 할 수 있는 것을 헤아려 보고, 지금 누리고 있는 것에 감사하면서, 현재 겪고 있는 문제를 해결하기 위해 할 수 있는 쉬운 일부터 접근하도록 권면한다.

마땅히 크고 높은 목표를 세워야겠지만, 처음부터 무리하고 거창한 목표를 세워 낑낑대다 포기하는 것보다는 쉽게 실천할 수 있는 작은 단계의 목표를 세우고 이 작은 목표를 달성하면서 얻는 소확행(小確幸) 같은 작은 성취감과 여기서 비롯된 자신감을 가지는 것이 중요하다. 그렇게 생긴 자신감으로 다음 단계로 달려가는 것이 실제적인 지혜라 권면한다. 이런 과정을 거치다 보면 처음에는 감히 오르기 힘들겠다고 생각한 10단계까지도 오를 수 있

---

* 심리 전문가에 따르면, 염려의 40%는 현실로 일어나지 않는 일에 대한 걱정, 30%는 이미 일어난 일에 대한 걱정, 22%는 안 해도 되는 걱정, 4%는 우리 힘으로 어쩔 수 없는 일에 대한 걱정, 그리고 나머지가 4%라고 한다. 그렇기에 전자들을 제외하고 마지막 남은 4%만이 우리가 바꿀 수 있는 일에 대한 걱정이라고 한다. 대부분의 걱정은 고민한다고 해서 해결되지 않는다. 문제는 누구라도 이것을 객관적으로 대처하기 쉽지 않다는 것이다. 염려하고 걱정하는 것도 습관의 일종으로 자기 인생의 라이프스타일에 해당한다.

을 것이라 격려한다.

앞에서 언급했던 만나는 학생들에게 하게 되는 두 가지 질문, 즉 '식사는 잘하고 있는가? 잠은 잘 자고 있는가?'는 예부터 어른들에게서 들어온 건강의 삼쾌(三快)를 생각나게 한다. 아래는 한의학에서 건강의 가장 기본이 되는 3요소인 삼쾌의 내용이다.

- **쾌식(快食):** 몸에 좋은 음식을 즐겁고 맛있게 먹어야 한다.
- **쾌변(快便):** 순조롭고 상쾌하게 배변(배설)을 해야 한다.
- **쾌면(快眠):** 편안하고 충분하게 단잠을 자야 한다.

갓난아이들은 쾌식, 쾌변, 쾌면을 잘하기에 건강하고 무럭무럭 자란다. 이것은 비단 아이들에게만 해당하는 내용이 아니라 어른들에게도 마찬가지이다. 특히 쾌식과 쾌변은 서로 연결되어 있다. 쾌식은 음식의 섭취인 input 개념이고 쾌변은 음식이 소화되어 배설되는 output 개념이기 때문이다. 그래서 이 둘 사이가 잘 조화롭게 되어야 몸의 건강을 유지할 수 있는 것은 당연한 얘기이다. 즐겁고 맛있게 먹는 쾌식도 중요하지만, 무엇보다도 배변이 잘 되어야 건강하다. 배변이 잘되지 않으면 인생은 괴로워진다. 만성변비를 넘어 몇 달 동안 변을 못보는 악성변비도 있다. 그래서 어떤 전문가는 '잘 먹고 잘 배변하고 잘 자는 것은 인간의 원초적 행복'이라고까지 말한다. 이제 이를 현대의학의 전문가 관점인 영양, 운동, 수면과 연결해보고 특히 많은 현대인들이 고민하고 있는 문제인 수면에 대해 다루어보려고 한다. 특히 나이가 들면 들수록 수면 문제는 더욱 중요해진다.

02 건강의 3요소인 영양, 운동, 수면에 대하여

의학적 관점		한의학적 관점
1. 영양	건강의 3요소	1. 쾌식
2. 운동		2. 쾌변
3. 수면		3. 쾌면

의학 전문가들, 특히 생활습관의학(Lifestyle medicine) 전문가들은 건강의 가장 중요한 3가지 요소를 영양, 운동, 수면이라 말한다. 한의학적 관점에서 건강 삼쾌는 쾌식, 쾌변, 쾌면이다. 한의학에서 삼쾌는 우리 자신의 건강을 동양적인 세계관으로 주관적인 측면을 말하는 것이라면, 현대의학에서 영양, 운동, 수면의 건강의 3요소는 과학적으로 객관적인 측면을 표현한 것이라고 할 수 있어 각각의 개념을 서로 연결해보면 흥미롭다.

건강의 3요소 중 첫 번째는 쾌식과 영양이다. 과거에는 개인적인 입장에서 자신의 건강을 위해 음식을 즐겁고 맛있게 먹는 쾌식을 강조했지만, 지금은 과학적 전문가 입장에서 균형 잡힌 식단과 건강한 먹거리로 영양을 섭취

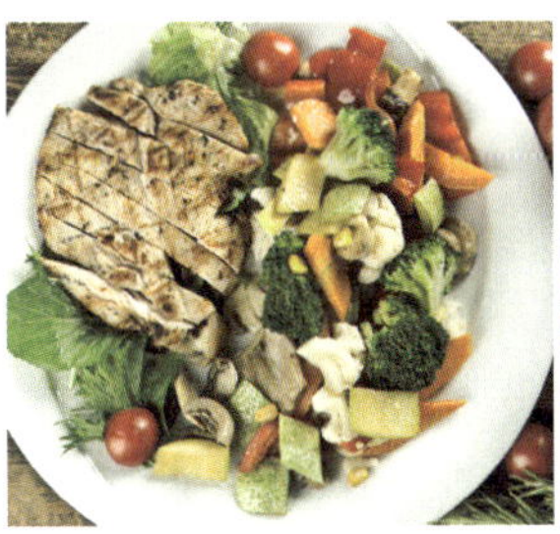
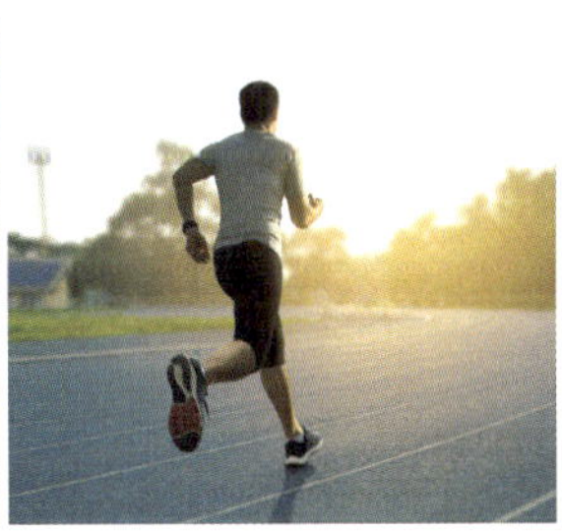
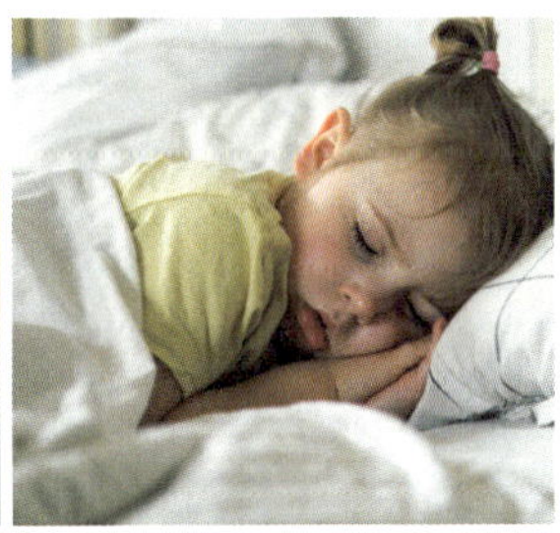

해야 한다고 강조한다. 그래서 맛있게 먹는 쾌식을 음식을 통한 에너지 공급의 input 개념과 연결해 볼 수 있다. 에너지와 활력을 위해 에너지원(源)인 탄수화물, 지방, 단백질을 영양소로 적절하고 균형 있게 섭취해야 건강할 수 있다.

두 번째는 쾌변과 운동이다. 운동을 쾌변과 직접 연결할 수 있는 내용은 아니지만 둘 다 에너지 배출과 관련된 개념을 가지고 있다. 운동은 열량과 에너지를 사용하여 배출하는 개념이고 쾌변은 에너지 최종 대사물의 결과를 배출하는 것으로 본다면, 다소 억지스럽긴 해도 서로 연결해 볼 수 있다. 쾌식과 쾌변의 중간과정에는 일 또는 노동이 있다. 일, 특히 육체노동을 통해 열량을 사용하여 배출하면서 인생을 사는 의미를 발견한다. 또한 에너지를 사용하여 배출하는 운동을 통해서 건강한 몸을 유지할 수 있다. 그런데 음식 섭취를 통해 에너지의 입력만 있고 에너지의 출력은 없다면, 이는 정상적인 상태가 아니다. 입력과 출력 양쪽 모두에 반드시 균형을 이루어야 한다. 비만이라는 개념도 에너지가 입력되는 양에 비해 출력되는 양이 적기에 문제가 생기는 것으로 볼 수 있다. 사실 쾌변이 아니라 단순한 평변(平便)의 배설이라도, 배변은 인간의 삶에 절대적으로 중요하다. 배변이 잘되지 않는 사람에게 아무리 훌륭한 산해진미의 쾌식이 주어진다고 해도 전혀 의미가 없다. 대변을 몸 밖으로 내보내는, 이 배변이 잘되지 않는 인생이란 정말이지 살맛이 안 나고 죽을 맛이다. 하지만 평변 차원을 넘어 쾌변이 된다면, 몸의 원초적 행복을 누리고 있는 사람이라 할 수 있다.

마지막 세 번째로 건강의 3요소에서 공통으로 나오는 것은 수면이다. 인생에서 수면은 정말 중요하다. 젊을 때는 대부분 잠이 항상 모자라기에 큰 문제가 되지 않지만, 나이가 들면 들수록 수면이 얼마나 중요한 문제인지 실감하게 된다. 어쩌면 인생에서 가장 중요한 것 중 하나가 될 수도 있다. 며칠 동안 먹지 못하거나 배변을 못 하는 것도 매우 큰 문제지만, 며칠 동안 잠을 못 잔다고 한다면 아마 최악일 것이다. 그렇기에 잠을 재우지 않는 형벌은 가장 무서운 형벌 중 하나임이 분명하다. 그 정도까지는 아닐지라도 분주한 현대인의 일상에서 숙면하지 못하고 밤잠을 설치는 날이 길어진다면, 형벌까지는 아닐지라도 괴로운 시간의 연속이 되어 그야말로 삶에 대한 의욕조차 잃어버리게 된다.

사람마다 수면시간이 다르겠지만, 하루에 6시간 잔다고 가정하면 인생의 25%는 잠을 자는 셈이다. 백세 인생으로 계산한다면 실제 25년 이상 잠을 자게 되는 것이다. 수면은 미지의 영역으로 아직도 과학적으로 완전히 설명되지 않은 부분이 많다. 갓난아이에게서 수면은 성장의 시간임을 잘 알고 있다. 갓난아이는 물론, 자라나야 할 아이나 청소년들이 만약 잠을 충분히 자지 못한다면 건강하게 성장할 수 있는 환경에 있다고 말하기 어렵다. 수면은 쉼의 시간이고 회복의 시간이다. 수면은 낮에 활성화되었던 영역들이 차분하게 안정되어 새로운 것을 준비하는 시간이다. 수면은 양도 중요하지만 질은 더더욱 중요하다. 잠을 달게 자는 숙면은 건강에 있어서, 아니 인생에서 가장 중요한 선물 중 하나이다. 영원한 베스트셀러인 성경책에 '하나님께서 그의 사랑하시는 자에게는 잠을 주시는도다(시127편 2절)'라는 구절이 있을 정도이다. 열심히 일하고 숙면하는 사람은 일단 기본적으로 건강하고 행복한 삶을 살 수 있는 조건을 가진 셈이다. 그렇기에 쾌면에 도움을 줄 실제적인 면들을 좀 더 살펴보려 한다.

03 불면증을 개선하는 식품은 없다

오래전 매스컴에 우리나라가 세계 3위 수면 부족 국가라는 기사가 실렸는데, 2023년 통계로 한국인의 평균 수면 시간은 전 세계 최하위 수준이다. 그리고 전체 인구의 30%가 수면장애에 시달린다고 전문가들은 진단한다. 2021년 건강보험심사평가원 통계에 따르면 국내 불면증 환자 수는 68만 명으로 보고되었다. 지금은 조금 나아졌지만, 사실 우리나라처럼 워커홀릭 마인드로 일하는 나라도 많지 않다. 국내에 숙면에 어려움을 겪는 인구가 점차 증가하고 수면의 질에 대한 국민적 관심이 높아짐에 따라, 특정 식품을 '불면증 완화, 수면유도제'로 부당광고해 판매하는 등 불법행위가 늘고 있다.

건강기능성 식품으로 사용되도록 식약처에서 공식적으로 수면건강 관련 기능성(수면의 질 개선에 도움을 줄 수 있음 등)을 인정받은 원료들이 있다. 감태추출물, 미강주정추출물, 유단백가수분해물(락티움), L-글루탐산 발효 가바(GABA) 분말, 인도인삼인 아쉬아간다(Ashwagandha) 추출물 등은 그 기능성을 인정받아 관련 제품들이 시판되고 있다. 그러나 건강기능성 식품 섭취만으로 심각한 불면증을 개선하려다가 오히려 치료 시기를 놓쳐 증상이 악화될 수 있으므로 증상 초기에 전문의와 상담하는 것이 중요하다. 무엇보다도 일반식품을 건강기능식품으로 혼동시키는 광고는 옳지 않다. 건강에 좋다는 일반식품이나 건강기능식품을 의약품으로 오인·혼동시키는 광고도 법적제재를 받는데, 결과적으로 소비자 건강에 도움이 되지 않기 때문이다.

특히 수면과 관계된 식품 광고에서 멜라토닌을 이용한 광고가 제일 많다. 멜라토닌은 뇌에서 분비되는 수면 유도 호르몬으로 의사의 처방을 받아 단기간 복용하는 의약품으로 사용된다. 신장과 간에 부작용을 주기에 소아·임부·수유부는 복용에 주의해야 한다. 그렇지만 멜라토닌 함유 등을 표시·광고하는 타트체리 제품 등을 포함해 어떤 식품이나 수면에 도움이 되는 어떤 건강기능성 제품으로도 불면증 문제를 확실하게 해결한다고 보장할 수는 없다.• 멜라토닌은 국내에서는 의사의 처방을 받아야 하는 전문의약품이지만, 외국의 경우 특히 미국이나 캐나다는 의약품 시스템이 우리나라와 달라서 의사 처방 없이도 살 수 있는 일반의약품 또는 건강기능성 식품이다. 그래서 미국에서는 멜라토닌을 약국은 물론 건강식품처럼 슈퍼나 인터넷 쇼핑몰에서 쉽게 구매가능하도록 보편화하였다. 예전에는 해외직구도 가능했기에 우리나라에서 의사의 처방을 피해서 남용, 오용되기도 하였다. 그러한 문제점 때문에 식약처에서는 몇 년 전부터 멜라토닌의 해외직구는 물론 외국에서 구입한 멜라토닌의 국내 통관 자체도 할 수 없도록 불법으로 규정하고 있다.

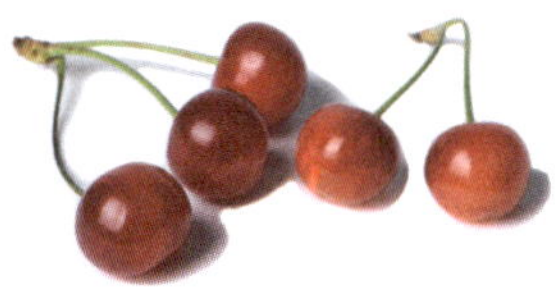

• 벚꽃의 열매는 버찌이고, 체리 역시 서양에서 온 벚나무의 일종인 양벚나무 열매이다. 체리 종류로 단맛이 많이 나는 스위트체리(sweet cherry)와 신맛이 강한 타트체리(tart cherry)가 있다. 그러니까 타트체리는 우리 말로 신맛의 양벚나무 열매라 부를 수 있다. 보통 과일을 먹을 때는 단맛 나는 스위트체리를 찾지만, 건강을 위해 항산화 성분, 섬유질, 비타민, 미네랄이 풍부한 타트체리를 찾기도 한다. 특히 다른 과일에 비해 멜라토닌 성분이 상당히 많기에 이를 가공하여 수면에 도움이 되는 제품으로 판매하고 있다. 하지만 국내에서 타트체리는 아직 그 기능이 건강기능식품으로서 충분히 인정받지 못해 식약처 건강기능식품 원료에 등재되어 있지 않다.

뇌파의 종류

사람들의 머리에서는 매 순간 뇌파(腦波, brain wave)가 흘러나온다. 뇌파는 뇌에서 흘러나오는 신호로, 신경계에서 뇌신경 사이에 신호가 전달될 때 생기는 전기의 흐름이다. 이는 우리의 사고, 감정, 행동 등이 뇌에 존재하는 신경세포들의 전기적 신호를 통해 소통이 이루어지기 때문이다. 기본이 되는 뇌파는 뇌파의 종류와 특성 주파수에 따라 베타(beta), 알파(alpha), 세타(theta), 델타(delta) 파 등으로 분류된다.

평상시 나오는 뇌파는 베타파이다. 일상적 인지작용 및 사고 가운데 깨어서 활발히 활동할 때, 스트레스로 집중력을 요구할 때는 빠른 베타파 (13~30Hz)가 발생한다. 무비판적으로 정보를 수용하거나 쉬면서 명상할 때는 앞보다 조금 느린 알파파 (8~12Hz)가 발생하는데 '안정파'라 부른다. 이보다 더 느린 뇌파는 세타파(4~8Hz)이다. 잠에 빠져들 때 통과하는 뇌파로 '졸음파' 또는 '서파수면파(徐波睡眠波)'라고 불린다. 무의식 상태나 깊은 잠을 잘 때는 느린 진폭의 델타파(1~3Hz)로 '수면파'라고 부른다.

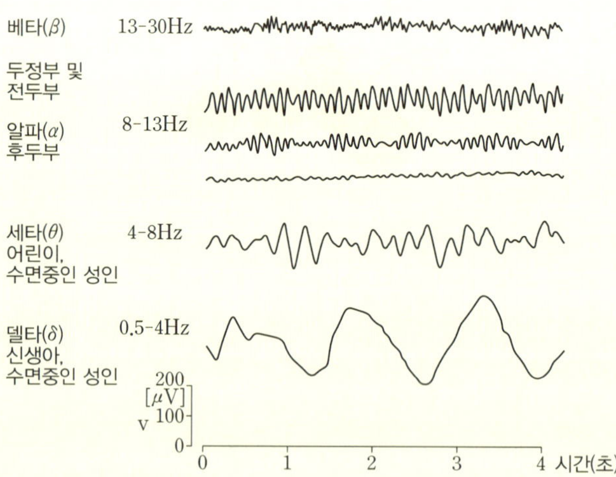

일상적으로는 베타파와 알파파가 자주 나타나며, 세타파와 델타파는 주로 수면 중에 활발하다. 상황에 따라 다르지만, 일반적으로 '안정파'인 알파파가 활발한 것이 정서적으로 안정적이고 건강한 상태를 나타낸다.

04 마법과 같은 렘수면

사람의 수면에는 두 가지 종류가 있다. 일반적으로 '꿈을 꾸는 잠'이라고 말하는 렘수면(REM [Rapid eye movement] sleep)과 꿈을 꾸지 않는 비(非)렘수면(non-REM sleep)으로 구분한다. 후자의 비(非)렘 수면에는 얕은 수면, 깊은 수면이 있다. 수면의 깊이에 따라 얕은 수면은 1~2단계(각각 알파파, 세타파)에 해당하고, 깊은 수면은 3~4단계(델타파)로 분류된다.

1950년대에 과학자들이 '렘 수면'을 발견하기 전에는 수면 중 뇌에서 어떤 일이 일어나는지를 명확하게 알지 못했다. 수면의 후반기인 새벽에 주로 나타나는 렘수면은 뇌파가 깨어 있을 때와 비슷하게 보이는 수면 상태이다(1단계 알파파와 비슷). 렘수면은 몸은 자고 있으나 뇌는 깨어 있는 것에 가까운 낮은 수면 상태이다. 즉 몸의 스위치는 '꺼진' 상태인 반면, 뇌는 '켜진' 상태여서 뇌는 활동적으로 움직인다. 렘수면 시간은 약 100분 정도로 어른 전체 수면의 약 20~25%를 차지한다. 렘수면에서는 그 이름에서 일 수 있듯이, 안구가 빠르게 움직이고, 뇌파가 깨어 있을 때와 비슷하다. 그래서 렘수면을 '활동적인 수면'으로도 부른다. 몸은 자고 있지만 뇌는 깨어 있어 렘수면 중에 생생하고 구체적인 꿈을 꾼다. 꿈의 80%는 렘수면에서 나타난다.

2023년 뉴욕타임즈에 '렘수면은 마법과 같다(REM sleep is magical)'라는 기사에 렘수면의 이점을 언급한 바 있다. 대표적으로 렘수면은 잠들기 전 있었던 감정을 '치유'하는 역할을 한다. 어떤 일로 화가 나서 잠자리에 들었다가 깨어났을 때 감정이 가라앉아 있다면 이는 렘수면이 제 역할을 했다는 증거라고 한다. 그리고 렘수면은 전날의 인지 활동으로 형성된 신경 연결을 강화하고 이를 기존 네트워크에 통합하는 과정을 거치게 한다. 이런 것들이 바로 렘수면의 마법 같은 효과이다. 렘수면 기간에는 낮 동안의 인지적 활동과 정서적 스트레스 등을 정리, 회복하고 치료까지 하는 것이다.

아래 그림과 같이 사람은 수면 시간에 '비렘'수면과 '렘'수면 단계를 주기적으로 반복한다. 비렘수면과 렘수면은 보통 90분 주기다. 하룻밤 푹 자기 위해서는 이 사이클이 4~6회 필요하다. 적어도 6시간 이상 잠을 자야 하는 이유다. 갓난아이는 전체 수면의 80%가 렘수면이다. 아기는 성인과 달리 90분

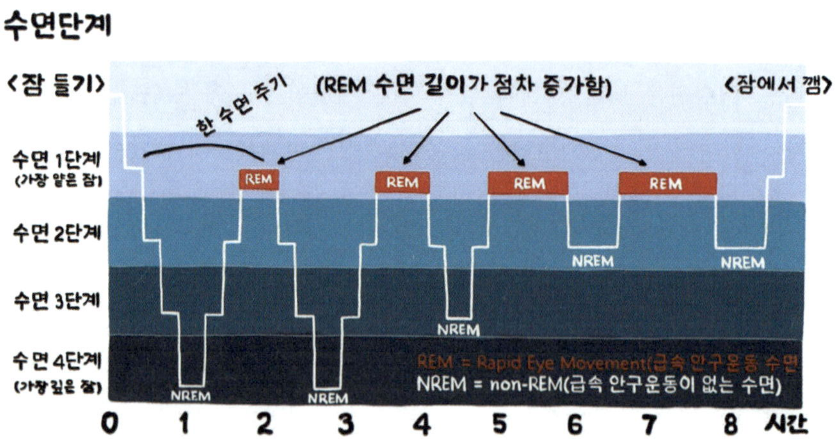

사람 수면의 단계(렘수면과 비렘수면[NREM])와 도식적 뇌파

이 아니라 4시간 주기를 갖고 있다. 그래서 아기는 3~4시간마다 깨서 젖을 달라고 보채는 것이다. 전체 수면 시간에서 렘수면 2시간을 포함하여 렘수면이 20~25%, 비렘수면에서는 깊은 잠이 15% 되어야 숙면했다고 할 수 있다.

수면 시간은 우리 몸에서 '정지상태'가 아니다. 잠자는 동안에 생체시계들은 서로 소통하면서 헝클어진 균형을 맞춘다. 전문가들은 "시간을 거스르는 습관으로 잠을 자지 않으면 만성 수면 부족으로 두뇌 능력이 감퇴될 뿐 아니라 에너지가 소진돼 장기적으로 질병이 생겨날 수밖에 없다"고 경고한다. 정상적으로 잠을 자지 못하면 인슐린 저항성이 상승해 당뇨병에 걸릴 확률이 높다. 또한 우울증 같은 정신질환 가능성도 높아진다. 특히 잠을 자도 렘수면이 부족하면 "학습하는 능력이나 부정적 감정을 처리하고 인생의 문제를 해결하는 데 더 많은 어려움을 겪을 수 있다"고 전문가들은 말한다. 결론적으로, 수면 부족 특히 렘수면이 부족한 수면은 노화, 질병, 정신건강 악화, 비만을 부르는 주범이다. 이제 인생의 보약이며 행복의 하드웨어라 말할 수 있는 쾌면의 효과를 자세히 살펴보려고 한다.

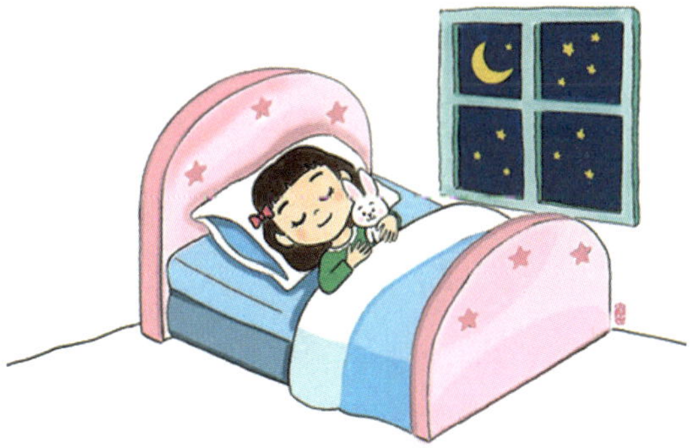

생체 나이를 줄이고 노화를 늦추는 건강한 삶의 8가지 필수요소

2022년 Circulation 유명 저널에 미국심장협회(AHA)는 심혈관 질환을 예방하며 생체 나이를 줄이고 노화를 늦추는 삶의 8가지 필수(Life's Essential 8) 지침을 발표했다. 건강의 필수지침에는 4가지 건강 행동과 4가지 건강 지표가 있다. 건강 행동 4가지는 1) 숙면 2) 건강한 식단 3) 적절한 신체활동 4) 금연이다. 건강 지표 4가지는 1) 체중 관리 2) 혈당 관리 3) 혈압 관리 4) 콜레스테롤 수치 조절이다. 건강 행동 4가지에 숙면과 건강한 식단이 가장 기본적인 것으로 들어있다는 점에 주목할 필요가 있다. 또한 건강 지표 4가지 모두 현대인 식단의 가장 큰 문제인 설탕과 탄수화물 섭취를 다스려야 하는 식치(食治)와 직접적으로 관련되어 있다.

거의 유사한 연구 결과로, 2024년 서울대 병원 내분비 내과 연구팀은 당뇨병 유전자를 가진 경우에도 건강한 생활습관 5가지(충분한 수면, 식단, 운동, 금연, 체중 관리) 중 최소 하나라도 실천한다면 인슐린 분비능력이 개선된다는 연구 결과를 발표하였다.

05 인생의 보약과 행복이 되는 잠의 효과

1) 잠은 신체를 회복시켜 준다

숙면은 신체를 회복시켜 준다. 잠을 자는 동안 뇌를 포함해 우리 몸의 모든 장기(臟器)에서 피로가 회복된다. 또한 인체에 들어온 나쁜 물질이나 손상 세포를 없애고 복구한다. 그래서 잠을 충분히 자지 못하면 회복이 잘되지 않는다. 잠에서 깨었는데도 제대로 회복되지 않으면, 피곤의 연장선상에서 하루의 삶을 시작하는 것이다.

2) 잠은 에너지를 보존해 준다

잠자는 동안에는 골격근이 이완되기 때문에, 기초대사율이 떨어져 신체 에너지를 보존할 수 있다. 8시간의 수면시간 동안 120 kcal가 소모된다고 한다. 수면 동안 휴식을 취해 충분한 에너지를 보존하기 때문에, 잘 자고 일어난 후 바로 신체활동을 할 수 있다.

3) 잠은 노화를 막고 성장호르몬을 분비하고 면역력을 높인다

성장호르몬은 보통 밤 10시~새벽 2시 사이에 많이 분비된다. 유아, 아동, 청소년에게 성장호르몬은 뼈와 근육 등 발육에 도움을 주고 성인에게는 신진대사나 피부의 회복 기능, 피로회복에 도움을 준다. 잠잘 때는 뇌에서 멜라토닌이라는 수면유도호르몬이 활발히 분비되어 수면조절에 관여한다. 멜라토닌은 20세를 기점으로 분비가 감소되어 40세부터 현저히 저하되고 60세 이상이면 거의 분비되지 않는다. 수면조절기능 다음으로 멜라토닌의 가장 중요한 역할은 강력한 항산화 작용으로 활성산소를 제거하여 항암작용을 하며 노화를 막는다. 뇌세포 산화를 막아서 치매도 예방한다. 또한 T세포를 활성화시켜 면역력 증가에도 중요한 역할을 한다. 그래서 숙면은 젊음을 유지하는 데 효과적이다. 잠자는 시간 동안 혈관계, 면역계, 피부, 간, 근육 등 몸의 각종 장기와 조직들에서는 새로운 세포가 생겨나는 반면 노화된 세포는 제거된다. 숙면은 '항노화(anti-aging)'의 지름길이다.

4) 잠이 부족하면 우울증을 일으킬 수 있다

숙면은 스트레스에 대한 내성을 증가시키고 우울증 개선하는 효과가 있다. 잠을 충분히 못 자는 사람들에게는 우울증이 나타난다. 미국 청소년 연구 자료에 따르면, 밤 12시에 잠자리에 드는 10대 청소년들은 밤 10시 정도 잠자리에 드는 학생들에 비해 우울증에 걸릴 확률이 42%, 자살을 생각하는 비율이 30% 높은 것으로 나타났다. 충분한 수면이 정신건강에 직접 연결되어 있기에 부모들은 청소년 자녀들이 충분한 수면을 취하도록 도와야 한다.

5) 숙면하면 기억력이 좋아진다

한 연구에서 3일 동안 실험동물에 잠을 못 자도록 하니, 기억중추인 해마에서 줄기세포로부터 신경세포 생성이 현저히 낮아지게 되었다고 보고하였다. 수면은 우리 뇌의 해마에 존재하고 있는 줄기세포를 활성화시켜 새로운 신경세포를 많이 만들 수 있게 한다. 다음 두 학생 얘기를 비교해 보자. A라는 학생은 시험 전 1주일 동안 하루 3~4시간만 자고 공부하고, B라는 학생은 매일 7시간 정도 잠자면서 시험공부를 했다고 가정해 보자. 두 학생의 학습능력이 비슷한 수준이라고 전제한다면, 전문가 의견으로 B 학생이 A 학생보다 우수한 성적을 받을 가능성이 높다고 한다. 실제 잠을 충분히 잔 학생들의 성적이 평균 30% 이상 좋았다는 실험결과도 있다. 잠자는 동안 뇌는

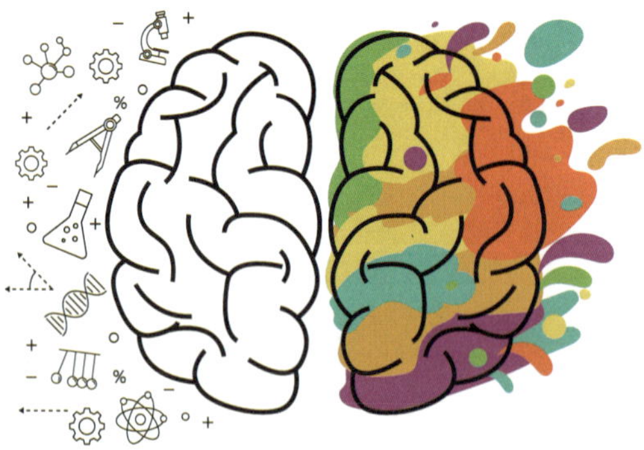

전날의 경험들을 정리하면서 단기기억을 장기기억으로 전환시킨다. 많이 경험해 본 것이지만, 시험 전날 밤새워 당일치기로 공부한 것들은 쉽게 잊어버리게 된다. 편안한 환경에서 충분히 수면을 취하는 것이 인지능력 및 사고력 향상의 지름길이라고 모든 전문가들이 말하고 있다.

6) 잠은 창의성의 보물창고이고 새로운 영감의 원천이다

잠을 자는 동안 꾸었던 꿈을 통하여 인생이 바뀐 사람이 얼마나 많은가? 잠자는 사이에 창의적인 아이디어를 가지게 되고 그것으로 자신의 인생만이 아닌 역사까지 바꾼 경우가 상당히 많다. 특히 화학결합 구조 중 하나인 벤젠구조를 풀어낸 화학자 케쿨레(Friedrich A. Kekule)의 꿈 이야기는 정말 유명하다. 벤젠(benzene) 구조에 대해 고민하고 있던 케쿨레는 자기 꼬리를 물고 있는 뱀이 나오는 꿈을 꾸었는데, 잠에서 깨자마자 꿈에서 본 모습을 통해 당시 풀리지 않던 벤젠 구조를 밝혀낼 수 있었다. 주기율표를 완성한 드미트리 멘델레예프, 원자구조 이론의 닐스 보어도 자신의 과학발견을 모두 꿈에서 보았다고 얘기한다. 모차르트나 괴테 등 많은 예술가들도 꿈에서 작품의 창의적 영감을 받았다고 말한다. 인간보다 탁월한 현대의 인공지능은 많은 영역에서 놀라운 성취를 보여줄 수 있겠지만, 인공지능이 인간처럼 창의적 영감으로 퀀텀점프하는 것은 어려우리라 본다. 인공지능은 꿈을 꾸는 존재가 아니기 때문이다.

하루 동안의 생각들을 정리하는 때가 수면시간이다. 잠자는 동안 특별히 관련이 없는 정보들을 연결하고 새로운 연관을 만들어 내며 창의성을 발휘한다. 수면 부족은 창의성을 죽이지만, 숙면은 창의력으로 새로운 문제해결책을 찾을 수 있다. 어떤 사람은 잠을 창의성이 담겨있는 보물창고라고 말하기도 한다. 많은 과학자나 예술가들이 그랬던 것처럼, 풀리지 않는 문제가 있다면 일단 생각을 멈추고 잠을 자는 것이 좋다. 잠자는 사이에 창의적인 아이디어가 떠오르는 경우가 많기 때문이다. 휴식시간에 짧은 수면을 가진 사람은 그렇지 않은 사람보다 더 많은 창의적인 발상, 즉 유레카(Eureka)를 발견한다고 한다. 구글(Google) 회사가 근무시간의 20%를 낮잠 시간으로 지정해 놓는 것은 그것이 능률과 창의성에 확실한 도움이 되기 때문이다.

7) 잠은 비만을 예방하고, 수면 부족은 체중증가를 일으킬 수 있다

비만은 수면과도 관계가 깊다. 만성적으로 수면 부족에 노출되면 비만해질 수밖에 없다고 전문가들은 말한다. 잠이 부족하면 식욕을 억제하는 렙틴 호르몬 분비가 줄고 식욕을 촉진하는 그렐린 호르몬이 증가하여 자꾸 음식을 먹고 싶게 만들기 때문이다.• 한 연구에 의하면, 수면시간을 4시간으로 줄였을 때 2일 후 혈중 식욕촉진 그렐린 호르몬의 농도가 30% 증가하고 식욕감소 렙틴 호르몬은 18%나 감소한 것으로 나타났다. 수면 중에는 당연히 음식을 먹지도 않고 물을 마시지도 않는다. 그렇기에 칼로리를 더 섭취하지 않는다. 그래서 잠을 충분하게 자면 비만과 멀어지는 것이다. 새벽까지 인터넷을 하면서 야식을 먹고, 3~4시간 동안 얕은 잠을 자면서 건강해지거나 날씬해지길 기대할 수 없다. 스트레스를 받으면 잠을 충분히 자지 못하기에 먹는 것으로 스트레스를 풀고 싶은 충동이 생긴다. 결론적으로, 밤에 잠을 자

• 이원재, 《내 삶을 바꾸는 설탕과 탄수화물 이야기》 자유 아카데미, 2022; 이 책에 소개된 〈렙틴의 식욕저해 호르몬과 그렐린의 식욕촉진 호르몬〉 내용을 참조하면 도움이 될 것이다.

지 않으면 몸에서 먹고 싶은 욕구가 생겨서 자연스럽게 야식을 하게 된다. 그러한 생활습관의 삶을 살수록 비만과 뚱뚱한 몸매라는 원치 않는 열매가 우리 몸에 자연스럽게 맺혀지게 되어 있다.

결국 잠은 우리 삶에 젊음과 아름다움을 유지하게 하고, 창의적 아이디어를 찾는 자에게는 신기한 영감까지 보너스로 받기도 한다. 이렇게 보면 성경에 "하나님께서 그의 사랑하시는 인생에게는 잠을 주신다"라고 기록되어 있다는 사실이 놀랍게 느껴진다. 수면은 아직도 미지의 세계로, 신비의 베일에 가려져 있는 영역이다. 쉼(안식)과 더불어 수면은 조물주 되는 분이 우리 인생에 주는 마법의 선물, 행복의 근원지, 그리고 축복 그 자체임이 분명하다.

06 어렸을 때부터 건강한 잠을 자야 행복해진다

"인생을 부지런히 열심히 살아야 한다"고 강조하는 사람 중에 "잠을 줄여서라도 일하라"는 조언을 하는 이들이 있다. 그러면서 영국 최초 여성 총리이자 '철의 여인'으로 유명한 마거릿 대처 여사를 대표적인 예로 든다. 그녀는 '절대 잠들지 않는 총리'라는 별명을 얻었는데, 의학적으로 보았을 때 대처 여사는 쇼트 슬리퍼 증후군(short sleeper syndrome; 짧은 수면증후군)을 가진 대표적인 인물이다. 짧은 수면증후군을 가진 사람은 선천적으로 잠을 적게 자는 사람을 의미한다. 즉, 새벽에 일찍 일어나서 밤늦게까지 깨어 있는 사람을 말한다. 그런 부류의 사람들은 선천적 체질이나 그런 유전자를 가졌을 가능성이 많다.

마거릿 대처는 하루 4시간 정도 자면서 업무에 몰두하는 지독한 워커홀릭이었다. 영국이 위기에 처했을 때 잠을 줄여 일하면서 시대적 난관을 극복하게 한 위대한 여인으로 묘사된다. 여기까지만 보면 대처 여사는 많은 사람이 본받아야 할 멋진 삶을 산 위인이자 본보기로 보인다. 그러나 사람의 인생을 정확히 알려면 끝까지 보아야 한다. 수면 전문가들은 대처 여사의 짧은 수면 습관이 노년기에 심각한 건강 악화로 나타났다고 진단한다. 그녀가 말년에 치매와 뇌졸중으로 고통받으면서 가족과의 관계도 어려움을 겪었다는 점을 생각한다면 수면 부족의 폐해가 얼마나 심각한지 짐작해 볼 수 있다.

세기의 발명가이자 GE 설립자인 토머스 에디슨도 짧은 수면증후군 유형의 사람이다. 평생 하루 4시간 정도 잠잔 것으로 유명한 에디슨은 하루 18시간을 실험실에서 보내는 일중독자였다. 하루 4시간만 자도 충분하다며 '에디슨 수면법'이라는 용어를 탄생시켰다(물론 잠깐씩 낮잠을 잤지만!). 그러면서 "수면은 시간을 잡아먹는 벌레다"라는 말까지 남기며 수면을 경멸하기까지 했다. 그런 그는 평소 자주 화를 내고 가정에 소홀해서 아내와 자녀와의 관

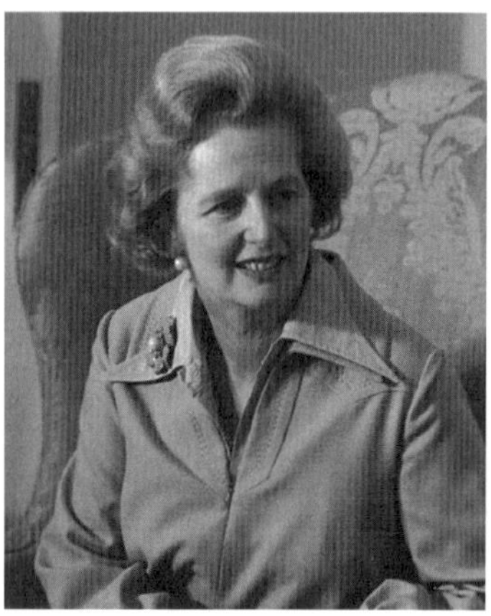

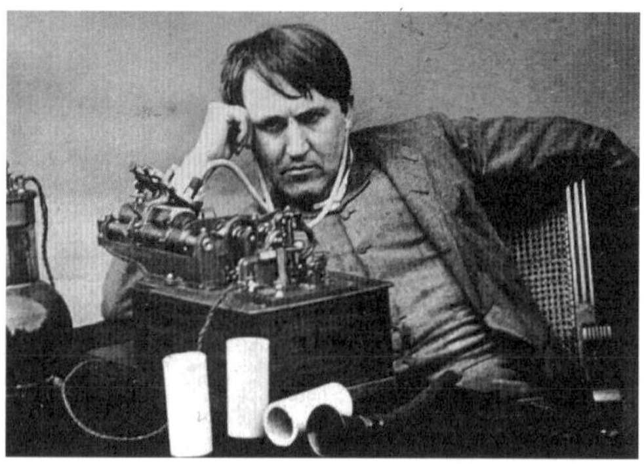

계도 좋지 못했다. 에디슨의 자녀들은 아버지가 항상 바빴으며 추억도 없어서 늘 섭섭한 마음을 가졌다고 한다. 첫 번째 부인이 사망했을 때 일이 바쁘다며 장례식에도 가지 않았다고 한다. 에디슨은 위대한 발명가로서 분명 새로운 시대를 이끈 업적을 남겼지만, 성격은 괴팍했으며 인간적으로는 행복한 삶을 살지 못한 것으로 보인다. 일중독자였기 때문에 아마 수면 부족에 시달리며 정서적으로도 메말랐을 가능성이 크다. 정신건강 전문가들은 이런 모습에 대해 "만일 잠을 충분히 잤다면 정신적, 신체적으로 한층 행복한 삶을 살았을 것"이라고 말한다. 잠을 충분히 자지 않으면 정서적 안정감과 다른 사람과 소통능력까지 상실하게 된다. 수많은 업적을 남긴다 해도 일중독으로 살며 잠을 시간 벌레로 여기며 경멸까지 하는 자세를 어떻게 보아야 할지! 세상에 빛을 남긴 발명가였지만 가족이나 사람 관계가 원만하지 않은 삶의 모습에서 에디슨의 업적과 인성을 구분해서 평가해야 하리라 본다.

정신과 전문가에 따르면, "인간의 뇌는 잠자는 동안 중요한 기억을 확실하게 저장한다"면서 "중요한 지식은 해마에서 대뇌피질로 이동해 기존에 숙지한 지식과 결합된다"고 말한다. 낮 동안에 기억한 내용 중 중요한 것은 다시 사용할 수 있도록 정돈하고, 필요 없는 데이터는 제거해 버린다. 꿀잠을 자면 몸이 편하고 기분이 상쾌한 것도 이 때문이다. 두뇌는 두려움, 기쁨, 행복감, 고통 등 중요한 경험은 대뇌피질에 확고하게 기억시키지만, 불필요한 감정과 경험은 기억에서 제거된다. 즉, 잠을 충분히 자야 정신적으로나 육체적으로 건강해서 대인관계도 원만하고, 공부든 다른 일이든 무엇을 하든 즐거운 마음으로 할 수 있으며 행복한 인생을 살 수 있다는 이야기이다.

2020년 미국 신경학회지(Annals of Neurology) 논문에 아주 흥미로운 연구결과가 발표되었다. '수면 부족: 위험 추구 성향과 수면 부족의 상관관계

(Insufficient Sleep: Enhanced risk-seeking relates to low local sleep intensity)' 라는 제목의 연구이다. 이 연구에 따르면, 충분히 자지 못하면 정신 작용을 담당하는 오른쪽 전두엽 피질이 충분히 회복하지 못하고, 이 부분의 이성적인 판단 기능이 상실된다. 즉, 잠을 충분히 자지 못할 경우 세상의 리더들이 더 위험한 결정을 내린다는 것이 이 논문의 핵심내용이다. 하루에 4~5시간 짧게 자는 정치 지도자들은 위험한 선택과 결정을 할 경향이 크다. 따라서 그들이 잠을 잘 자야 세계평화(?)에 도움이 될 것이라는 재미있는 이야기이다. 잠을 잘 자지 못한 그들이 내린 잘못된 판단과 결정이 수많은 사람을 힘들게 하고 세계평화까지 위협할 수 있기에, 리더들의 수면 부족을 단지 코믹한 이야기로 넘길 수 없는 중요한 문제이다. 수면은 개인의 삶만이 아니라 국가와 역사에도 큰 역할을 할 수 있음이 분명하다.

전망대 우리 자녀들에게 잠을 잘 자고 숙면하는 습관을 길러주어야

수면 부족으로 생기는 위험이 어찌 정치 지도자들에게만 해당하는 얘기일까? 어른들도 그러하지만, 미래의 소망인 우리 자녀들은 더욱 그러하다. 우리 자녀들의 생활습관에서 잠을 잘 자는 습관을 어려서부터 길러주어야 할 것이다. 그러면 정신적, 신체적으로 한층 더 행복한 삶을 살 수 있기에, 인생의 절반은 성공한 것이라 말할 수 있다.

"청소년 시절에 두뇌가 휴식을 취하지 못해 기억복구가 안 되는 일이 반복되면 두뇌 효율이 떨어질 뿐 아니라 두뇌활동 전반에 문제가 발생한다"라고 전문가는 경고하고 있다. 잠을 충분히 못 자면 초중고등학교부터 자신이 하는 일에 만족하지 못하게 되고, 부정적인 생각을 하는 것을 넘어 괴팍하고 원만하지 못한 성격이 형성되어 대인관계가 깨질 우려가 크며 결국 자기중심적이고 행복하지 않은 인생을 살 가능성이 크다.

그렇기에 앞으로 미래를 이끌 동량(棟梁)이 될 우리 자녀들을 위해, 이들을 지극히 아끼는 부모님들은 자녀가 어렸을 때부터 건강한 잠을 잘 수 있도록 도와주어야 한다. 여기에 더해 설탕과 탄수화물의 노예로 종속되지 않고 이들을 다스리면서 건강한 식습관도 기를 수 있게 해준다면 금상첨화일 것이다. 왜냐하면 '당신이 먹는 것이 바로 당신(You are what you eat)'이기 때문이다. 우리 자녀가 어렸을 때부터 먹는 것은 결국 우리 자녀 인생 그 자체가 되기 때문이다!

기본적으로, 건강의 중요한 두 가지 요소인 '쾌식과 쾌면' 또는 '영양과 수면'에서 올바른 정보를 제공해주고 좋은 습관을 자녀에게 길러준다면, 건강과 행복의 기초를 제공하는 것이라 본다. 건강의 기초를 튼튼하게 다짐으로써 자녀들의 몸과 마음과 정신이 건강해지면 먼저는 자녀들이 행복해지고 이어서 이웃과도 행복한 삶을 나눌 수 있으며 마지막에는 부모에게까지 그 결실이 돌아오게 될 것이다.

07 대한민국 국민 모두가 행복하려면 잠을 충분히 자야 한다

세계 1위 수면 부족 국가로 잠 못 이루는 대한민국

세상 모든 사람 모두 만족스럽게 자고, 달게 자는 숙면을 원한다. 그렇기에 각자의 다른 형편 속에서 자기 자신만의 숙면 습관을 가지도록 애쓰는 것은 '수면'이라는 작품을 위한 창조적이고 예술적 행위라 할 수 있다. 사람마다 체질도 다르고 생활습관이 서로 다르기 때문에 수면패턴이나 수면 사이클도 다를 수밖에 없다. '인생은 자기 고유의 예술작품을 만드는 장'이듯이, 자신만의 숙면 습관을 잘 개발하여 터득하는 것이 중요하다. 잠만 잘 자도 보약을 먹는 것처럼 건강해지기에 '잠이 보약이다'라는 말이 있을 정도이다. 하지만 우리나라는 '수면 부족 국가로 잠 못 이루는 대한민국'이라는 말이 나올 정도로 잠도 안 자고 과도하게 열심히 산다. 이렇게 수면시간이 낮은 이유는 직장 업무와 학업 스트레스, 디지털 기기 사용 등으로 분석된다.

수면 부족은 개인적 차원의 이유도 있지만, 우리나라 사회의 전반적인 분위기에도 큰 책임이 있기에 해결을 위한 사회의 근본적인 변화도 필요하다. 한국인의 수면시간은 전 세계에서 최하위권에 속한다. 국민건강통계를 보면 한국인 평균 수면시간은 6.8시간으로 알려져 있다. 이는 성인 권장 수면시간(7~8시간)보다 짧고, 앉아서 보내는 시간(7.5시간)보다 짧다. 2020년 통계를 보면 경제협력개발기구(OECD) 회원국 중에서 우리나라는 멕시코와 코스타리카에 이어 세 번째로 일을 많이 하고, 수면시간이 가장 적은 나라이다.• 우리나라 직장인 절반 이상이 만성 수면 부족에 시달리며 주말에 몰아서 잠을 취하는 경우가 많다. 그렇게라도 해서 평일에 누적된 피로를 풀도록 잠을 보충할 필요가 있긴 하지만, 한꺼번에 너무 많은 시간을 몰아서 자면 주말 내내 몸이 나른해지고 무기력해진다.

보통 성인 권장 수면시간이 7~8시간인데, 학생이나 사무직이면 최소 6시간, 육체적 활동이 많은 사람은 8시간 정도는 자야 피로가 누적되지 않는다.

• 2023년 '이코노미스트'에서 보도한 35개 국가별 평균 수면시간의 최하위는 일본이고 그 다음은 한국, 인도, 싱가포르, 홍콩 순으로 나타나 아시아권이 서구에 비해 수면시간이 짧은 것으로 나타났다. 연도와 통계자료마다 조금씩 다르지만, 2020년 OECD 자료에 의하면 수면시간이 가장 적은 나라는 한국이다. 대한민국 사람들은 전 세계에서 가장 피곤하고 스트레스 지수가 상당히 높은 삶을 살고 있다. OECD 38개국 중 평균 연간 근로시간이 2,000시간 근처의 국가는 멕시코, 코스타리카, 대한민국이다. 그 외 국가들은 대부분 1,500~2,000시간대를 기록하고 있다. 1,500시간이 안 되는 국가는 네덜란드, 노르웨이, 덴마크, 독일 총 4개국으로 우리나라의 70% 정도의 일을 하고 있고, OECD 회원국의 평균은 1,687시간이다.

필자가 고등학교 다니던 1970년대에 대학입학 본고사 시험이 있었는데, 당시 사당오락(四當五落)이라는 말이 유행했다. 이는 일본 대학입시에서 나온 단어로 '4시간 자면 대학교에 합격하고 5시간 이상 자면 떨어진다'는 내용이었는데, 선생님들이 수면시간을 줄여서라도 공부시간을 늘리라고 말씀하시면서 학생들을 독촉하셨다. 필자도 도전하는 마음으로 그렇게 시도해보았지만, 오히려 공부하는 효과가 떨어짐을 발견했다. 잠을 적게 잤기에 낮에 계속 꾸벅꾸벅 졸고 피곤해서 도무지 집중되지 않았다. 필자에게 맞지 않는 것으로 여겨 본래의 수면습관으로 다시 바꾸어 공부하였다. 사실 전문가들은 공부든 무엇을 하든 간에 잠은 충분히 자고 깨어있는 시간에 집중하는 것이 더 효율적이라고 권면한다. 그것이 삶의 지혜일 것이다. 긴박한 수험생일수록 충분한 잠을 자면 손해라는 잘못된 태도가 소탐대실(小貪大失)일 수 있다. 대학입시도 하루에 끝나는 것이 아닌 장기전인데, 눈앞에 보이는 작은 것을 조금 아끼려다가 오히려 더 큰 것을 잃어버리게 되는 것이다.

한편 수면 전문가들은 '잠이 부족한 사회'는 매우 위험하다고 경고한다. 수면 부족은 개인의 건강을 망가뜨리는 데서 그치지 않고 사회까지 위협하기 때문이다. 수면이 부족하면 신경질이 늘고 마음의 여유가 없어져 이기적인 사회가 된다고 전문가들은 지적한다. 만성적 수면 부족은 다른 사람을 돕고자 하는 마음을 줄이고 관대함을 없애기 때문이다. 우리나라는 절대적으로 수면 부족 국가이기에 삶이 각박하다고 할 수 있다. 대한민국 국민 모두가 행복하려면 잠은 충분히 자야 한다. 숙면은 개인에게도 '보약', 사회에도 '보약'이다.

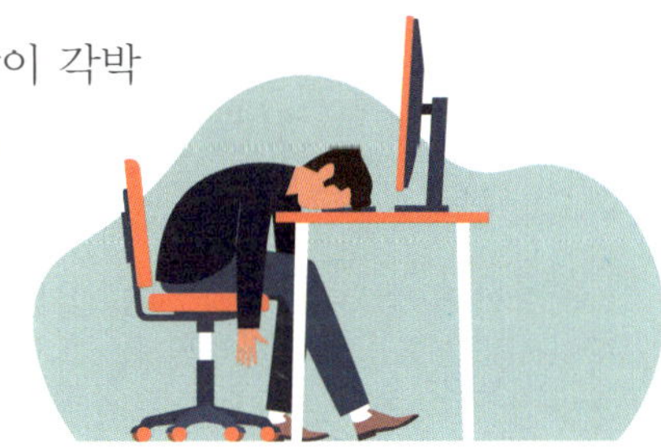

08 건강한 숙면의 비법에 대하여

'잠 못 이루는 밤'을 '잠 잘 오는 밤'으로 만들어야

전문가들은 우리나라 전체 인구의 30%가 수면장애를 겪고 있는 것으로 추산하는데, 그만큼 우리나라 사람들이 숙면을 제대로 못하는 것이다. 2023년 국민건강보험공단 통계에 의하면 불면증 환자가 110만 명을 넘어섰다고 한다. 정신과에서 볼 수 있는 가장 많은 증상은 불면이라고 한다. 우울증을 겪고 있는 대부분의 사람은 수면장애이다. '어떻게 하면 숙면을 취할 수 있을까?'라고 고민하는 사람이 많기에 숙면에 도움이 되는 정보를 소개하고자 한다. 사람마다 체질도, 처한 환경도 다르기에 쉽지 않지만, '잠은 인생의 가장 큰 행복 중 하나'라는 명제 아래, 숙면의 예술작품을 만드는 전문가로 자신만의 숙면 비법을 찾아야 한다. 개인적으로 이 문제에 관심이 많았기에, 아래와 같이 숙면을 위한 방법을 찾기 위해 상당히 노력하였다.

1) 침실에 빛을 차단하여 가능한 어둡게 하라

빛은 잠에 직접적인 영향을 준다. 숙면을 위해서는 침실에 불필요한 조명을 없애고, 가능한 어두운 환경을 만들어 주는 것이 좋다. 침실이 어두우면 더 빨리 잠드는 데 도움이 된다. 불을 켜놓으면 불을 모두 끄고 자는 사람에 비해 수면 호르몬인 멜라토닌 수치가 50% 이상 떨어진다. 또한 수면의 질이 떨어지고 생체리듬이 깨진다. 인슐린도 제 기능을 하지 못하기에 인슐린 저항성이 커져서 제2형 당뇨병이 생길 위험도 커진다.

만약 늦게 잠들었을 경우, 동이 트면 안방에까지 환한 빛이 들어와 더이상 잠자기가 어려워진다. 아침 햇볕이 안방에까지 들어오는 것을 확실히 차단하려면 암막(暗幕) 커튼을 설치하는 것을 권한다. 잠깐 낮잠을 잘 때는 안대가 도움이 될 수 있다. 빛과 수면에 관련된 얘기로, 현대인의 필수품인 스마트폰을 취침 전에 사용하면 수면에 매우 부정적인 영향을 준다는 점을 인식할 필요가 있다. 특히 불이 꺼진 잠자리에서 스마트폰 등을 장시간 사용하여 전자기기에서 나오는 불빛에 노출되면 뇌가 자극을 받고 수면에 나쁜 영향을 미친다. 숙면을 취하고 싶다면 잠자기 전 어두운 곳에서 디지털기기를 장시간 보지 않도록 하며, 최소 취침 30분 전부터는 스마트폰 화면을 꺼두어 빛을 차단하는 것이 좋다. 또한 전자기파 노출을 피하기 위해서라도 취침 중에 전자기기는 가능한 침대에서 멀리 두는 것이 좋다.[●]

2) 소리를 차단하라(때로 수면유도 사운드나 ASMR이 도움이 되기도 한다)

TV나 라디오 등에서 나오는 소음은 청각을 자극하고 수면을 방해하기에 소리를 차단하는 것이 좋다. 잠이 들려고 할 때는 특히나 몸이 소리에 민감해지기 때문에 '소음방지용 귀마개'를 사용하여 소리를 차단할 수도 있다. 하지만 개인에 따라 수면유도 사운드(sleep inducing sound)가 도움이 되기도 한다. 시냇물 소리나 파도 소리 같은 자연 소리(백색 소음[white noise]이라고 부른다), 명상음악, 클래식 음악 등이 여기에 사용된다. 이것 외에도 최근 소

● 세계보건기구 국제암연구소는 전자파(전자기파)를 발암가능 2B 그룹(발암 가능성은 인정됐으나 추가적인 연구가 필요한 경우)에 해당하는 것으로 지정하고 있다. 최근 널리 사용되는 스마트폰은 전자레인지(2.45 GHz의 진동수 사용)와 같이 2.6 ~ 3.7 GHz 마이크로파 영역의 전자기파를 사용하는 전자기기이기에 전자파 노출을 차단하기 위해서라도 취침 중에는 가능한 멀리 두는 것이 좋다. 전자파에 장기간 노출될 경우, 호르몬 분비 체계나 면역세포에 영향을 미치거나 뇌에 종양을 유발할 가능성도 있기 때문이다.

위 '감각 소리'라는 ASMR (autonomous sensory meridian response; 자율감각 쾌락반응) 등이 사용되기도 한다. 각성과 흥분 모드가 지나치게 활성화되어서 수면모드로 쉽게 전환되지 않고 자율신경이 불균형상태에 있는 사람들에게 '감각 소리'라는 ASMR이 도움이 될 수도 있다. 적절한 소음 자체가 마음을 편하게 할 수 있고, 소리가 전혀 없는 것이 오히려 내면의 소음이나, 불안감을 증폭시킬 수 있기 때문이다. 하지만 ASMR도 사람에 따라서 다르다. ASMR이 심신안정에 도움이 되어 개인에 따라서 수면유도와 불면증 개선에 효과를 보이는 보고도 있다. 하지만 수면의 질을 확실히 높이는지는 아직 과학적으로 분명치 않다. 또한 잠들고 난 후에는 수면유도 사운드가 오히려 소음이 돼 숙면을 방해할 수도 있기에 일정 시간 후에 꺼지도록 하는 것이 좋다. 다른 사람에게 효과가 있다는 수면유도 사운드가 자기 자신에게는 반대로 맞지 않을 수도 있기에 시험해보아야 한다.

3) 숙면을 위해 햇볕을 적절히 쬐라

앞에서 언급한대로, 빛이 수면에 직접적인 영향을 주는데, 실제로 수면과 각성을 조절하는 강력한 요인은 '햇빛'이다. 야외에서 햇볕을 쬐면 뇌의 생체시계가 빛으로부터 자극받아 질 높은 수면을 유도한다는 것은 잘 알려진 사실이다. 햇볕의 밝은 빛을 쬐면, 먼저 행복호르몬이라 부르는 세로토닌 물질이 체내에서 트립토판이라는 아미노산으로부터 합성되고, 15시간 정도가 지나 밤이 되면 세로토닌 물질이 수면유도 호르몬인 멜라토닌으로 바뀐다(보통 새벽 2~3시에 멜라토닌 생성량이 최고이다).[*] 세로토닌은 '낮의 활동호르몬'인 반면에, 멜라토닌은 '밤의 수면·휴식호르몬'이기에 이 두 호르몬은 상호대조적인 관계이다(체내에서 세로토닌 수치가 높은 주간에는 멜라토닌 수치가 낮고, 세로토닌 수치가 낮은 야간에는 멜라토닌 수치가 높다). 충분한 멜라토닌 분비는 양질의 수면을 가져온다. 이 멜라토닌은 체내에 있는 세로토닌으로부터 합성되기에, 숙면을 위해서는 먼저 세로토닌을 활성화하도록 해야 한다.[••] 점심 식사 후에 햇볕을 쬐며 간단한 산책을 하는 것은 건강한 잠을 위한 좋은 방법이다. 햇볕을 쬐면 우리 몸에서 비타민 D가 합성되는 보너스까지 얻을 수 있으니 일거양득이다. 다만, 햇볕이 강한 야외를 산책할 경우, 선글라스 착용을 권한다.

4) 잠자기 좋은 환경과 편안한 몸과 마음 상태를 만들라

수면에 방해되지 않는 실내온도는 18~22도로 권하는데, 자신이 편안하게 느낄 온도를 유지하도록 한다. 맨발이나 맨살도 냉기를 느끼면 쉽게 잠들기 어려우니 수면 양말이나 얇은 이불로 온도를 유지하는 것이 좋다. 잠자리에 들기 전 과도한 음식을 섭취하면 잠들기 어렵다. 반대로, 공복감이 있어도 잠들기 어렵기에 우유를 따뜻하게 데워 마시면 숙면에 도움이 된다. 자기 전 물을 너무 많이 마시면 새벽에 잠을 깨워 수면을 방해한다. 이것은 나이

• 멜라토닌은 잠자는 동안에만 분비되는 호르몬이다. 나이가 들면서 수면시간이 줄어드는 까닭은 늙어가면서 멜라토닌이 적게 생성되기 때문이다. 불면증을 위한 수면유도제 멜라토닌 의약품을 병원에서 처방받을 수 있는데 부작용도 있을 수 있기에 의사와 상담해야 한다. 장시간 해외여행 시, 효과적인 시차 극복을 위해 멜라토닌이 사용되기도 한다.

•• 일본 가바사와 시온 정신과 의사는《당신의 뇌는 최적화를 원한다》라는 책에서 상당히 흥미로운 제안을 하고 있다. 아침과 낮시간에 아래와 같은 행동을 하면, 스트레스를 줄이는 치유 호르몬인 세로토닌이 활성화된다고 언급하고 있다. (1) 햇볕 쬐기 (2) 워킹, 조깅, 스쿼트 등의 리듬감 있는 운동 (3) 꼭꼭 씹어 먹기(씹는 것은 뇌를 자극하는 것과 관련이 있고[치아가 건강에 중요], 그래서 운동선수처럼 껌을 씹는 것도 효과가 있다).

가 들수록 더 심해지기에 수분 섭취를 자제해야 한다. 카페인이나 알코올 섭취는 숙면을 방해하기에 잠들기 4~6시간 전부터 피하도록 한다. 쉽게 잠들기 위해 술을 마시는 경우가 있는데, 술은 잠이 드는 시간을 단축하는 효과는 있지만 '렘수면 억제제'로 작용하여 수면의 질이 떨어뜨린다.

또한, 자기 전의 운동은 몸을 각성시켜 잠들기 어렵게 하기에 운동은 잠자리에 들기 최소 3~4시간 전에 마치는 것이 좋다. 몸을 혹사하면 잠을 깊이 잘 수 있다는 생각은 오해이다. 몸이 너무 피곤하면 고꾸라지듯이 바로 잠들 수는 있지만, 깊은 숙면에는 도움이 안 된다. 적당한 피곤이 오히려 질 높은 수면을 가져온다. 그리고 무엇보다도 스트레스가 숙면을 방해하는 가장 큰 요소임이 분명하다. 바쁜 현대인의 삶에서 항상 가능하지는 않겠지만, 아침 일정이 긴급하지 않도록 잡는 것이 좋다. 아침에 일어날 어떤 일로 긴장하거나 불안해하면 숙면에 방해가 되기 때문이다.

5) 가능하면 매일 일정한 시간에 일어나도록 하라

숙면의 핵심은 매일 일정한 시간에 일어나는 것이다. 늦게 취침했어도 일정한 시간에 일어나는 것이 좋다. 정 피곤하면 낮잠을 자는 한이 있더라도 그렇게 하는 것을 권한다. 규칙적인 수면습관은 매우 중요하다. 7~8시간을 권장 수면시간으로 하면서 일정한 시간에 잠자리에 들고 일정한 시간에 깨면 뇌의 수면중추가 안정되어 숙면할 수 있게 된다. 매일 일정한 시간에 일어나는 것 자체가 규칙적인 신체리듬을 유지하는 것에 큰 도움이 된다. 3장 〈06 면역력을 높이는 자신만의 방법을 개발하라!〉에서 언급한대로, 생활패턴이 불규칙하면 면역력도 떨어진다. 신체리듬이 깨지면 같은 상황이라도 더 부정적인 생각이 들면서 더 스트레스를 받게 되고, 같은 시간을 자도 피로

회복이 잘 안 된다. 불규칙한 수면시간과 불규칙적인 식사는 생체리듬을 교란시켜 불면증을 유발할 수 있고 만성적인 소화불량이나 위염 등의 장애를 가져온다. 규칙적인 삶은 그 자체로 모든 기관의 반응을 생체리듬에 맞도록 생리반응을 극대화시켜 면역력을 높여준다. 주간/야간 교대근무를 하는 경우, 수면시간과 근무시간이 뒤죽박죽이기에 신체가 더 큰 스트레스를 받으므로 건강에 더욱 주의를 기울여야 한다. 신체리듬은 보통 10일 정도면 완전히 적응되기에, 본인의 생활패턴과 주변의 생활패턴을 참고하여 규칙적인 신체리듬을 갖도록 노력해야 한다.

6) 가능하다면 알람 없이 저절로 깰 수 있는 수면 환경을 조성하도록 하라

잠을 깨우는 알람은 가능하면 '비상용'으로 사용하는 것이 좋다. 바쁜 현대인들에게 이는 실생활에서 매우 실천하기 어려운 얘기이기도 하다. 하지만 건강한 수면 습관을 가지고 신체리듬을 관리하는 사람들은, 되도록 알람에 의존하지 않고 신체리듬에 맞게 눈을 뜨도록 애를 쓰고 있다. 알람에 의해 잠에서 깨는 것은 몸에 충전이 되기 전에 강제로 깨는 것이기 때문이다. 알람에 너무 의지하는 습관을 가지면 때때로 알람이 울리기 전 '저절로 눈이 떠진다'고 해도 스트레스 호르몬 분비가 되기 때문에 수면량이 부족하면 다시 금방 졸려진다. 바쁜 직장인들에게 있어서 '알람 없이 잠에서 깨는 생활'이 거의 불가능한 것처럼 보인다. 그렇나 하더라도, 1주일에 한두 번은 알람 없이 잠에서 깨는 수면환경을 조성할 필요가 있다.

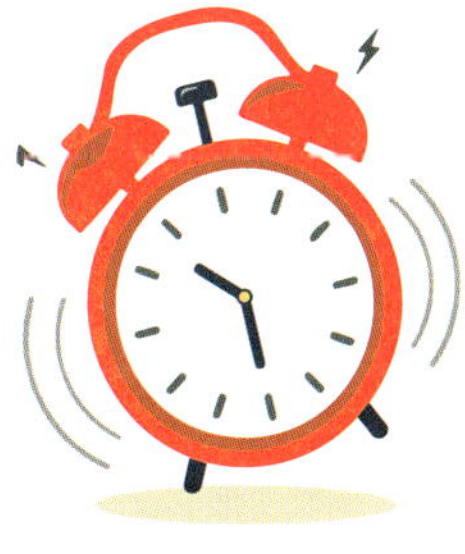

수면습관은 자신의 인생에서 고유의 예술작품을 만드는 것과 같다. 그래서 자기에게 맞는 최선의

수면 조건을 적극적으로 찾아 개발해야 한다. 우리 몸은 신기하게도 스스로 알아서 수면을 취하려는 능력, 즉 '자동 조절기능'을 가지고 있다. 하지만 개개인에 맞는 최적 조건을 찾는 것은 본인의 몫이다. 사실 각자 삶에서 숙면을 위해 마음대로 조정할 수 없는 영역들이 많다. 직장, 가정생활, 자녀, 가족들의 수면 패턴, 생활 소음 등 다양한 삶의 여건들 가운데, 질 높은 수면을 위한 자신만의 수면 라이프 스타일을 개발하는 것이 매우 중요하다.

이어서 대한민국 정책브리핑(www.korea.kr)의 대한수면학회에서 제공하는 건강한 수명을 위한 십계명과 수면 전문가의 조언을 소개하였는데 모두 잘 알려진 내용이다. 서로 겹치는 것도 있고, 앞에서 설명한 내용이 다시 한번 정리되어 있기도 하다. 개인만의 수면 스타일을 잘 개발하여 '잠 못 이루는 밤'이 '잠 잘 오는 밤'으로 되기를 기대한다.

건강한 수면을 위한 십계명

1. 주말에 너무 늦잠을 자지 마라.
2. 잠자리에 들기 전에 먹고 마시는 것을 삼가라.
3. 자기 전에 카페인과 니코틴을 피하라.
4. 가능하면 운동을 매일 규칙적으로 하고, 낮 시간에는 밝은 태양 아래서 실시하라.
5. 실내는 선선하게 유지하고 손발은 따뜻하게 하라.
6. 낮잠은 짧게 자라.
7. 잘 때는 TV를 꺼라.
8. 황제의 침실을 부러워 마라.
9. 수면 전에 긴장을 풀어라.
10. 많은 잠보다 충분한 잠을 자라.

수면 전문가가 제공하는 숙면을 가져오는 습관

1. 자기 전 스마트폰, TV, 노트북 등 밝은 빛이 나오는 기기를 오랫동안 보지 않는다(스마트폰, 컴퓨터, 게임기는 강력한 수면 방해요소이다).
2. 자기 전 과식이나 과도한 수분 섭취를 피한다.
3. 자기 전 담배, 커피, 홍차는 물론 알코올 섭취도 피한다.
4. 늦게 잠을 자더라도 일어나는 시간을 일정하게 하고, 주말이나 휴일에도 이를 지킨다.
5. 침대는 오로지 잠을 자는 공간으로만 사용하고, 직장 업무에 관련된 일은 침대에서 하지 않는다.

전망대 디지털 의료기기를 이용한 만성불면증 치료법도 있다!

4차 산업혁명 시대로 접근해 가면서, 직접적인 약물요법이 아닌 디지털 치료 의료기기를 통하여 마약과 알코올 같은 약물 중독치료를 하거나 불면증을 치료하는 행동요법들이 개발되고 있다. 대표적으로, 미국 생명공학 회사 Pear Therapeutics는 FDA로부터 승인받은 디지털 치료 의료기기를 이용하여 마약 중독, 알코올 중독, 만성불면증의 3가지 영역을 치료하고 있다. 만성불면증 환자의 경우, 의사의 처방을 받아 디지털 치료 의료기기(예를 들어 Somryst®)를 이용하여 치료받을 수 있다. 아직 국내에 상용화되지 않았지만, Pear Therapeutics 회사에서 개발하여 2017년 미국 FDA 허가를 받은 솜리스트 Somryst®는 스마트폰 또는 태블릿에서 모바일 애플리케이션의 소프트웨어를 통해 인지행동요법(Cognitive behavioral therapy for insomnia, CBT-I) 기반 치료 구성 요소를 제공하여 만성불면증을 치료하는 디지털 앱이다.•

이 디지털 앱 솜리스트 Somryst™를 사용하는 사람은 만성불면증에 시달리는 22세

• 만성불면증 치료를 위한 디지털 치료 의료기기 솜리스트 Somryst®에 관심 있는 사람은 다음 인터넷 사이트를 참조할 수 있다. https://peartherapeutics.com/products/somryst/

이상 환자로, 영어를 읽고 이해할 수 있어야 하고, 모바일 장치(예: 스마트폰 또는 태블릿)에 정기적으로 접근하고 사용 방법에 익숙해야 하며, 치료과정에서 의료서비스 제공자의 감독하에 있어야 한다. 전 세계적으로 디지털 치료 의료기기 신규 개발이 활발하여 관련 산업의 투자 규모도 점차 커지고 있는 만큼, 국내의 제약업계나 IT를 이용한 생명공학 회사에서도 디지털 치료 의료기기와 관련된 기술개발과 함께 의료업계 각계 직능 전문가 사이의 구체적인 역할과 협력으로 선도적 연구가 필요한 것으로 보인다. 디지털 치료만이 아니라, 건강 예방 차원의 다양한 바이오헬스 기능을 제공하는 디지털 의료기기 개발에 IT 강국인 한국이 세계시장에서 주도적인 역할을 할 수 있으리라 기대한다.

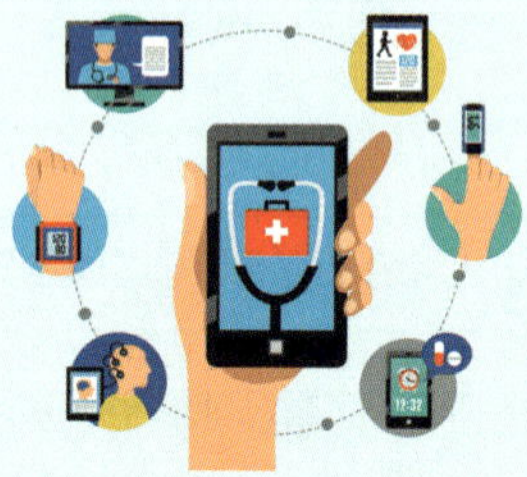

09 건강과 젊음을 유지하는 비법은 가까이 있다

일상의 삶 속에서 노화를 늦추는 방법

누구나 건강하고 젊고 아름답기를 소망한다. 특히 나이가 들수록 더욱 젊어지고 싶어한다. 이것은 인간의 자연스러운 본능이다. 늙는 것을 원하는 사람이 이 세상에 있을까? 아마 아무도 없을 것이다. 젊고 건강하고자 하는 차원을 넘어, 이 땅의 인생들은 '영생불멸'에 도달하려는 욕망까지 보인다.

이것은 지금 시대의 사람들에게 궁극적인 목표이고 최고의 프로젝트처럼 보이기도 한다. 많은 과학자들과 전문가들이 젊고 건강하게 살기 위해, 또 한편으로 '영생불멸'이나 '불로장생'의 신기루를 위해 불철주야 연구하면서 수많은 돈과 에너지를 투자하고 있다. 하여튼, '백세시대인 미래의 삶에서 건강과 젊음'은 모든 사람에게 매력적이고 중요한 주제가 될 것이다. 건강과 젊음의 삶을 누릴 수 있는 비법과 관련된 정보를 제공하고자 한다. 체질적으로 약한 사람이나 환자들은 자신의 몸을 잘 다스리는 것이 특히 중요하다. 건강은 타고난 것 외에 노력의 산물이기 때문이다.*

1) 항산화 식품인 컬러푸드(color food)의 채소와 과일을 충분히 섭취하라

젊음을 유지하며 노화를 막기 위해 주위에서 상당히 비싼 영양제를 권하거나 희귀한 장수식품에 대한 이야기를 종종 듣곤 한다. 하지만 젊음을 쉽게 유지하는 비법(?)이 아주 가까이에 있다는 사실을 기억할 필요가 있다. 그것은 안전하고 검증된 '노화 예방' 식품인 채소와 과일을 있는 그대로 섭취하는 것이다. 자연 그대로의 식품, 특히 색깔을 띠는 채소와 과일의 컬러푸드를 먹는 식습관은 운동보다 훨씬 중요하다(레드 푸드에는 라이코펜, 퍼플과 블랙 푸드에는 안토시아닌, 노란색과 주황색 푸드에는 베타카로틴이나 이소플라본, 그리고 그린 푸드에는 클로로필 성분이 풍부하다). 컬러푸드는 기본적으로 노화예방과 함께 건강에 분명히 유익하고, 모든 전문가들이 확실히 보장하는 항암 식품이다. 그래서 암 예방을 위한 식사나 암환자의 식단

---

* 김경례, 《당뇨관리와 예방을 위한 기본적인 하루-식단 짜기》 대동 field, 2024; 당뇨환자 식단을 위한 실질적인 정보를 제공하고 있다.

에서 채소와 과일은 필수적이다.[•] 세계암연구재단(WCRF)이나 국내 국가암정보센터(NCIC; www.cancer.go.kr)에서는 암예방을 위해 채소와 과일의 컬러푸드를 하루 최소 200 g 이상을 충분히 섭취하도록 권장하고 있다.[••] 해독과 영양을 위해서 어떤 건강 전문가는 사과와 배, 바나나와 딸기 등을 조합한 제철 과일을 먹는 것으로 매일 아침 식사 습관을 들이도록 제안한다. 하지만 현대사회는 경제적 이익을 위해 장기간 유통할 수 있거나 입맛을 끄는 가공식품들을 개발하고 있기에, 자연 식재료가 들어있다 하더라도 보존제 등 화학첨가제가 들어간 가공식품, 간편식, 패스트푸드 등은 최대한 피하는 것이 좋다.

항암과 노화예방에 유익한 채소와 과일에는 3가지 중요한 성분이 있다. 첫째는 항산화 영양소(antioxidant nutrients)로 베타카로틴(β-carotene), 비타민 C, 비타민 E이다. 이들 항산화 성분은 유해 활성산소를 통한 DNA 손상을 막아 암 발생뿐만 아니라 암의 진행과 전이를 억제할 수 있다. 둘째는 식이섬유(섬유소 또는 섬유질)이다.[•••] 채소와 과일에 들어있는 식이섬유를 장

• 폴리페놀이 풍부한 포도, 사과, 블루베리 같은 베리류나 양파와 같은 채소류는 항암 및 항산화 효능이 있다. 이소플라본은 폴리페놀의 일종으로 대두(콩), 된장, 청국장, 두부 등에 풍부해 호르몬 관련 유방암과 전립선암 예방에 도움이 된다. 황화합물 설포라판이 많이 함유된 양배추, 브로콜리, 케일 등의 십자화과 채소는 대장암과 유방암 위험을 감소시킨다. 또한, 황화알릴 화합물이 풍부한 양파, 부추, 파, 마늘 등은 해독 기능이 있어 대장암뿐만 아니라 위암과 간암 등 예방에도 효과적이다.

•• 2021년 국가암정보센터의 〈암발생 현황〉에 따르면, 남성은 1. 폐암 2. 위암 3. 대장암 4. 전립선암 순으로 발생률이 높았으며, 여성은 1. 유방암 2. 갑상선암 3. 대장암 순으로 조사되었다.

••• 이원재, 《내 삶을 바꾸는 설탕과 탄수화물 이야기》 자유 아카데미, 2022; 이 책에 소개된 〈식이섬유는 천연 영양제 역할을 할 수 있다〉를 참조하기 바란다.

건강을 위한 천연 영양제라 부른다. 이는 혈당수치를 억제하는 기능도 있고 포만감을 주기에 식사량도 줄일 수 있다. 무엇보다도 불용성 식이섬유인 셀룰로오스는 장에서 변비를 예방하고 발암물질이 오래 머물지 않도록 배설을 촉진하여 암을 예방하는 효과가 있다. 셋째는 파이토케미컬(phytochemical, 식물생리활성물질) 성분이다. 이들이 식물성 식품에 미량 들어있지만, 신체 내에서 항산화작용, 해독작용, 면역기능 활성 등 중요한 역할을 한다.

결론적으로, 건강을 지키면서 노화를 늦추는 가장 쉬운 최선의 방법은 항산화 식품이면서 식이섬유와 파이토케미컬 성분이 풍부한 과일과 채소, 그리고 면역에 좋은 생식을 섭취하는 것이다.•••• 개인적으로도 하루 한 끼 정도는 야채류가 포함된 생식과 과일, 특히 사과를 껍질째 먹는데(껍질에는 불용성 식이섬유가 많다), 섭취한 식이섬유는 배변은 물론 장 건강에도 좋다. 건강식품인 컬러푸드와 생식을 섭취하면서 더 나아가 저렴하고 쉽게 섭취할 수 있는 항산화 영양제인 비타민 C까지 충분히 복용하면 건강과 젊음을 유지할 수 있을 것이다. 비타민 C는 부작용이 거의 없으면서, 어떤 것과 비교할 수 없이 건강과 젊음을 제공하는 조물주의 훌륭한 선물이 되기 때문이다.

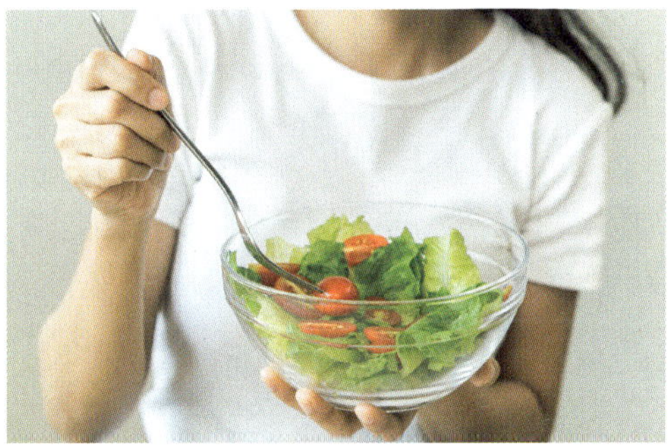

•••• 황성주, 《생식은 면역력 DNA》 꿈의발전소, 2021; 생식에 대한 좋은 전문도서이다.

2) 소식(小食)과 운동이 노화를 늦춘다

과식으로 인해 발생하는 비만은 암을 유발하는 위험요인 중 하나이다. 또한 "장수의 비결은 소식과 적당한 운동이다"라는 것도 잘 알려진 사실이다. 과식은 '활성산소'를 많이 발생시켜 건강한 세포가 손상되고 노화가 촉진된다. 면역력의 60~70%는 장에서 만들어지기에 소식을 하면 장도 건강한 상태를 유지할 수 있어 면역력도 높일 수 있다. 최근 2022년 미국 예일대 연구팀은 유명 국제학술지 '사이언스(Science)'에서 소식을 하면 면역력이 높아지는 이유가 특정 단백질 발현과 관계되어 있다는 연구결과를 발표했다. 소식하면 질병에 걸릴 확률이 낮아져 장수한다는 이야기는 과학적 근거에 기반한 것이라 할 수 있다.

하지만 소식이라고 해서 무조건 음식을 조금만 섭취한다는 뜻은 아니다. 소식한다면서 그냥 끼니를 거르는 것은 좋지 않다. 필수 영양소를 골고루 충분히 섭취해야 하는 것이 절대적으로 중요하기에, 소식한다고 해서 이를 놓치는 우를 범하면 안 된다. 소식은 보통 평소 음식 섭취량의 30% 정도 줄여서 섭취하는 것을 말한다. 장이 예민하거나 위장이 약한 사람들은 소식하는 식습관이 더욱 필요하다. 일반적으로 평소 음식 섭취량의 30% 정도를 줄인다면, 체내 축적되는 칼로리도 적기에 체중감량 효과도 얻을 수 있다. 소식을 위해서는 음식을 천천히 먹어야 한다. 빨리 먹으면 포만감이 늦게 오기에 소식하기가 쉽지 않다. 하지만 충분한 영양이 공급되어야 할 유아기나 성장기에는 소식을 권하지 않는다.

소식과 다른 방법으로 간헐적 단식이 건강과 다이어트를 위한 식이요법으로 이용되고 있다.[*] 2000년 MIT 대학의 레너드 가렌티(Leonard Guarente) 교수는 유명 국제학술지 네이처(Nature)에 우리 몸의 DNA 속에 노화를 늦추고 면역력과 생명력을 강화하는 장수 유전자 시르투인(Sirtuin)이 존재한다는 놀라운 연구발표를 하였다. 그는 동물 실험을 통해 소식과 채식, 그리고 규칙적인 운동이 체내 미토콘드리아 내 NAD(Nicotinamide adenine dinucleotide) 생성을 증가시켜 시르투인의 활성을 도와 장수할 수 있음을 밝혀냈다. 이를 통해 장수공식을 다음과 같이 정리할 수 있다(① 섭취열량 제한 → ② 미토콘드리아 내 NAD 증가 → ③ 시르투인 유전자 활성). 그렇기에, NAD의 전구체인 비타민 B3(니아신) 섭취 또는 직접적인 NAD 섭취가 장수 유전자를 활성화할 수 있는지에 대한 연구가 활발히 진행되고 있다.

같은 맥락으로, 간헐적 단식은 항노화 및 장수 유전자 시르투인의 활성화에 효과적인 것으로 알려져 있다. 풍요의 시대를 사는 현대인은 건강을 위해 이를 염두에 둘 필요가 있다. 간헐적 단식이란 시간 간격을 두고 끼니를 자발적으로 거르는 것을 말한다. 가장 기본적인 간헐적 단식으로 24시간 단식법과 16:8 단식법이 있다. 24시간 단식법은 저녁 또는 아침 식사를 하고 나서 24시간 단식 후 다음날 식사를 하는 방법이다. 16:8 단식법은 16시간 동안 공복을 유지하고 나머지 8시간 동안에 음식을 섭취하는 방법이다. 16:8 단식법은 24시간 단식법보다 단식시간이 짧지만, 보통 아침 식사를 거르는 경우가 많기에 쉽게 실천할 수 있다는 장점이 있다. 과식으로 인해 많은 건강상 문제를 가지고 있는 현대인에게 간헐적 단식은 지방 조직의 감소, 항산화 효과와 염증 감소, 인지기능 향상 등 여러 가지 건강상 장점이 있다. 물론 당뇨병 환자의 경우 저혈당 위험이 있기에 전문가의 안내를 받아야 하며, 임

---

* 이 내용에 더 관심 있는 독자는 필자의 다음 논문을 참고하기 바란다. 건강과 다이어트를 위한 간헐적 단식에 대한 조사연구; 약학연구지, Vol. 44, p61, 2023.

신, 모유 수유 중인 여성이나 노인, 성장기 어린이들의 경우는 영양결핍 가능성이 있기에 간헐적 단식을 삼가야 한다.

단식에서 가장 우선적인 효과는 공복 상태에서는 인슐린 호르몬 수치가 줄어든다는 점이다. 인슐린이라는 혈당 조절 호르몬은 우리 몸이 포도당을 연소시킬지, 지방을 연소시킬지를 결정하는 중요한 역할을 한다. 인슐린 수치가 높으면 지방이 연소되지 않은 채 포도당만 연소되고, 인슐린 수치가 낮으면 지방을 활발히 연소시킨다. 체중을 감량하는 다이어트 목적에서 특히 복부 지방(뱃살)을 빼려면 우리 몸이 포도당 대신 지방을 연소하게 만들어야 하는데 '간헐적 단식'이 운동보다 훨씬 효과적인 것으로 알려져 있다. 이 분야의 전문가인 미국의 에릭 버그(Eric Berg) 박사는 체중감량에서 가장 중요한 것은 식단(85%)이고, 그 다음이 운동(15%)이라 말한다.

다음으로 열량을 소비하는 운동이 중요하다. 음식 섭취로 생긴 열량인 에너지를 반드시 사용해야 한다. 그렇지 않으면 비만이나 질병의 원인까지 될 수 있기에 적절한 운동이 필요하다. 하지만 중년 이후 과도한 운동은 오히려 무리를 줄 수 있기에 안전하게 해야 한다. 운동에도 과유불급(過猶不及)이 적용된다. 지나치면 부족한 것보다 못할 수도 있는데 나이가 들어서 하는 운동은 더욱 그렇다. 특별히 시간을 내어 운동하거나 일상생활에서라도 몸을 활발하게 움직여야 한다. 화이트칼라 사무직 직장인의 경우 팔, 몸통을 움직이는 맨손체조라도 매일 기본적으로 해야 한다. 쉽게 실행할 수 있는 운동 중에 가장 좋은 것은 햇볕을 쬐면서 천천히 걷기로, 많은 전문가는 이를 적극 권장한다. 여러 운동을 시도해야 하지만, 무엇보다도 자신의 생활습관에 맞춰 '생활 속에서 걷기' 같은 손쉽게 실천할 수 있는 생활운동부터 찾아내야 할 것이다.

3) 햇볕을 적절히 쬐라

햇볕을 적절히 쬐는 것은 앞에서 언급한 바와 같이 '잠 못 이루는 밤'을 '잠 잘 오는 밤'으로 만드는 비법이다. 사실 햇볕 쬐기는 쾌면에도 최상의 비법일 뿐만 아니라 젊음을 유지하게 하고 삶을 즐겁게 만들기도 한다. 하지만 햇볕에 존재하는 자외선은 건강의 순기능과 역기능 양면을 가지고 있다. 순기능으로 햇볕의 자외선은 체내에서 비타민 D와 세로토닌이 합성되도록 한다. 그래서 하루에 20분 정도 팔이나 다리의 맨살에 햇볕을 쬐는 것은 건강에 매우 유익하다. 그러나 자외선은 피부 노화만이 아니라 눈 노화의 주범이 되기도 한다. 그렇기에 햇볕을 적절한 방법으로 쬐어야 한다. 자외선의 부작용을 줄이도록 얼굴에는 선크림, 눈에는 선글라스 등을 사용해 자외선 노출을 막는 것이 필요하다.

선글라스는 멋을 위해서 쓰기도 하지만, 눈 보호에도 필요하고 나이가 들수록 더욱 필수적이다. 여름철에는 도심 내 빌딩이나 도로에서 반사되는 자외선 또한 상당히 강하기 때문에 익숙하지 않더라도 선글라스 착용을 생활화하는 것이 눈을 보호하는 현명한 방법이다. 선글라스를 착용하지 않으면 각막 손상, 염증, 백내장이나 황반변성 등으로 눈 건강에 악영향을 미친다. 통상적으로 자외선이 가장 강한 시간은 오전 10시에서 오후 2시 사이이다. 이 시간대 햇볕 쬐기가 비타민 D와 세로토닌 합성을 위해 가장 좋지만, 이 시간대가 어렵다면 다른 시간을 이용할 수 있다. 햇볕을 쬐면서 천천히 걷는 운동은 일석이조이기에 적극 추천한다. 앞에서도 언급한 바와 같이, 햇볕을 쬐면 행복호르몬이라 불리는 세로토닌의 분비가 촉진되기에 우울한 기분도 떨쳐버리게 되어 기분도 좋아지고, 그 세로토닌이 밤에는 수면유도 호르몬인 멜라토닌으로 변환되기에 숙면에도 큰 도움이 된다.

뼈 건강을 위해서 비타민 D는 필수이다. 햇볕을 통하여 몸에서 비타민 D를 충분히 합성하여 보충할 수 없다면, 비타민 D 영양제를 먹어야 한다. 비타민 D 일일 상한섭취량이 4,000 IU이고 최적섭취량은 400~4,000 IU이지만, 일반적으로 하루 1,000 IU (=25 ug) 정도 섭취를 권장한다. 햇볕을 잘 쬘 수만 있다면 400 IU (=10 ug) 정도만 섭취해도 충분하지만, 그리하기가 쉽지 않다. 골다공증 등 근골격계 질환 환자 90% 이상은 비타민 D가 부족한 상태이다. 뼈 건강을 위해서는 칼슘도 필요하지만, 칼슘을 아무리 많이 섭취한다고 해도 비타민 D가 부족하면 건강한 뼈가 형성되지 않는다. 또한 비타민 D는 면역력과 항암 효과를 위해서 매우 중요한 영양소이다. 비타민 D 부족이 직접적인 암의 발병 원인은 아니지만, 비타민 D 결핍 정도와 암의 발병률의 상관관계가 높다는 것은 과학적으로 잘 알려진 사실이다.

10 건강과 장수 비결: 긍정적으로 살면 행복해지고, 웃으면 젊어진다

긍정적인 사고는 장수의 비결이고 행복한 삶을 이끄는 중요한 요소이다. 세계적인 장수(長壽)학자이며 미국 노인의학연구소 소장인 미국 조지아 대학 레너드 푼(Leonard W. Poon) 교수는 장수 노인의 건강비결을 다음과 같이 말하고 있다. "장수 비결로 긍정적인 사고, 신앙, 봉사 정신이 중요하다. 대체로 장수하는 사람들은 현재의 삶에 만족하고, 매사에 밝게 생각하는 낙관적인 인생관을 갖고 있다." 삶의 자세가 부정적인 사람은 긍정적인 사람에 비해 스트레스가 많고, 불안을 많이 느끼므로 만성 심장질병 위험이 크다. 낙관적이고 긍정적 성향의 사람은 면역력이 높아 질병 치료도 더 잘 된다는 연구결과도 있다. 한편, 한국인은 분노 감정인 화병(火病)을 다스릴 필요가 있다. 미국 신경정신의학회에서 한국인의 화병을 'hwa-byung'이라 표기하고 1995년부터 정신질환에 대한 진단기준에 등재하였다. 화병을 "신체증상을 동반하는 우울증"으로 정의하고 한국의 독특한 문화가 반영된 정신적 질환으로 인정한 것이다. 화를 뜻하는 영어 단어 'anger'는 위험이라는 단어 'danger'에서 'd'만 빼면 된다는 우스갯소리도 있다. 열을 쉽게 받고 화를 자주 내면 수명이 단축된다. 화를 내면 주위 사람들보다 더 큰 상처를 입는 사람은 화내는 당사자라는 사실을 기억할 필요가 있다.

대신에 하루 3번씩 소리 내어 웃는 것이 건강에 좋은 습관이다. 일소일소(一笑一少), 일노일로(一怒一老)라는 말처럼, 한 번 웃으면 한 번 젊어지고, 한 번 화내면 한 번 늙게 된다. 웃음은 스트레스를 진정시키고 혈압을 떨어뜨리며, 혈액순환을 개선시킨다. 웃으면 엔돌핀 분비가 증가하여 통증이 감소한다. 이뿐만 아니라 암세포도 죽이는 NK 면역세포가 증가하고 스트레스 호르몬 분비는 감소하는 것으로 밝혀졌다. 억지로라도 웃으면 뇌에서는 진짜 웃음으로 받아들이기에 진짜 웃음과 같은 효과를 낸다. 약소(藥笑)라는 말도 있듯이, 웃음은 약(藥)이 된다. 웃으면서 일하는 것이 보약을 먹는 것보다 좋다. 자주 웃는 사람은 건강의 기적을 경험하며 장수한다. 하하하! 호호호!

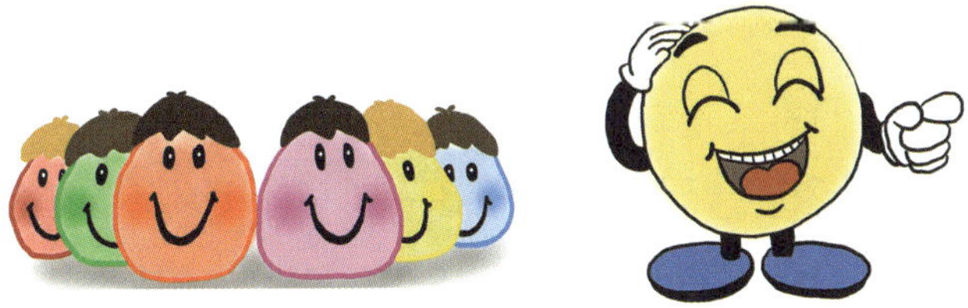

또한, '얼마나 오래 살았느냐'보다 '어떻게 살았느냐'가 중요하다. 독일 문호 괴테는 노인의 삶의 4가지 상실(喪失)에서 건강 외에 일, 친구, 꿈의 상실을 언급하며, "이들을 가져야만 이 땅에서 우아하고, 기품있게 살 수 있다"라고 말했다. 멋진 인생을 위해 이 말의 의미를 새겨볼 필요가 있다.

11 햇볕을 쬘 때 자외선 A(UV-A)를 특히 조심하라

2012년 미국 시카고 노스웨스턴대학 의료팀은 유명한 의학학술지 '뉴잉글랜드 저널 오브 메디신(NEJM)'에 충격적인 사진을 공개하였다. 미국에서 28년간 배달트럭을 운전한 69세 남성의 얼굴 사진으로, 오른쪽 뺨과 왼쪽 뺨이 완전히 다르게 나타난 얼굴이었다. 트럭 창문 반대편의 정상적인 오른쪽 뺨과 달리, 창문 쪽에 가까운 왼쪽 뺨은 피부 손상이 심각해 엄청나게 노화된 상태였다. 거의 30년에 걸쳐 오랜 기간 트럭을 운전하면서 트럭 창문 쪽에 가까운 왼쪽 뺨이 햇빛(자외선 A)에 직접 노출되어 광범위한 피부 광노화(光老化)가 이루어진 것이다. 자외선 B (UV-B; 290~320 nm 파장)는 유리에서 대부분 흡수되지만, 자외선 A (UV-A; 320~400 nm 파장)는 트럭 차창 유리를 어느 정도 투과해 피부 표피와 진피의 상층부를 관통하기 때문이라고 의료팀은 결론 내렸다(자외선 A는 유리창에서 약 70% 정도 흡수되고 30% 정도는 투과된다). 자외선 B는 파장이 짧은 더 강한 빛의 에너지로 흑색종 같은 피부암을 가져올 수 있지만, 유리창은 통과하지 못하고 차단된다. 그러나 자외선 A는 유리에서 일부 투과하여 자외선 B보다 더 깊이 피부 진피층까지 흡수되어 피부 노화를 가져올 수 있고, 심할 경우 망막의 황반변성과 DNA 돌연변이로 피부암도 유발할 수 있다. 해당 의료진은 이 환자에게 자외선 차단제 및 국소 레티노이드(비타민 A 유도체) 사용과 함께 피부암에 대한 주기적인 모니터링을 권고했다고 한다. 이 내용은 일상생활에서 자외선 차단이 얼마나 중요한가를 일깨워준 대표적인 예라 할 수 있다. 노화와 관련된 측면에서 햇볕을 쬘 때 자외선 A를 특히 더 조심해야 한다.

이런 이유에서인지, 우리나라에서도 여성들이 운전할 때 왼쪽 팔에는 햇볕에서 보호하는 토시를 사용한다고 한다. 차창을 통과한 햇빛이라 하더라도, 일부 투과하는 자외선 A로 인해 주름과 기미가 생기는 것을 경험적으로 알게 되어 대처한 것으로 보인다. 위 트럭 운전사와 같이 극단적인 경우까지 되지는 않겠지만, 장기간 운전하는 사람은 눈을 보호하기 위해서 선글라스와 함께, 얼굴과 피부에 자외선 A와 자외선 B를 모두 막아주는 자외선 차단제를 꼭 발라야 한다(단, 자외선 차단제 사용으로 부족해지는 비타민 D는 공급해주어야 한다). 자외선 A가 구릿빛 선탠 효과를 주는 미용상 장점도 있지만, 과도하게 노출되면 광노화와 피부암을 유발할 수 있기 때문이다. 또한 자외선 B는 비타민 D를 합성하게 하는 장점이 있지만, 장기 노출 시 일광

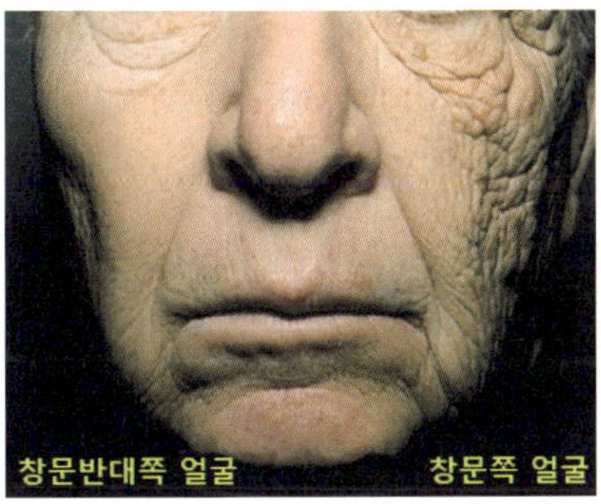

트럭 창유리는 자외선 A (UV 320~400 nm 파장)를 어느 정도 투과한다. 트럭 운전사의 창문 쪽 얼굴이 자외선 A에 노출되어 창문 반대편 얼굴에 비해 훨씬 더 노화되었음을 보여주고 있다.

출처: N Engl J Med 2012; 366: e25.

화상(burning)을 일으킬 수 있다. 자외선 A는 서서히 그 영향을 나타내기 때문에 어릴 때 무심코 장기 노출되면 어른이 되어서 피부 질환과 조기 노화를 경험할 수 있다. 따라서 영유아기부터 자외선을 차단하도록 부모가 신경써야 한다. 생후 6개월 미만의 영아는 직접적인 햇빛 노출을 아예 피하도록 하고, 6개월 이상인 경우는 자외선 노출을 최대한 피하면서 얼굴 등에 자외선 차단제를 바르는 것이 좋다.

12 자외선의 순기능과 역기능

태양은 감마선, 엑스레이, 자외선, 가시광선, 적외선 등 많은 에너지의 빛을 방출하지만, 실제 지구 표면까지 도달하는 햇빛은 적외선이 56%, 가시광선이 39%, 자외선이 5% 정도이며 다른 빛은 모두 중간에서 차단된다. 자외선 중에서 인체피부에 가장 많은 영향을 주는 자외선은 장파장 자외선 UV-A (5% 정도)와 중파장 자외선 UV-B (0.1% 정도)이다(UV-C의 경우 오존층에 흡수되어 지표면에 도달하지 않는다).

- 장파장 자외선 UV-A (320~400 nm 파장): 지표면에 햇빛의 약 5% 정도 되는 빛으로 도달하는데, 피부노화의 대표적인 원인이 된다. 이는 날씨나 구름의 양과 상관없이 비슷하게 지표에 도달하는 자외선으로 파장이 길어 표피를 넘어 피부 깊숙이 침투해 진피층을 손상시켜 주름이나 노화를 일으키는 주범이다. 또한 UV-A는 각막을 통과하여 백내장을 유발하고, 심할 경우 황반변성까지 일으킬 수 있다. 반면에, 적절히 쪼여준다면

선탠으로 건강한 구릿빛 피부를 만들어 주기에 UV-A 빛을 구릿빛 광선(bronzing rays)이라고 부르기도 한다. 비 오는 날에도 자외선 UV-A는 존재하기 때문에 자외선 차단제는 항상 꼼꼼하게 발라주어야 한다. 이를 위해 선크림 UV-A 차단지수 등급을 PA +/++/+++/++++로 표기한다. +가 많을수록 UV-A를 잘 차단한다.

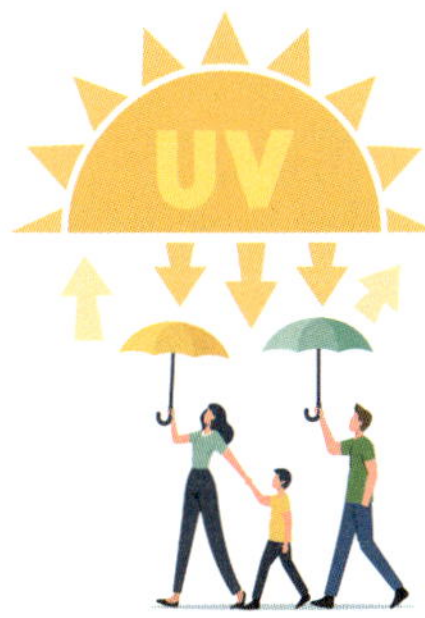

- 중파장 자외선 UV-B (290~320 nm 파장): UV-A보다 파장이 짧은 자외선 영역이다. 이것은 오존층에서 대부분 흡수되기에 적도 위치의 여름 정오라도 햇빛의 0.1% 정도의 빛으로 지표에 도달한다. 하지만 흐리거나 비 오는 날씨에는 지표에 도달하지 못한다. UV-B 자외선은 피부 표피층에만 주로 영향을 미쳐서 화상을 일으키고 잡티와 검버섯의 원인이 된다. 심할 경우, 흑색종 같은 피부암이나 각막염의 원인이 되기도 한다. 선크림 화장품 UV-B 차단지수 등급으로 SPF를 사용하는데(1~50까지 수치가 있다) SPF 15이면 자외선을 93% 차단하고, SPF 30이면 97% 차단하고, SPF 50은 98%를 차단한다. 따라서 일상생활에서는 SPF 15~30이면 충분하다.
  하지만 UV-B 자외선의 순기능으로 피부에 있는 콜레스테롤 전구체인 7-디하이드로콜레스테롤이 체내에서 비타민 D3로 합성된다(앞에서 설명한 〈07 비타민 D 종류에 대하여〉 내용을 참조하라). 다만 UV-B는 유리를 통과하지 못하고 흡수되므로 실내에서 유리창을 통과한 햇볕을 아무리 많이 쬐어도 비타민 D3를 전혀 합성할 수 없다는 사실을 알고 있어야 한다.

추천글

인터넷과 유튜브상에 식품 섭취와 건강에 대한 정보가 난무해 균형 잡힌 책이 필요한 시대에 '2023년 세종도서 우수학술도서'로 선정된 저자의 첫 번째 건강교양도서인《내 삶을 바꾸는 설탕과 탄수화물 이야기》에 이어 또 다른 역작이 금년에 출간된 것은 참으로 반갑고 뜻깊은 일이 아닐 수 없다. 인간이 살아가기 위한 두 종류의 필수 영양소로서 '에너지 영양소'인 탄수화물(설탕 포함) 이야기를 지난 책에서 다루었다면, 이번에는 '조절 영양소'인 비타민 이야기를 더욱 흥미롭게 풀어가고 있다. 비타민 B군, C와 D 이야기 속에 비타민의 탄생 역사부터 그 기능과 효과, 그리고 전에는 몰랐던 신기한 과학적 사실과 오해와 같은 에피소드들도 함께 기술하여 일반인뿐 아니라 식품과 의약 전공자들에게도 매우 유익하고 신선하게 다가올 정보들을 담고 있다. '가장 쉽고 저렴하게 건강을 선물하는 비타민 C'라는 저자의 표현대로, 이 책은 여러 환경적 심리적 스트레스 가운데 사는 현대인들에게 젊음과 활력을 선사하는 놀라운 건강의 선물이 될 것으로 확신한다.

고재형_몽골 밝은미래글로벌교육 대표, 후레대학교 전 식품생명공학과 교수

저자인 약학대학의 이원재 교수님과는 오래전부터 알고 지냈는데, 교수님의 책《내 삶을 바꾸는 설탕과 탄수화물 이야기》와 나의 책《약물나무; 범문에듀케이션》가 2023년 세종도서(전 문화체육관광부 우수도서)로 선정되어 전국 177개 도서관에 비치되었으며 나의 '황칠 연구소' 일로 자주 만나기도 하였다. 그러던 차에 저자가《내 삶을 바꾸는 비타민 이야기》를 집필하면서 나에게 추천의 글을 부탁하여 기꺼이 수락하였다.

책을 저술하는 행위는 창작의 영역으로 예술이며, 알게 되는 기쁨이자, 사랑의 실천이다. 특히 교수님의 책을 읽으면 단순한 지식의 전달이나 자랑이 아니라 사랑이 느껴진다. 우리가 앓게 되는 질병은 유전자 질환을 제외하고는 대부분 생활습관병이며, 책에서도 언급하듯이, 잘못된 식습관이 원인이다. 우리나라 사람들은 약으로 치료할 수 있는 고혈압 및 당뇨병에 걸려도 약을 투여하는 것은 싫어하는 경향이 있다. 오랫동안 잘못된 습관으로 병을 얻은 후에도 치료를 하지 않고 바로 건강을 되찾으려 하는 것은 죄를 짓고 바로 사면을 받으려는 것과 같다.

이 책의 저자는 건강을 위해서 제2의 천성인 생활습관을 바꾸고, 비타민이나 건강식품을 예방적으로 섭취하라고 권장한다. 노화촉진 생쥐(유해산소를 제거하는 효소 유전자에 이상)를 이용한 개인적 연구의 경험과 함께 '쥐에서 비타민 C를 합성하는 유전자를 제거하면 쥐의 노화가 촉진되고, 비타민 C를 다시 투여하면 노화가 다시 억제된다'는 것을 알게 되면서 오래전부터 비타민 C를 섭취하고 있다. 저자가 모발 양모 효과가 있다는 비오틴의 맥주효모를 추천해주어서 이를 섭취하여 사랑의 축복을 받고 있다. 이 책을 통해서 여러분들도 비타민에 대한 믿음을 가지고 작가의 사랑을 듬뿍 받으시고 건강한 인생을 영위하시길 바란다.

곡우 최철희_조선대학교 의과대학 약리학 교수, 의사

《내 삶을 바꾸는 설탕과 탄수화물 이야기》에 이어 《내 삶을 바꾸는 비타민 이야기》가 나온다고 해서 반가운 마음에 서둘러 읽어보았다. 이 책 역시 실망을 주지 않았다. 역사적 스토리와 함께, 코로나 상황 그리고 개인적인 다양한 체험과 관련되어 비타민 이야기가 쓰였기에 흥미롭다. 비타민에 관해 궁금한 내용이 듬뿍 들어있는 양서이므로 젊음과 활력을 찾는 이들에게 적극 추천한다. 서재의 책꽂이보다는 거실 탁자에 비치해 놓아야만 한다. 이원재 교수, 아니 이원재 작가의《내 삶을 바꾸는 ~ 》시리즈를 기대해 본다.

권성원_서울대학교 약학과 교수, 약학회 분석분과, 품질분과 회장

모든 것이 풍요로운 세상에서 우리는 오히려 결핍을 호소한다. 먹는 문제도 마찬가지이다. 우리는 필요 이상으로 먹어 다양한 만성질환을 겪고 있지만, 정작 꼭 필요한 것은 먹지 않는 경우가 많다. 이 책은 모순된 삶을 살아가는 현대인이 건강을 유지하기 위해 무엇을 먹어야 하고 무엇을 먹지 말아야 할지 명쾌하게 제시한다. 평소 건강에 관심이 많은 저자의 오랜 연구와 축적된 자료를 통해, 이 책은 먹거리에 대한 정보의 홍수 속에서 여러분의 결핍된 지적 호기심을 채워줄 것이라 확신한다.

기성환_조선대학교 약학대학 학장, 임상약학대학원 원장

우리 몸에 꼭 필요한 비타민, 종류별로 알아야 할 게 많아 어렵게 느껴지던 비타빈! 이 비타민을 쉽게 설명한 책! 예화를 읽다 보면 어느새 나도 비타민 박사! 건강에 힘쓰는 현대인들에게 비타민을 잘 활용하고픈 마음이 들게 하는 책! 비타민 속으로~ Let's go!

김동원_하나가정의학과의원 원장

이 책은 영육 간의 조화로운 삶을 추구하는 이원재 교수님의 철학이 고스란히 드러나는 건강 지침서입니다. 저자는 이 책에서 자연 세계의 조화롭고 건강했던 삶이 문명의 발전에 따라 인위적인 맛과 쾌락을 추구하게 되면서 무너진 역사적 사실을 설명하고 지적합니다. 그래서 역사적, 지역별, 생활문화적 차이로 인해 발생한 비타민 결핍 질병들이 과학 기술의 발전에 따라 보완되는 과정을 알기 쉽게 보여주고 있습니다. 인류의 균형 잡히고 조화로운 건강한 삶을 위해, 그리고 현대인에게 젊음과 활력을 위해 쓰인 이 책의 비타민 B군, C, D 이야기는 재미를 넘어 현대인의 삶에 필요한 과학적 지식을 제공하고 있습니다. 비타민의 역사가 인류사에 기여한 바를 읽으며, 오랜 세월 약국에 비타민을 공급하는 일을 해 온 나의 일에 소명의식을 갖게 만들어 준 이원재 교수님께 감사를 드리며, 이 책을 추천합니다.

김상준_NPK[주] 비타민하우스 대표이사

이 책을 읽다 보면, 교수님께서는 '사랑하는 가족들이 건강하고 행복하게 잘 살아가기를 바라며 비타민과 많은 영양소들에 대한 폭넓은 지식을 어린 손주들까지도 잘 이해할 수 있도록 쉬운 언어로 말씀해 주시는구나'라는 신뢰와 따뜻한 사랑을 느끼게 됩니다. 독자들 모두 이 사랑을 받아 보시길 소망하며 이 책을 추천합니다.

김인순_정든요양병원 약사 · **양재호**_양재호치과 원장

언제부턴가 명절 즈음에 주위에 보낼 선물로 건강기능식품에 관심이 가게 된다. 하지만 상대의 건강에 대한 이해 없이 제품에 대한 과신이나 경험에 의존하다가는 낭패를 볼 수밖에 없다. 이럴 때 현명한 소비를 위해 필수적인 정보와 허를 찌르는 지혜를 찾고 싶은 분에게 꼭 필요한 책이다.

과거와 현재를 아우르는 다양한 역사적 사례를 통해 비타민과 건강에 대한 이해를 넓히기에도 안성맞춤이다. 천연과 인공이라는 함정에 대한 다양한 정보, 비타민 앞에 붙는 '활성, 합성, 천연, 천연 유래' 등에 대한 명쾌한 설명을 읽어가다 보면, 평소 무심코 먹는 음식과 건강의 상관관계를 자연스레 체득하게 된다. 더불어 선천적인 유전보다 중요한 후천적 건강 관리의 지혜를 알아가는 재미 역시 쏠쏠하다.

"왜 인간은 비타민 C를 합성하지 못할까"하는 단순한 궁금증에서 저자는 공존의 섭리를 위한 자연의 지혜를 이야기한다. 이렇듯 미시적인 소재에서 거시적인 성찰로 나아가는 저자의 통찰은 문명의 발전 과정에 대한 반성과 미래를 향한 지혜도 생각하게 한다.

말미의 부록 또한 그냥 덤이 아니다. 비타민이 우리 몸의 건강을 위해 다각적으로 기능하는 작용 설명과 더불어 바람직한 생활 습관을 자연스럽게 제안하고 권장하고 있다. 이

를 통해 깨닫게 된다. 이 책은 학자의 학문적 성과를 집대성한 전문 서적이 아니라, 부담 없이 읽어가는 가운데 비타민과 건강에 대한 정보를 체득하고, 읽은 후에는 주위에 선뜻 권하기 좋은 건강 지침서임을!

김창균_빛고을고등학교 교장

이 책에 나오는 비타민 이야기의 큰 물줄기를 따라가다 보면, 분명하게 드러나야 할 진리들이 모나지 않고 억지스럽지 않은 상태로 자연스럽게 드러나게 되어 독자의 뇌리에 깊게 뿌리 내리게 될 것이다. 이것은 바로 집요하고 성실한 연구자이자 타고난 이야기꾼인 이원재 교수의 저서의 매력이다. 우리의 귀에 익숙한 다양한 비타민과 관련된 이론과 학설, 정사와 야사, 거기에 덧붙여진 저자의 따뜻한 배려와 충고에 이르기까지, 글자 한 자 빼놓을 수 없는 귀한 내용들이 거의 꼬리에 꼬리를 무는 수준으로 전개되어있는 이 책은 마치 실록(實錄)을 읽으면서 드라마로 보충학습을 하는 듯한 느낌을 준다. 저자인 이원재 교수님의 학문의 깊이와 놀라운 전달력이 돋보이는 또 한 권의 좋은 책을 만나게 되어 감사하다.

김철수_조선대학교 자유전공학부 교수

아내는 오래전부터 비타민을 자주 복용해 왔고, 나 또한 자주 복용하고 있다. 아내는 암으로, 나는 당뇨로 시련을 겪게 되면서 건강 관리와 예방은 '바른 정보에 기반한 영양 균형'이 중요하다는 것을 깨달았다. 그런데 역설적이게도 관련 정보가 주위에 워낙 많다 보니, 이제는 어떤 것을 따라야 할지 의문이 들 때가 많다. 저자가 언급한 대로, 지금의 나의 건강은 지난 시절 내 식습관과 몸의 자세가 낳은 결과이다. 나이가 들어가면서 기독교 신앙 덕분에 죽음은 두렵지 않지만, 내 자녀들과 이웃에 민폐를 끼치는 노년의 삶이 되지 않도록 건강관리를 제1순위로 하는 것이 가장(!) 중요하지 않을까 싶다. 이원재 교수가 쓴 2권의 건강서적을 토론하며 정독하길 권해 본다. 예컨대, 〈비타민 C와 감기 이야기〉를 다룬 2장의 글을 보라. 그는 학자로서 일방적이지 않은 제대로 된 정보를 주려고 한다. 인터넷에서 정보를 검색하는 시간도 줄고, 의사 수준까지는 아닐지라도 균형 잡힌 종합적이고 충분한 건강관리 지식을 갖게 될 것이다.

박승용_인터서브 사역자, 전 〈경실련〉 상집위원

이 책은 건강한 삶을 위하여 저자가 갖고 있는 먹거리와 영양에 대한 철학을 담고 있다. 그리고 우리가 생활 속에서 쉽게 접하고 있으며 건강과 관련하여 관심을 갖고 있는 비타민

에 대하여 정확히 이해하고 건강 관리에 활용할 수 있도록 친절하게 안내하는 길잡이 같은 책이라고 생각되기에 읽어볼 것을 적극 추천한다.

백만정_순천대학교 약학대학 학장, 전 약학회 분석분과 회장

비타민에 관한 책이나 영상은 셀 수 없이 많이 나와 있다. 그런데 이 책은 약학 전문가로서 대학에서 오랫동안 연구하고 가르친 저자의 오랜 경륜으로 다른 곳에서는 찾아보기 힘든 독특한 내용들을 깊이 있게 정리하여 너무 재미있게 읽어 내려갈 수 있었다. 여러 비타민을 발견하게 된 역사적 배경과 스토리는 매우 흥미로웠고 비타민을 깊이 이해할 수 있게 하는 원동력이 되었다. 더 나아가 환자나 일반인들이 오늘날의 여러 가지 비타민제를 잘 선택을 할 수 있도록 돕는 내용을 담고 있다. 후반부 수면과 노화에 대한 내용은 오늘날 현대인들에게 총체적 건강을 회복시켜 주는 아주 유익한 내용들을 담고 있다. 의사로서 건강을 추구하는 모든 분들에게 필독을 권유드리고 싶다.

서강석_사랑샘 병원 원장

비타민은 현대인의 건강과 식습관에 아주 밀접한 품목 중 하나이다. 이 책은 건강기능식품 중 하나인 비타민과 관련된 내용을 역사적 기록과 함께 과학적 자료를 근거로 재미있게 풀어가고 있다. 비타민은 에너지를 생성하지는 못하지만 우리 몸에 필요한 체내 여러 대사기능을 조절하는 필수 영양소이다. 이 책은 비타민이 현대인의 건강에 미치는 영향력이 생각보다 크다는 것을 깨닫게 해준다. 또한 건강한 삶을 위해 노력하는 현대인들을 위해 여러 유용한 정보와 가이드를 주고 있다. 건강하고 행복한 삶을 누리고자 하는 현대인에게 꼭 필요하기에 이 책을 추천한다.

안영준_조선대학교 의과대학 학장, 소아과 의사

카자흐스탄에서 아픈 사람들을 치료하면서 들었던 여러 질문들이 있었는데, 저자의 첫 번째 책인《내 삶을 바꾸는 설탕과 탄수화물 이야기》에서 많은 답을 얻을 수 있었다. 달콤한 차와 빵을 많이 먹는 사람들에게서 나타나는 여러 습관의 결과들이 질병이 되고, 이로 인해서 고통당한다는 것을 알게 되었고, 이제는 만나는 모든 사람들에게 이 책을 통해 알게 된 바른 식생활의 중요성을 이야기해준다. 두 번째 책으로 나오게 된《내 삶을 바꾸는 비타민 이야기》를 읽으면서, 이처럼 간단하면서도 중요한 비타민 섭취를 나 자신부터 실천하여 늘 피곤한 삶에서 활력을 얻는 비타민 세계로 들어가고 싶은 강한 동기부여를 받았다. 또한 숙면의 중요성 등 의미 있는 주제들을 다루어 주어서 인생 후반전을 길게 살아야

하는 현대인에게 훌륭한 지침서가 되리라 확신한다.

윤화목_카자흐스탄 의료사역자, 침구사

최근 코로나19 팬데믹을 겪으면서 건강에 대한 관심이 매우 높아졌다. 미디어를 통해 건강기능식품과 비타민제에 대한 정보를 많이 접하게 되고 다양한 제품이 쏟아지면서 환자들에게 여러 가지 질문을 받게 된다. 《내 삶을 바꾸는 비타민 이야기》가 조금 더 일찍 나왔다면 환자들이 잘못된 정보로 현혹되지 않고 본인에게 적합한 비타민제를 잘 골랐으리란 생각이 든다. 특히 저자가 직접 정리한 비타민 영양정보 및 원료정보는 글을 더 쉽게 이해하게 하고 기억에 잘 남게 하여 많은 독자들에게 큰 도움이 되리라 본다. 더불어 이 책은 비타민에 대한 정보를 전달하는 데만 국한하지 않고 좋은 식습관/수면습관까지도 제시하고 있어 독자에게 다방면으로 도움이 될 것이다. 평소 비타민제에 대한 관심이 많으신 분, 쏟아지는 정보 속에서 객관적인 자료가 필요하신 분, 더불어 비타민 정보를 리마인드하고 싶으신 약사님들께 이 책을 추천한다.

이사열_온세약국 약사

아이들 책 중에 수학 비타민이라고 쓴 제목을 보았다. 비타민은 중요한 영양소의 소화와 흡수 대사를 도와주는 역할을 한다. 인간이 비타민만 독립적으로 섭취하여 살아갈 수 없듯이, 비타민은 그 내용적 지식을 강조한 영양소들과 병행하여 섭취해 나가는 것이 바람직하다. 〈습관은 제2의 천성으로 제1의 천성을 파괴한다〉고 하는데, 젊을 때부터 건강한 식습관을 실생활에서 우선순위로 두어야 한다. 그런 면에서 《내 삶을 바꾸는 비타민 이야기》는 또 한번 우리 삶의 기본체질을 바꾸어 백세 시대를 준비하는 아주 귀한 건강 가이드임을 확신한다.

이선상_썬디스플레이 대표, 전 성남산업진흥원 본부장

이 책을 읽으면서 마치 좋은 지식을 혼자만 공유하는 것 같아 미안한 마음이 들었다. 그만큼 선물 보따리 같은 느낌의 책이라고 생각했다. 특히 비타민에 대해 생활에 밀착해서 풀어나가는 점이 아주 흥미로웠다. 건강에 대해 음식의 중요성을 따져보는 계기가 되었다. 비타민에 대한 정보를 얻고자 하는 분들께 이 책은 선물 같은 책이라 생각하며 추천하고 싶다.

이해리_상도시장약국 약사

약대 대학생 시절 중동 구호활동을 통해 큰 감동을 받은 후, 한 민족을 섬기는 선교사가 되었다. 선교지에서 많은 현실의 장벽에 부딪힐 때, 비전을 이루기 위해 '건강'의 중요성을 절실히 느낀다. 건강과 활력을 주는 비타민 이야기를 통해 중요한 건강상식을 흥미롭게 풀어낸 이 책은 건강해지고자 하는 동기를 부여해 줌으로써, 단순한 건강 지침서를 넘어 우리 삶에 품은 좋은 비전을 성취하도록 돕는 그야말로 '인생의 필수 비타민'과 같다.

전여호수아_러시아 전문인 사역자, 약사

건강식품과 영양제 그리고 비타민이 홍수를 이루고 있는 시대이다. 모든 가정에 여러 개의 비타민과 영양제 병이 놓여 있다. 작은 알약 하나에도 여러 가지 비타민과 영양 성분이 들어있다. 소비자들은 자기가 먹는 영양제에 대해 다양한 경로를 통해 많은 정보를 듣고 있지만, 때로는 너무 전문적이어서 이해하기 어렵고 때로는 너무 간단하여 만족스럽지 못할 때가 많다. 이 책은 건강의 맥을 잡도록 마치 옆에서 설명해주는 것 같은 친절함과 유래에서부터 효능에 이르기까지 전문성이 함께 들어있는 스토리텔링 가이드이다. 각 장마다 비타민 역사에 숨겨진 재미있는 이야기, 건강을 위한 실제적인 제안과 유용한 정보로 가득 차 있어서 건강하고 활력 있는 삶을 추구하는 분들의 일독을 권한다.

홍종인_서울대 화학부 명예교수, 우간다 Kumi University 총장

내 삶을 바꾸는 비타민 이야기

저　　자　이원재
발 행 인　김지영
발 행 처　자유아카데미
주　　소　경기도 파주시 회동길 37-42
　　　　　파주출판도시
전　　화　031-955-1321
팩　　스　031-955-1322
홈페이지　www.freeaca.com
전자우편　main@freeaca.com(대표)
　　　　　editor@freeaca.com(편집)
　　　　　crm@freeaca.com(영업)
등　　록　제406-2003-017호, 1980. 7. 12
제1판1쇄　2024년 10월 25일 발행

ISBN 979-11-5808-628-2 93590